Sabine Bode
Die deutsche Krankheit – German Angst

W0320422

Zu diesem Buch

Mutlosigkeit ist ein in Deutschland allgemein verbreitetes Phänomen, und zwar schon lange bevor es Hartz IV gab und die Folgen der Globalisierung deutlich wurden. Amerikanische Publizisten haben in den achtziger Jahren eine merkwürdige Zukunftsangst bei den Deutschen diagnostiziert: die »German Angst«. Die Existenzängste der Deutschen in Ost und West wurden lange durch eine kostspielige Staatsfürsorge in Schach gehalten. Wie stark das politische Handeln der Eliten, aber auch ihr Unterlassen, ihre Furcht vor einschneidenden Reformen auf die Verluste als Kriegskinder zurückzuführen sind, ist uns nicht bewußt. Die kollektiven Ängste aus der Vergangenheit sind eine Last für unsere Zukunft, meint Sabine Bode und sprach mit Politikern, Managern, Journalisten, Schriftstellern und Wissenschaftlern über ihre Thesen. Und: Wir könnten eine Menge tun, um die »German Angst« zu überwinden.

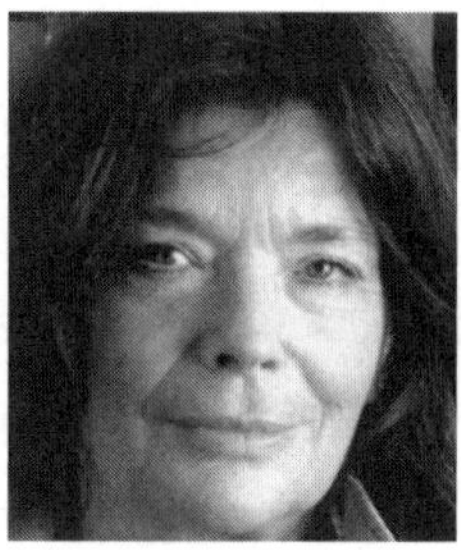

Sabine Bode, geboren 1947, war Redakteurin beim Kölner Stadt-Anzeiger. Seit 1977 lebt sie als freie Journalistin und Autorin in Köln und arbeitet überwiegend für die Kulturredaktionen des Hörfunks von WDR und NDR. Sie veröffentlichte unter anderem das sehr erfolgreiche Buch über die Kriegskinder »Die vergessene Generation«. Zuletzt erschien von ihr »Wir Alten. Porträts einer lebenserfahrenen Generation«.

Sabine Bode

Die deutsche Krankheit – German Angst

Mit einem Vorwort zur Taschenbuchausgabe

Piper München Zürich

Mehr über unsere Autoren und Bücher:
www.piper.de

Von Sabine Bode liegen bei Piper im Taschenbuch vor:
Die vergessene Generation
Die deutsche Krankheit – German Angst

Mix
Produktgruppe aus vorbildlich bewirtschafteten Wäldern und anderen kontrollierten Herkünften
www.fsc.org Zert.-Nr. GFA-COC-1223
© 1996 Forest Stewardship Council

Ungekürzte Taschenbuchausgabe
Piper Verlag GmbH, München
Juni 2008
© 2006 J. G. Cotta'sche Buchhandlung Nachfolger GmbH, gegr. 1659, Stuttgart
Umschlaggestaltung: Büro Hamburg nach einem Entwurf von Philippa Walz, Stuttgart / Klett-Cotta
Autorenfoto: Manoel Nunes
Satz: Typomedia GmbH, Ostfildern
Papier: Munken Print von Arctic Paper Munkedals AB, Schweden
Druck und Bindung: CPI – Clausen & Bosse, Leck
Printed in Germany ISBN 978-3-492-25135-8

Dieses Buch ist
Pater Werner Kettner
gewidmet, der im letzten
Kriegsjahr Soldat wurde,
der als Achtzehnjähriger
vor dem Erschießungskommando
sein eigenes Grab schaufelte,
der sich von Gott gerettet sah,
und dies während der Gefangenschaft
noch zwei weitere Male.
Pater Kettner hat unzähligen Menschen
Orientierung und Lebensmut gegeben.
Er starb mit 59 Jahren.

Inhalt

Vorwort zur Taschenbuchausgabe 12
Vorwort und Dank 13

ERSTES KAPITEL
Wie lang sind die Schatten? 15
Ein Nachkriegsspiel 17
Langweilige Stille der Nachkriegsjahre 18
Zerstörung macht Spaß 20
»Die Deutsche Krankheit« 22
Warum verkauft sich Angst so gut? 23
Es fehlt die Tiefenschärfe 24
Allgemeine Sprachlosigkeit 26
»Hitler war ja Westdeutscher« 27
Welche Denkmuster müssen wir auflösen? 29
Wer ist gut davongekommen? 31
Die Schlüsselrolle der Kriegskinder 32
Das Leid fruchtbar machen 34
Aus Ratlosigkeit wird Hoffnungslosigkeit 35

ZWEITES KAPITEL
»Nie wieder ...« und die Angst vor dem Nichts 39
Werden meine Kinder genug zu essen haben? 41
Endlich im Schlafanzug zu Bett gehen! 42
Kein Trauerverbot – aber eine Selbstzensur 44
Die Büchse der Pandora 46
»Endlich hat mal jemand davon angefangen ...« 48
Wenn nichts mehr so ist, wie es einmal war 50
Millionen Menschen litten unter Kriegsfolgen 52

Das gute Beispiel von Dresden 54
Unbewußte Prägungen 56
Tüchtig, unauffällig und »emotional gebremst« 58
Die Kohl-Ära führte in den Reformstau 59
Lachende Franzosen: die Deutschen als Angsthasen 61
Hans Koschnick und die Kriege 63
Statt Familiengeschichten nur dunkle Andeutungen 65
Große Aufregung über »Heuschrecken« 67
Ein pessimistischer Grundzug mit Tradition 69

DRITTES KAPITEL
Zwischen Rentenillusion und Panikmache 73

Eine schlecht gelaunte Sprache 75
Steinbrück und die etwas andere Sozialisation 76
Was war für die Bundesrepublik identitätsstiftend? 78
Ohne Psychologie nicht zu erklären 80
»Man kann ja doch nichts machen ...« 81
Eine Sanierung, die zu spät kommt, wird teuer 83
Norbert Blüm: »Eine Mentalitätskrise« 84
»Christian von der Post« kämpfte 87
Neid und Intrigen in der eigenen Partei 89
Es fehlte ein Machtwort 91

VIERTES KAPITEL
Kinder des Krieges in Zeiten des Friedens 93

Was die Gewalt lehrt 95
Moral statt Nüchternheit 96
Zeitgeschehen, das Biographien prägt 98
Das Trauma einer Familie 100
»Im Graben des Überlebens« 102
Angst, die Kindern eingeredet wurde 103
Blümchen auf Panzer 105
Die skeptische Generation 106
Eine ausgeschlagene Erbschaft 108
Dieter Wellershoff und die Freiheit 110

Ein einfühlsamer älterer Bruder 112
Der Tod der Mutter 113

FÜNFTES KAPITEL
Die verletzten Idealisten 117

Kriegsängste und ideologischer Kampf 119
Kein Blut für Öl 121
Bloß keine Psychologie! 122
Die Katastrophen und die Kriegerin 124
Vorbild Albert Schweitzer 126
1968 – in eigener Sache 129
Verbotene Partys 130
Die Kinder waren Schulversager 133
Unruhige Studenten 134
Schluß mit dem braunen Geist! 136

SECHSTES KAPITEL
Der Blick von außen 139

Die Angst vor Liebe und vor Frieden 141
Wenn endlich alles gut wird, kommt der Teufel 143
Der Wiedervereinigung folgte die Depression 145
Kornblum – ein kenntnisreicher Ausländer 147
»Das Vergangene ist nicht tot ...« 150
Deutschlands Problem heute: von Freunden umgeben 151
Warten auf den Mißerfolg 153
Das Gift des Mißtrauens 156

SIEBTES KAPITEL
Der Blick nach innen 159

Darauf warten, daß etwas schief geht 161
Der verdächtige Kuchen vom Kindergeburtstag 162
Kleine Kinder merken nichts? 165
Grausame Märchen wurden umgeschrieben 167
Partnerersatz für die Mutter 169

Was Generationen erben können 172
Hoffnungssignal Währungsreform........................ 174
Das Drama der Erziehung........................ 176
Verständnis für elterliche Gewalt 178

ACHTES KAPITEL
Können Vaterlose führen?........................ 181

Am Grab eines Fremden 183
Eine Schockreaktion auf Panzer 185
»Vati kommt nie mehr zurück« 187
Die Sehnsucht nach einem vergessenen Helden 189
Peter Härtling, der große Bruder 191
Blinde Flecken in der Psychotherapie........................ 193
Die Heimkehrer: deprimiert und kriegsversehrt........... 195
Von der Vaterlosigkeit zur Kinderlosigkeit................ 198
Der Faktor Zukunftsangst 200
Schwierige Ehen 202
Ein Buch über mutige Eltern........................ 204
Der Vater wanderte aus 206

NEUNTES KAPITEL
Der vergiftete Boden 209

Kinder als Zeugen von Gewalt........................ 211
Mißtrauen gegenüber den eigenen Landsleuten 212
Reflexe des Unbehagens auf deutsche Symbole........... 213
»Sei bereit, dein Land zu verlassen« 214
Die jungen »Unverkrampften« 217
Die blinden Flecken der Mitscherlichs 218
Konfrontation mit einem grauen Land 221
Die jüdische Herkunft störte........................ 223
Keine echte Empathie für die Überlebenden.............. 225
»Suchte die Revolution ein gutes Ende?« 226
Schuldgefühle – in eigener Sache 229
Das Ende der Verdrängung 230
Familienforschung 233

Austausch über eine Pilgerreise........................ 235
German Angst im Ost-West-Vergleich.................. 237
Die Wende beendete die Nachkriegszeit.................. 239

ZEHNTES KAPITEL
Was ein Land zusammenhält........................ 243
Erziehungsziel mündige Bürger 245
Der deutsche Umgang mit Problemen.................. 247
Land ohne eigene Interessen 249
»Ein Volk von Radikalen« 250
Dauerthema Zuwanderung............................ 253
Nebelfelder in der Politik.............................. 255
Störmanöver aus dem Unterbewußten 257
Der Vorwurf Larmoyanz 258
Mitgefühl oder moralische Verpflichtung?............... 260
Eine Sternstunde im Bundestag 263
Familiengedächtnis gegen Erinnerungskultur............. 264
Hölderlin ein Nazi? 266
Der Umgang mit Ambivalenzen 268
Wer bist du, Deutschland?............................ 269
Gedenkkultur hält eine Stadt lebendig.................. 270
Wie versäumte Trauer nachgeholt werden kann 272
Zwei Hymnen mit Lücken............................ 274
Eine kollektive Krankheit verstehen lernen 276

Anmerkungen 279

Personenregister 285

Vorwort zur Taschenbuchausgabe

Dieses Buch wurde gedruckt, kurz bevor die Fußballweltmeisterschaft 2006 Deutschland in einen sommerlichen Garten verwandelte, wo die schwarz-rot-goldenen Fahnen blühten. Prompt wurde ich bei Erscheinen des Buchs von einem Interviewer bedauert: »Schlechter hätten Sie den Termin kaum wählen können: Gerade hat die Welt bei der WM über ein heiteres, optimistisches Deutschland gestaunt – da beschreiben Sie die German Angst …«

Nun, optimistisch ist die Grundstimmung in der Bevölkerung noch immer nicht – trotz Rückgangs der Arbeitslosenzahlen, trotz erhöhter Steuereinnahmen und trotz unserer Medien, die, völlig anders als früher, überwiegend gute Laune verbreiten. Seit Antritt der Großen Koalition sind »Entspanntheit« und »Leichtigkeit« angesagt. Kanzlerin Merkel profiliert sich, wie bereits ihre Vorgänger, in der Außenpolitik. Innenpolitisch bewegt sich kaum etwas. Der Reformstau wird schlichtweg ausgeblendet. Auch die Medien tun es. Vergessen ist, wie man jahrelang die Regierung Schröder für entsprechende Versäumnisse verbal grün und blau prügelte. Bei den öffentlichrechtlichen Radiosendern verstärkte sich der Trend, sich den Privaten anzugleichen. Engagierte Moderatorinnen und Moderatoren wurden durch Plaudertaschen ausgetauscht.

Das ist geblieben von der Hochstimmung in Zeiten der Fußballweltmeisterschaft: eine große Harmoniewelle. Was kommt danach? Wo sind die Menschen, die dafür sorgen, daß Deutschland wieder zukunftsfähig wird?

Köln, im Januar 2008 Sabine Bode

Vorwort und Dank

Die ersten Fragen tauchten vor drei Jahren auf. Warum erwarten wir Deutschen stets das Schlimmste? Sind wir auf Katastrophen geprägt? Kann es sein, daß die Hauptursachen für German Angst, für Schwarzmalerei und Mutlosigkeit, in einer Zeit zu suchen sind, die schon über sechzig Jahre zurückliegt? Sind es die unsichtbaren Nachwirkungen von Scham, Kriegsgewalt und Leid, die unsere Gesellschaft massiv verunsichern, nun, da die Wohlstandsdecke Löcher aufweist?

Diese Fragen ließen mich nicht mehr los. Ich suchte gezielt nach Menschen, die ein gemeinsames Nachdenken darüber nicht als lästig, sondern als Gewinn ansahen, genauer, nach Persönlichkeiten, deren Stimmen im öffentlichen Leben Gewicht haben oder die aufgrund ihres Berufs interessante Einblicke in die bundesrepublikanische Geschichte und in die deutsche Seele erhoffen ließen.

Die Arbeit an dem hier vorliegenden Buch kam mir vor wie das Entstehen eines Mosaiks. Das Ergebnis ist ein Gesellschaftsbild, das sich auf eine Vielzahl von Stimmen stützt. Ich kann meine Arbeit auch noch anders beschreiben: Ich habe versucht, in einem vollgestellten Keller aufzuräumen. Ich wollte in einem Durcheinander, das sich seit Kriegsende angesammelt hat, Ordnung schaffen. Wie gewinnen wir Überblick, und was gehört ans Tageslicht?

Einige wenige Passagen sind meinem Buch »Die vergessene Generation – Die Kriegskinder brechen ihr Schweigen« entnommen, einfach deshalb, weil sie zur Veranschaulichung meiner These unverzichtbar waren.

Am Zustandekommen des Buchs über German Angst haben viele Menschen maßgeblich mitgewirkt, vor allem jene, die darin zu Wort kommen – meine Gesprächspartner. Sie sind mir überwiegend mit beeindruckender Offenheit begegnet. Dafür danke ich ihnen sehr. Sie haben mich teilhaben lassen an prägenden Erfahrungen aus der Kriegszeit, aus ihrem Berufsleben und teilweise auch aus ihren Herkunftsfamilien. Die Bekenntnisse und Erkenntnisse halfen mir, meinen Blick zu schärfen und meine Gedanken zu ordnen.

Ich bedanke mich bei meinem Lektor Heinz Beyer für seine Unterstützung und die ruhige, kluge Art der Beratung. Mein besonderer Dank gilt dem Verleger Michael Klett, dem Initiator des ganzen Projekts. Er war der Meinung, in German Angst stecke mehr, als ich für eine Hörfunksendung zutage gefördert hatte, weshalb er mir zu einem Buch riet. Von größter Bedeutung war von Anfang an der Austausch mit meinem Mann Georg Bode. Ihm danke ich für sein genaues Hinschauen, für Anregungen und Widerspruch und für den Nachdruck, mit dem er gemeinsame Pausen von einem anstrengenden Thema durchsetzte.

Ich möchte nun Leserinnen und Leser dazu einladen, das im Kontext mit German Angst entstandene Deutschlandbild zu betrachten, um es später zu ergänzen und zu korrigieren – vor allem aber, um darüber das Gespräch mit anderen Menschen zu suchen.

Köln, im Juli 2006 — Sabine Bode

Erstes Kapitel

Wie lang sind die Schatten?

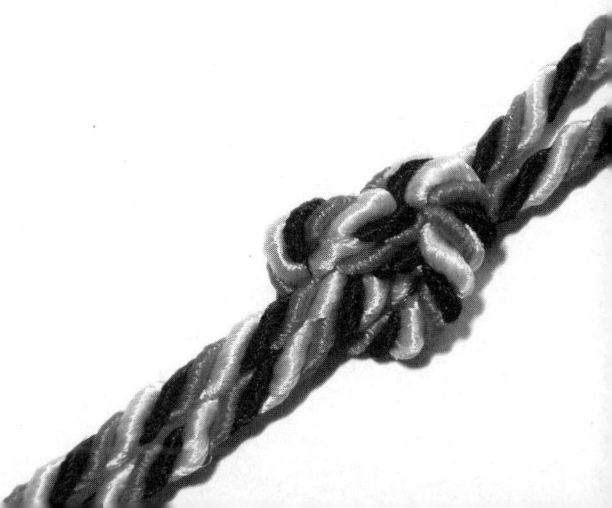

Ein Nachkriegsspiel

Die Straße, auf der ich einen Großteil meiner Kindheit verbrachte, hatte viele Schlaglöcher. Zum Rollschuhlaufen taugte sie nicht. Außerdem war sie so schmal, daß zwei Wagen nur mit Mühe aneinander vorbeikamen. Hier habe ich Radfahren gelernt. In der Stille der Umgebung konnte man die Autos schon von weitem hören. Hier erreichte mich, als ich sieben Jahre alt war, aus weit geöffneten Fenstern der erste kollektive Schrei meines Lebens. Deutschland war Fußballweltmeister!

Wir Kinder der Straße bildeten eine Räuberbande. Eines unserer Lieblingsspiele hieß: »Deutschland erklärt den Krieg«. Es ging um Landeroberung. Die Grenzen, die sich ständig veränderten, wurden mit einem Stöckchen in den Erdboden gemalt und bei Bedarf wieder ausgewischt. Man mußte sich in den Dreck legen und mit Hilfe seiner ganzen Körperlänge möglichst viel Territorium für sich reklamieren. Wenn die Mutter mich abends sah, rutschte ihr regelmäßig die Hand aus. »Du siehst wieder aus wie ein Schwein. Wie schaffst du das nur?« An einer Antwort war sie schon nicht mehr interessiert. Wer vier Kinder hatte und keine Waschmaschine, dem fehlte die Zeit, sich in die Welt der Spiele hineinzuversetzen. Ich rieb mir die Wange und fand, daß so viel Spaß eine Backpfeife wert sei.

Das war Anfang der fünfziger Jahre. Ich kann mich nicht erinnern, daß irgendein Erwachsener uns je an unserem »Deutschland erklärt den Krieg«-Spiel gehindert hätte. Zu Beginn wurde ausgelost, wer welches Land repräsentierte. Am begehrtesten waren die USA, dicht gefolgt von Rußland. Deutschland lag auf dem dritten Platz. England und Frankreich galten als gleich stark, sie waren am wenigsten beliebt.

Krieg war etwas Wichtiges, soviel stand fest. Das Wort verbarg ein Geheimnis. Wenn die Erwachsenen davon sprachen, veränderten sich ihre Stimmen. Sie wurden leiser oder hektischer. In einem Alter, in dem ein Kind üblicherweise nur in der Gegenwart lebt und das Vergangene noch gar keine Kategorie ist, drang etwas in mich ein, das mir eine Ahnung von Vergangenheit vermittelte und mich hellhörig machte. In der Schule erfuhren wir von den Naziverbrechen, von Auschwitz. Als ich die Eltern darauf ansprach, reagierten sie mit Ärger oder Schweigen, was meinen Wunsch, Genaues zu erfahren, anstachelte.

Und so ähnlich war es immer noch Mitte der neunziger Jahre, als ich anfing, das Thema Kriegskinder zu recherchieren. Wieder wurden meine Fragen abgewehrt. Wieder wurde mir bedeutet, ich hätte keine Ahnung. So etwas müsse man selbst miterlebt haben. – Wahrscheinlich gibt es für meine Neugier nichts Stimulierenderes als kollektive Geheimnisse.

Ich besuchte noch nicht die Schule, als ich zum ersten Mal die Großstadt sah, in der ich dann als Erwachsene heimisch wurde. Damals lernte ich: Typisch für Köln sind die Ruinen. Endlos zukkelte die Eisenbahn an hohen schwarzen Mauern mit viereckigen Löchern vorbei. Auch das hatte etwas mit dem unbegreiflichen Wort Krieg zu tun, das den Stimmen im Zugabteil die Kraft nahm. Ich war zu klein, um zu verstehen, daß es sich um ehemalige Häuser handelte, in denen einmal Menschen gelebt hatten. Das Nachkriegskind, geboren 1947, wußte nicht, wie Zerstörung vor sich geht. Was haften blieb: In Köln sieht es sonderbar aus. Interessanter als die Ruinen fand ich den Verkehr auf der Rheinuferstraße. Ich stellte mir vor, dort zu wohnen und täglich die Autos zu zählen.

Langweilige Stille der Nachkriegsjahre

Auf der Straße meiner Kindheit am Rande einer rheinischen Kleinstadt zeigte sich mal ein Traktor, mal ein englischer Jeep oder der Kleinbus des Lebensmittelhändlers, und dann war Stille, und die Welt ringsum schien wieder einzuschlafen. Manchmal wünschte ich mir, neben unserem Haus sollte ein Flugzeug abstürzen, nur damit endlich etwas Aufregendes geschah. Die Straße führte zu einem Bach, der so furchtbar stank, daß wir nicht einmal im Hochsommer mit den Füßen hineingingen. An der Brücke gab es einen Kiosk, ein »Büdchen«. Dort verkaufte ein junges Mädchen Eis am Stil, das billigste für einen Groschen.

Wir bewohnten einen Nachkriegsneubau. Die meisten Häuser sahen alt und verfallen aus, höchstens zweigeschossig, mit behelfsmäßig ausgebesserten Ziegelfassaden und Dächern. Daneben windschiefe, fensterlose Schuppen, deren Türen offenstanden, weil eigentlich immer irgendein alter Mann darin etwas reparierte.

Auf der Straße meiner Kindheit gingen die meisten Menschen zu Fuß, oder sie fuhren mit dem Rad. Einigen Männern fehlte ein Arm oder ein Bein, so manches Gesicht war rotvernarbt. Am Ende der Woche, wenn der Arbeitslohn ausbezahlt wurde, sah man auch Betrunkene. Ein Nachbar, an sich ein schweigsamer und durchaus gutmütiger Mann, verwandelte sich jedesmal in eine völlig andere Person mit struppigen Haaren und glasigen Augen. Er torkelte auf seinem Heimweg und beschimpfte laut seine Frau, die nie ein Wort erwiderte, sondern gebeugt neben ihm sein Fahrrad schob. Die Erwachsenen hatten Mitleid mit der Frau, aber sonderbarerweise genauso mit dem Arbeiter. Ein Heimkehrer, hieß es, der hat Schlimmes durchgemacht. Heimkehrer, noch so ein rätselhafter Begriff, wie auch die Bezeichnung Flüchtlinge. Mit deren Kindern spielten wir nur selten. Wegen ihrer Gewissenhaftigkeit waren sie als Mitschüler nicht sonderlich beliebt. Sie hielten sich von Streichen fern, lachten selten und galten als Streber.

In der Nähe unserer Straße lag ein Bahndamm. Dort fanden wir eines Tages Munition. Kinder, die älter waren als ich, wußten sofort Bescheid. Sie verlangten Schweigen, weil ihnen der Fund interessanter erschien als alles, was an Spielzeug den Krieg überlebt hatte. Keine Ahnung, was sie mit der Munition vorhatten, ich erinnere mich nur, daß irgend jemand die Sache verpetzte und die Erwachsenen ein Riesentheater machten. Die größeren Kinder bekamen Prügel und eine Woche Stubenarrest. Als unser Räuberhauptmann wieder auftauchte, sagte er, ihm sei eine prima Idee gekommen, und wir würden alle sehr stolz auf ihn sein. Kurz darauf klaute er seinem Opa Karbid, womit der im Garten die Maulwürfe bekämpfte: Karbid in den Maulwurfgang, Wasser dazu, Erde drauf, und dann – kawumm! In einer abgelegenen Ecke des Bahndamms machten wir Ähnliches: Karbid in eine Flasche, Wasser rein, Korken drauf, in Deckung gehen – kawumm! Nicht nur die Trümmerkinder, auch wir Nachkriegskinder vom Lande erzählen gern von den Abenteuern einer unbeaufsichtigten Kindheit.

Zerstörung macht Spaß

Jede neue Baugrube wurde mit Jubel begrüßt. Auf Baustellen konnte man großartig spielen. Man durfte nur keinen Lärm dabei machen, weil es natürlich verboten war. An manchen Sommerabenden schlichen wir uns hinein und machten alles kaputt, was für uns erreichbar war. Große Freude, wenn es gelang, eine neu errichtete Innenmauer wieder abzutragen. Vorsichtig lösten wir Stein um Stein aus dem frischen Mörtel heraus, bildeten eine Kette und schichteten das Material in einer anderen Ecke zu einem akkuraten Haufen. Wir haben gern zerstört, und wenn sich Zerstörung mit einem Streich verband, um so schöner.

Ich wurde in eine Welt hineingeboren, die im Rückblick deutliche Spuren von Verstörung und Zerstörung zeigte, auch im Verhalten vieler Erwachsener, die man heute als »gebrochene Charaktere« bezeichnen würde. Ein verläßlich selbstbewußter oder gar lebensfroher Lehrer war eine Rarität. Uns unterrichteten überwiegend Ältere, deren Gesundheit Schaden genommen hatte. Einige Männer waren regelrechte Choleriker, ihre Wutanfälle machten uns vorsichtig. Meine erste Deutschlehrerin auf dem Gymnasium erzählte, sie schlafe stets mit einer Pistole unter dem Kopfkissen.

Die Gründe für die seelische Verfassung unserer Lehrer waren mir natürlich nicht bewußt. Ich dachte, oh je, so ist das wohl, wenn man erwachsen wird. Man ist launisch, selbstgerecht und steif, und man kennt nichts Wichtigeres als die Arbeit. Keine guten Aussichten.

Die Straße meiner Kindheit gibt es immer noch. Die armseligen Häuschen sind einem Wohnpark gewichen. An der Stelle des »Büdchens« steht ein Landhotel. Das Wasser im Bach ist sauber. Aus dem Bauernhof auf der anderen Seite der Brücke wurde ein Reiterhof. Durch die angrenzenden Äcker, auf denen wir im Herbst die selbstgebastelten Drachen steigen ließen, verläuft eine Autobahn. Es gibt keine Spuren der Nachkriegszeit mehr, außer in meiner Erinnerung. Je älter ich werde, desto näher rücken sie.

Manchmal frage ich mich, woher es kommt, daß ich mich nun seit zehn Jahren mit den Folgen dieses Krieges in unserer Gegenwart befasse. Seine direkte, geheimnislose Gewalt war mir erspart geblieben. Und doch – in dem schuldbeladenen, geschundenen Land, in dem ich aufwuchs, haben mich die Auswirkungen von großdeutschem Wahn, millionenfachem Mord und einem verlorenen Krieg von Anfang an begleitet. Bilder und Stimmungen sind früh in mich eingedrungen, dunkel und doch anziehend für ein Kind, weil sie untergründig mit starken Gefühlen aufgeladen waren. Sie haben sich eingeprägt, lange bevor ich das Tagebuch der Anne Frank las und lange bevor ich das Wissen über die deutschen Jahre des Unheils erwarb.

»Die Deutsche Krankheit«

Es gibt in unserem Land Auswirkungen von NS-Vergangenheit und Krieg, die würde niemand bestreiten: die deutsche Teilung und die daraus resultierenden Probleme der Wiedervereinigung, die Kriegsnarben vieler unserer Städte und daß noch immer irgendwo im Lande Bomben entschärft werden. Das Projekt Europa gehört dazu und die große Sehnsucht nach Frieden. Und daß sich angesichts einer Anhäufung von Schwarz-rot-gold und beim Hören des Deutschlandliedes Wohlgefühl nur selten einstellt, es sei denn, es handelt sich um sportliche Spitzenereignisse wie die Fußballweltmeisterschaft im eigenen Land.

Aber Angst? Oder German Angst, wie die Angelsachsen ein Phänomen nennen, das für sie in den achtziger Jahren erstmals erkennbar wurde? Oder gar »German Disease«– »Die Deutsche Krankheit«, ein Begriff, auf den man sich inzwischen rund um den Globus geeinigt hat, um sich darüber zu verständigen, daß das über Jahrzehnte gültige Bild von den zupackenden, leistungsstarken Deutschen mit ihrem mustergültigen Sozialstaat revidiert werden muß. Die deutschen Urlauber, so heißt es in der internationalen Tourismusbranche, erkennt man an herunterhängenden Mundwinkeln. Ja gut, das ist für uns nichts Neues. Seit Jahren schon wird der Mangel an Optimismus in unserer Bevölkerung von Politikern und Medien kritisiert, und seit die große Koalition regiert, werden in Fernsehspots regelmäßig Appelle zur kollektiven Stimmungsaufhellung verbreitet. Die Regierung Angela Merkel schenkte den Deutschen eine Phase des Durchatmens: keine harten Einschnitte im ersten Jahr, keine neue Welle kollektiver Ängste … Es beruhigte die Bevölkerung tatsächlich ein wenig und führte in Politik und Medien zu einem verblüffenden Klimaumschwung. Plötzlich ist die Stimmung besser als die Situation des Landes. Da staunt man schon, wurden doch gerade die Massenblätter und das Fernsehen – und sie wiederum mit kräftiger Unterstützung der Politiker – nicht müde, neue Bedrohungen auszugraben und die Zukunft als eine einzige Kette von katastrophenähnlichen Zuständen darzustellen. Was soll sie daran hindern, genau dies zu wiederholen, wenn die Preise steigen und die Arbeitslosenquote nicht nennenswert sinkt?

Mag sein, wir haben es bei »Bad news are good news« mit Selbstläufern zu tun, die alle westlichen Gesellschaften irritieren, aber leider unkontrollierbar wie das Wetter sind. Gegen Regen schützt ein Schirm. Was aber hilft, um die Überdosis von schlechten Nachrichten zu ertragen, wie sie uns tagtäglich das Fernsehen verabreicht? Wie ignoriert man die einladenden Schreckensnachrichten (Bild: »Als Kassenpatient bist du der letzte Arsch!«), womit der Opferjournalismus an jedem Kiosk, an jeder Haltestelle auflauert? Wie hätte man unbeeindruckt bleiben können, als auf einem Titelblatt Kinder mit furchtsam geweiteten Augen ihr angeblich von Hartz IV bedrohtes Sparschwein in die Kamera hielten? Wie hält man die permanenten Bedrohungsszenarien (»Die Erdachse kippt!«) auf Abstand?

Warum verkauft sich Angst so gut?

Als während der Unruhen in Frankreich im Herbst 2005 jede Nacht 1000 Autos in Flammen aufgingen und bekannt wurde, daß die Brandstifter erste Nachahmer gefunden hatten, wußte der Kölner Express zu berichten, auch in Deutschland wachse die Angst. Es war eine Angst, die er gerade erst mit seinem Aufmacher produziert hatte: »Auch in Berlin brennen die Autos«. – In der Tat. Drei Wagen waren angezündet worden, 997 weniger als in Frankreich. Aber die Schlagzeile klang verheißungsvoll. Ein Anfang, so versprach sie, ist gemacht.

Wie wehrt man sich gegen Klatsch in der Boulevardpresse, der einem die gute Laune nimmt? Eigentlich geht es niemanden etwas an, wenn die bis dato unbekannte Freundin eines bekannten Popstars Brustkrebs hat. Es steht aber auf Seite 1, und es ist kaum möglich, sich der Botschaft zu entziehen, weil sie einen selbst im Vorbeigehen anspringt, und dann freut man sich nicht länger über einen sonnigen Tag, sondern man denkt an Freundinnen und Bekannte, die an Brustkrebs leiden oder daran gestorben sind.

Wem dient das? Gerade in Zeiten des Klimawandels, wenn die gesellschaftlichen Bedingungen rauher werden, wenn Konzerne Riesengewinne machen und gleichzeitig die Arbeitsplätze in Deutschland weiter abbauen, wenn Menschen mehr arbeiten müssen und weniger Geld bekommen und im Falle von Arbeitslosigkeit die finanzielle Unterstützung magerer ausfällt, als man sich das einmal vorgestellt hatte – wenn also Sorgen und Belastungen wachsen und ein Ende nicht abzusehen ist, gerade dann brauchen Menschen eigentlich einen anderen geistigen Treibstoff, um bei Kräften zu bleiben, als die negative Energie wild wuchernder Bedrohungen.

Was können wir über die Grundbefindlichkeit eines Kollektivs sagen, dem wir selbst angehören, weshalb es so schwierig ist, Distanz zu entwickeln? Sind wir zu einer realistischen Einschätzung überhaupt in der Lage? Wie sollen wir unterscheiden, ob uns die Medien einen Mangel an Zuversicht und Risikofreude im wesentlichen nur einreden oder ob sie die Wirklichkeit beschreiben? Zweifelsfrei läßt sich nur sagen, daß das Schüren von Ängsten im Fernsehen und in Massenblättern auf die Kundschaft keineswegs abschreckend wirkt, sondern gute Quoten und hohe Auflagen sichert. Das Geschäft mit der Angst bedient kollektive Bedürfnisse. Aber welche?

Es fehlt die Tiefenschärfe

Was wissen wir über uns, solange es keine handfesten Untersuchungen über die Hintergründe der Stimmungslage der Nation gibt und vermutlich auch gar nicht geben kann? Was uns zur Verfügung steht, sind die Ergebnisse der Meinungs- und Marktforscher, aber ihnen fehlt die Tiefenschärfe. Allzu verläßliche Aussagen lassen sich daraus nicht ableiten, wie es spätestens das völlig unerwartete Ergebnis der Bundestagswahl im September 2005 gezeigt hat. Daß in Deutschland die Angst extrem groß sei, vor allem vor Arbeitslosigkeit, gefolgt von der Angst vor Terrorismus und vor Krieg, das wird in regelmäßigen Abständen durch Umfragen bestätigt. Doch herauszufinden, was ein Kollektiv befürchtet und wodurch es unterbewußt gesteuert wird, sind zwei verschiedene Dinge.

Gemessen daran, wie schnell hierzulande ausländische Stimmen zur »deutschen Schuld« in die Schlagzeilen gelangen, dauerte es verblüffend lange, bis sich unsere Politiker den Befund vom verängstigten Deutschen zu eigen machten. Seit einigen Jahren gehört »German Angst« zum Vokabular der öffentlichen konsensfähigen Zustandsbeschreibung. Der Bundestagspräsident aus der Zeit der sozialliberalen Koalition, Wolfgang Thierse, orakelte auf dem Katholikentag 2004: »Von German Angst spricht man im Ausland mit Blick auf unsere kollektive Gefühlslage. Angst wovor? Ist das eine kollektive, eine nationale Lebensangst? Ist es die Angst vor der Politik als solcher? Angst vor den realen Folgen der Politik – einer Politik, die erst falsche Versprechungen von blühenden Landschaften und immerwährendem Wohlstand aufbläst und dann an der Realität scheitern muß?«

Das Rätselraten über die Ursachen von German Angst ist noch im Gange. Was lähmt die Deutschen? Warum schauen sie ihren Ängsten nicht ins Gesicht und versuchen, sie zu überwinden? Häufig wird gesagt, eine solche Zukunftsangst – die sich im Unterschied zur Furcht auf nichts Konkretes bezieht – gehöre manzusagen zur Grundausstattung der deutschen Mentalität. Manche vermuten ihren Ursprung im Dreißigjährigen Krieg, andere in der Romantik; wieder andere sagen, diese Angst habe »irgendwie mit der deutschen Schuld« zu tun. Während der Arbeit an meinem Buch »Die vergessene Generation. Die Kriegskinder brechen ihr Schweigen« fing auch ich an, mich innerlich an derartigen Spekulationen zu beteiligen. In mir wuchs ein Verdacht. Können die Schatten der Vergangenheit ein Kollektiv über viele Jahrzehnte unterschwellig so stark belasten, daß für neue Herausforderungen, für ein tiefgreifendes Umdenken einfach die Kraft fehlt? Ist es das, was uns den Umgang mit Wohlstandsverlusten so schwer macht? Sind die tatsächlichen Ursachen für die heutige Mutlosigkeit schon über 60 Jahre alt?

Ich stand mit meinen Fragen allein. Sie lösten allenfalls Kopfschütteln aus. Was soll das? Wen interessiert denn sowas? Und was bringt uns das Wissen, wenn es denn tatsächlich so wäre? Kein Thema. Die Reaktionen ähnelten der Situation 1995, als es um die Frage ging: Wie haben eigentlich die deutschen Kriegskinder ihre frühen Begegnungen mit Gewalt verkraftet?

Damals schien sich außer mir kaum jemand dafür zu interessieren, weder die Kriegskinder selbst noch Ärzte, Psychotherapeuten, Seelsorger, Redakteure. In Deutschland, so kam es mir vor, hatte man sich stillschweigend darauf geeinigt, daß die Kinder des Krieges gut davongekommen waren.

Allgemeine Sprachlosigkeit

Zehn Jahre später, im Jahr 2005, als die Generation erstmals in der Öffentlichkeit sichtbar wurde, zeigte sich dann: Viele Kriegskinder begriffen erst im Ruhestand, wie stark ihr Leben und ihr Verhalten von den frühen Schrecken geprägt waren. Die meisten sind jahrzehntelang nicht in der Lage gewesen, etwas laut zu denken, wofür ihnen keine Sprache zur Verfügung stand.

Und nun das Desinteresse am Thema German Angst. Der Gedanke, auch hier könnte der Zugang durch Sprachlosigkeit blockiert sein, lag für mich auf der Hand. Dennoch fanden sich beim inneren Abwägen zunächst mehr Gegenargumente. Hat sich ein Kollektiv je umfassender mit seiner Vergangenheit beschäftigt? Ist der Drang, sich seiner Geschichte bewußt zu werden, inzwischen nicht sogar zum Zwang geworden? Haben ausländische Stimmen recht, wenn sie die Deutschen als ständig um sich selbst kreisend, ja als geradezu erinnerungswütig kritisieren? Wo soll da Sprachlosigkeit sein? Hat nicht die erschlagende Fülle des Gedenkens im April und Mai 2005 bewiesen, daß das Interesse in der Bevölkerung 60 Jahre nach Kriegsende eher noch wächst als schwindet?

Die Aufarbeitung der dunklen Jahre Deutschlands und deren Folgen für die Opfer wurde in der Bundesrepublik weitgehend den Historikern überlassen. Die Zahlen, auf die man sich einigte, übersteigen jedes menschliche Vorstellungsvermögen. Im Zweiten Weltkrieg starben weltweit 60 Millionen Menschen. Allein in Rußland waren es 25 Millionen. Im Schatten des Krieges wurden in Europa 6 Millionen Juden ermordet. Die historische Forschung bezog sich auf die Heimsuchungen, die von Hitlerdeutschland ausgingen, auf Vernichtungskrieg und Holocaust – und im geringeren Umfang auch auf die Gewalterfahrung und die Verluste der Deutschen selbst: 5,3 Millionen gefallene Soldaten, 1,7 Millionen tote Zivilisten, 11 Millionen in Kriegsgefangenschaft, Millionen Vermißte und Kriegsversehrte, viele hunderttausend vergewaltigte Frauen und Mädchen.

Die Beschäftigung mit den von Deutschen verursachten Massenverbrechen und dem Leid der deutschen Bevölkerung – das Untersuchen »der beiden moralisch so unterschiedlich zu bewertenden Leidensspuren«, wie es der Holocaustforscher Micha Brumlik[1] nannte – geschah nicht parallel, sondern zeitlich versetzt. Die Vertreibung wurde bis Anfang der siebziger Jahre in der Bundesrepublik ausgiebig erforscht und dokumentiert, was sicherlich auch dem Klima des Kalten Krieges geschuldet war.

»Hitler war ja Westdeutscher«

In der DDR wurde mehr oder weniger das Gegenteil praktiziert. Über Flucht und Vertreibung durfte nicht laut geklagt werden, dagegen wurde das Gedenken an die Zerstörung Dresdens und das Leid seiner Bewohner offiziell zum Kult erhoben. Es ging dem SED-Staat nicht um kollektive Trauer, sondern um das Verschärfen des westlichen Feindbildes, wenn er Jahr für Jahr an »die angloamerikanischen Terrorbomber« erinnerte. Auf ein grundsätzliches Aufarbeiten der NS-Vergangenheit hat man verzichtet. Um das zu erklären, greift die ehemalige DDR-Bürgerin und heutige Bundesbeauftragte für Stasiunterlangen, Marianne Birthler, zu leiser Ironie. »Das brauchten wir alle nicht. Hitler war ja, wie Peter Bender es auf den Punkt brachte, Westdeutscher. Wir waren erklärtermaßen der antifaschistische Staat, und es gab auch offizielles und öffentliches Gedenken, aber wir haben über andere geredet, nicht über uns. Denn die Verbrecher – ich sag's jetzt etwas verkürzt –, die waren alle im Westen.«

Dem weitverbreiteten Vorwurf, man habe in der Bundesrepublik nie über die eigenen Leiderfahrungen sprechen dürfen, stellt Micha Brumlik bei meinem Besuch in Frankfurt die Fakten gegenüber. »Die Deutschen als Opfer war bis 1965 das beherrschende Thema. Davon zeugen auch die hohen Auflagen der Vertriebenenliteratur. Dann gab es eine politisch gewollte Zäsur. Das war ein Kampf um die kulturelle Hegemonie zwischen der Rechten und der Linken, und dann ist in der Tat diese Befassung mit den deutschen Opfern zum Ende gekommen.«

Brumlik spricht vom Kampf der 68er-Generation. Aus ihren Reihen kamen diejenigen, die später im wesentlichen die Aufarbeitung der NS-Verbrechen auf den Weg brachten. Sie haben die Themen in den Medien, in den Schulen und in der Forschung verankert. Sie haben in der Bundesrepublik eine offizielle Gedenkkultur etabliert, die unter anderem zur Folge hat, daß Deutschlands Ansehen in der Welt enorm gewachsen ist. Aber es blieb ein chronischer Schmerz bei vielen Angehörigen dieser Generation zurück, weil sie sich von der Scham, deutsch zu sein, nicht wirklich befreien konnten.

Von Jüngeren wird das recht unterschiedlich bewertet. Eine überwiegend konservative Gruppierung meint, hier sei Diskussionsbedarf, weshalb die CDU ein Patriotismus-Papier verfaßte und einen Patriotismus-Beauftragten in die Medienöffentlichkeit schickte, in der Absicht, bei den Deutschen das Zugehörigkeitsgefühl stärken. Andere, wie die Schriftstellerin Tanja Dückers, Jahrgang 1968, halten dagegen. »Daß Bürger sich nicht mit der deutschen Flagge identifizieren können, das kann man doch nicht als Problem auffassen. Das empfinde ich als larmoyant. Das muß man doch, ehrlich gesagt, aushalten. Wenn ein Land vorher andere Länder so verwüstet hat, dann kann man nachher nicht beklagen, daß die Nachwachsenden leider nicht so eine positive Beziehung zu ihrem Vaterland haben.«

In der Überlieferungsliteratur der Menschheit gehört es zu den immer wiederkehrenden Motiven, daß die Nachkommen an den Verfehlungen ihrer Väter leiden. »Denn ich, der Herr, dein Gott, bin ein eifernder Gott, der die Missetat der Väter heimsucht ins dritte und vierte Glied derer, die mich hassen.« (2. Mose 20, 5) Wer wüßte das besser als die Nachkriegsdeutschen der Bundesrepublik? Gerade weil ihnen dies so bewußt ist, haben sie seit den achtziger Jahren einen großen Teil ihrer kulturellen Energie darauf verwendet, alles, was zu Auschwitz und zum Vernichtungskrieg führte, zu erforschen und das offizielle Gedenken an die Opfer in den Vordergrund zu stellen. Auf keinen Fall wollten sie sich vom Ausland vorwerfen lassen, hier solle wieder deutsche Schuld mit deutschem Leid aufgerechnet werden, so wie es bis in die sechziger Jahre hinein in einflußreichen Kreisen der Bevölkerung üblich war.

Welche Denkmuster müssen wir auflösen?

Unsere offizielle Gedenkkultur trägt den Subtext: Wir Deutschen haben aus unserer Geschichte gelernt. Als Nation haben wir unser Verhältnis zur deutschen Schuld geklärt. – Dies war offenbar nicht möglich, ohne das Leid in der eigenen Bevölkerung als öffentliches Thema zu ignorieren. Allerdings hat das Ausblenden gesellschaftlicher Wirklichkeit – so alternativlos sie auch gewesen sein mag – stets auch seinen Preis. Welcher ist es? Welche Denkmuster müssen wir auflösen, um ihn zu erkennen?

Kann es sein, daß German Angst damit zusammenhängt, daß 30 Jahre lang über die Schrecken von Krieg und Vertreibung öffentlich kaum gesprochen wurde? Wenn ja, wie mag sich das Verschweigen der Gewalterfahrungen in der Generation der Kriegskinder kulturell ausgewirkt haben? Welche Spuren zeigen sich im politischen Handeln und vor allem im Unterlassen?

Wer sich mit der Frage befaßt, wie und wo der Nationalsozialismus und der Zweite Weltkrieg bis heute nachwirken, begibt sich auf dünnes Eis. Man findet kaum gesicherte Antworten, keine zuverlässigen Zahlen, keine meßbaren Ergebnisse, wie ein seriöses psychologisches Experiment sie vorzuweisen vermag. Daß die Deutschen kaum noch in der Familie oder im Freundeskreis zusammensitzen und singen, trifft zu. Daß im Kindergarten noch freudig Lieder gelernt werden, während in der Grundschule gemeinsames Singen immer seltener geübt wird, gehört ebenfalls zu den überprüfbaren Realitäten. Aber daß wir es hier mit einer Folge der nationalsozialistischen Unkultur zu tun haben, wie soll man das nachweisen angesichts so vieler Faktoren, die am Verschwinden von Traditionen beteiligt sind? Für den linken Barden Franz-Josef Degenhardt bestanden Ende der sechziger Jahre keinerlei Zweifel. In einem Lied beklagte er den Verlust des gemeinsamen Singens und die Vergiftung unserer alten Lieder, die »von braunen Horden zersungen« worden seien.

Ohne einigermaßen verläßliche Zahlen ist es äußerst schwierig, sich bei bestimmten gesellschaftlichen Phänomenen auf die Proportionen zu einigen. Jüngstes Beispiel: das Auftauchen der Kriegskinder. Ihr Schicksal wurde 60 Jahre nach Kriegsende erstmals von der Öffentlichkeit wahrgenommen. Vorher hatten sie im gesellschaftlichen Bewußtsein keinen Platz. Den Hauptanstoß gab 2005 ein in den Medien vielbeachteter Kriegskinderkongreß in Frankfurt. Daran nahmen 600 Zeitzeugen teil. Eine Redakteurin fragte mich, als wir über den Kongreß sprachen, ob es sich hier nicht um ein Modethema handeln könne, und mir entfuhr der Satz: »Wer beschäftigt sich schon freiwillig mit so einer Scheißzeit!«

Wer ist gut davongekommen?

Wie viele der heute 60- bis 75jährigen mögen in bestimmten Lebensphasen unter Ängsten, Depressionen und Schlafstörungen gelitten haben, und wie viele hatten gar lebenslang mit psychosomatischen Beschwerden zu kämpfen, ohne zu ahnen, daß sich dahinter Kriegstraumata verbargen? Und wie groß ist die Zahl derer, für die sich die Hoffnung, in Frieden alt zu werden, nicht erfüllt, weil sie als Ruheständler die Erinnerungen an die frühen Schrecken nicht mehr auf Abstand halten können? Etwa 14 Millionen Deutsche gehören den Jahrgängen von 1930 bis 1945 an. Das ist die einzige konkrete Zahl in diesem Zusammenhang. Wie hoch mag der Anteil derer sein, die als Kinder gravierende Kriegserlebnisse hatten, im Unterschied zu anderen, deren Kindheit davon kaum oder gar nicht berührt wurde?

Im Gedenkjahr 2005 scheinen sich die Experten, die sich mit der Thematik befassen, auf eine grobe Schätzung geeinigt zu haben: Die Hälfte hat Schlimmes erlebt, die andere Hälfte nicht. Dennoch, wie groß das Bedürfnis bei den Betroffenen sein wird, sich damit ernsthaft zu beschäftigen, kann man noch nicht überblicken. Ebensowenig ist erkennbar, wie stark unter den Nachkommen der Wunsch sein wird, die Kriegskindheit ihrer Eltern zu erfassen, um diese besser zu verstehen und um sich besser von ihnen abgrenzen zu können. In fünf Jahren wissen wir mehr. Dann wird auch die Forschung, die seit einiger Zeit angelaufen ist, vielstimmige Aussagen machen können, und es wird sich zeigen, ob es sich bei seelischen Verletzungen, die auf den Krieg zurückzuführen sind, um marginale Erscheinungen handelt oder ob sie als unverarbeitete Erbschaft unsere Gesellschaft belasten.

Daß ich die Kriegskinder in meinem Buch von 2004 als Generation bezeichnete, wurde von manchen Kritikern nicht hingenommen, unter anderem mit dem Hinweis, die Hälfte hätte eine ungestörte Kindheit verlebt; man müsse unterscheiden zwischen Kriegskindern und solchen, die in Kriegszeiten Kinder gewesen seien. Das ist nicht falsch. Andererseits reden wir völlig unbefangen von der 68er-Generation, obwohl wir wissen, es fühlten sich damals höchstens 15 Prozent der Gesamtbevölkerung dem Geist einer rebellierenden Jugend verbunden. Wir nennen sie heute eine Generation, weil wir wissen, daß ihre Akteure auch als Minderheit kulturprägend waren. Und es stellt sich die Frage, ob nicht auch die Generation der Kriegskinder – teilweise mit den Jahrgängen der 68er identisch – kulturprägend war, und zwar auf eine stille, verschwiegene Art.

Sie sind nicht die einzigen Jahrgänge, bei denen der Krieg Spuren hinterlassen hat, und bei den Älteren, den um 1930 Geborenen, gab es dafür auch ein Bewußtsein. Für die Jüngeren, die Ende der dreißiger, Anfang der vierziger Jahre auf die Welt gekommen waren, galt das nicht. Denn für kleine Kinder ist das, was sie erfahren, »normal«, solange ringsum die gleichen Lebensbedingungen herrschen. Und so lautete dann über viele Jahrzehnte die Bewertung in der Rückschau: »Das haben wir doch alle erlebt. Das war für uns normal.« Die meisten hatten als Erwachsene nicht das Gefühl, etwas besonders Schlimmes erlebt zu haben, häufig selbst dann nicht, wenn die objektiven Fakten dagegensprachen. Auf der einen Seite half ihnen eine solche Einstellung, belastende Erinnerungen auf Abstand zu halten. Aber auf der anderen Seite hinderte es sie daran, die frühen Jahre als prägend zu sehen und wahrzunehmen, durch welche Emotionen und Motive sie untergründig gesteuert wurden.

Die Schlüsselrolle der Kriegskinder

Daß in Deutschland ein großes existentielles Sicherheitsbedürfnis herrscht, was neben anderen Faktoren die rechtzeitige Modernisierung des Sozialstaates verhindert hat, wird kaum jemand mehr bestreiten. Die Jahrgänge von 1928 bis 1945 spielen, so wie ich es sehe, eine Schlüsselrolle bei einer kollektiven Auffälligkeit, dem das Ausland den Namen »German Angst« gab. Es spricht viel für die Annahme, daß ihre unbewußten Ängste an Nachgeborene weitergegeben wurden. So lautet, in aller Kürze, meine These, die ich im folgenden Kapitel erläutern werde.

Ich bin mir der Komplexität des Themas sehr bewußt, und nichts liegt mir ferner, als neue Vorwürfe zu produzieren. Anschuldigungen gegen die eine oder die andere Seite bringen nichts außer einer getrübten Wahrnehmung. Wenn meine These stimmt, ist niemand schuld am Zustand des Landes – sondern wir baden etwas aus, das aus einer anderen Epoche stammt, als der größte Teil unserer Bevölkerung noch gar nicht geboren war. Die Schuldigen leben bis auf einige wenige nicht mehr.

Die deutsche Vergangenheit ist weitgehend wissenschaftlich erforscht. Uns fehlt es nicht mehr an Fakten und an Konsens über die Befunde. Was uns heute fehlt, ist ein Verständnis für die Auswirkungen. Wie lang sind die Schatten? Wenn wir uns heute fragen, warum gerade die Deutschen so viel Angst und so wenig Zuversicht haben, wenn wir herausfinden wollen, woher die heutige Mutlosigkeit kommt, dann wäre es hilfreich, die *Folgen* von NS-Zeit, Krieg, Bomben, Vertreibung und Vaterlosigkeit, die Folgen von Schuld und Scham auszuleuchten, nicht nur in Therapiestunden, sondern als gesellschaftliche Aufgabe.

Dies könnte dazu beitragen, daß wir uns als Deutsche besser verstehen, auch in unserer Maßlosigkeit, auch in der weitverbreiteten Sorge, zu kurz zu kommen, weshalb die meisten gesellschaftlich relevanten Gruppen in Besitzstandswahrung verharren. Wenn Menschen unabhängig von ihrer Einkommensgruppe sich so verhalten, als seien sie ständig davon bedroht zu verarmen, dann wäre es hilfreicher, die dahinter verborgene Angst aufzudecken, als die angebliche Gier oder den Geiz zu geißeln. Der SPD-Politiker Hans Koschnick hat keine Mühe, hier die Folgen eines kollektiven Traumas zu erkennen. Aber er sieht auch: Weil die Deutschen sich das nicht bewußt machen, mangelt es – seit der Traum vom ewigen Wachstum ausgeträumt ist – an Solidarität untereinander wie auch an Solidarität zwischen Deutschen und Ausländern. »Wir haben unser Leid nicht fruchtbar gemacht«, sagt Koschnick.

Mal angenommen, wir würden uns die Anregung »Behandele dein Land doch einfach wie einen guten Freund« von Günther Jauch in der »Du-bist-Deutschland«-Kampagne wirklich zu Herzen nehmen, dann müßte es auch erlaubt sein, Mitgefühl mit dem eigenen Land zu haben. Nein, verboten ist es nicht. Es ist nur nicht üblich, so etwas zu denken, schon gar nicht, wenn man im Schatten einer während eines Menschenalters nicht zu tilgenden Schuld aufgewachsen ist. Mitgefühl mit sich selbst, auch das noch! Was kommt danach? Selbstmitleid! Wir armen Deutschen, wir armen Opfer! Das hatten wir doch schon einmal.

Das Leid fruchtbar machen

Das hatten wir in der Tat schon einmal, dieses Selbstmitleid. Aber Mitgefühl mit sich selbst ist etwas völlig anderes. Es führt in die entgegengesetzte Richtung. Es führt aus der Sprachlosigkeit und aus der Opferrolle heraus. Es verringert Streß und Frust, es schärft die Wahrnehmungsfähigkeit dessen, was uns als Realität umgibt. Und es versetzt uns auf längere Sicht in die Lage – um Koschnicks Gedanken positiv zu wenden –, unser Leid fruchtbar zu machen.

Wir sind geistig nicht frei. Dafür ist die Scham und damit die Last, deutsch zu sein, noch zu groß. Aber wir könnten auf dem Weg dorthin durch Selbsterkenntnis einen gewaltigen Schritt vorankommen. Wir müssen uns nicht länger als Opfer oder als Unfähige fühlen und uns ständig selbst abwerten. Es gibt keinen Grund zu jammern, keinen Grund für Selbstmitleid – aber gelegentlich Grund für Tränen der Trauer. Das wird immer dann sein, wenn wir uns als Einzelne, als Familien, als Nation den belastenden Auswirkungen unser Vergangenheit stellen, indem wir unsere Gefühle zulassen. Verluste rein kognitiv zu verarbeiten, kann nicht gelingen. Es ist die Trauer, die heilt.

Wir besitzen als Gemeinschaft das, was man bei Individuen Krisenkompetenz nennt. Wir haben zwei Diktaturen überwunden, und wir haben – mit Hilfe und auch unter Druck der Alliierten – eine stabile Demokratie etabliert und ein vollständig zerstörtes Land wieder aufgebaut. Nicht einmal der ungeheure Kraftakt Wiedervereinigung ist gescheitert. Unsere Hauptstadt Berlin zählt derzeit zu den aufregendsten Metropolen überhaupt, weshalb der Zustrom kreativer Köpfe aus dem Ausland nicht abreißt.

Aus Ratlosigkeit wird Hoffnungslosigkeit

Deutschland hat es in der Vergangenheit zu großem Wohlstand gebracht, der sich in Zukunft realistischerweise verringern wird. Aller Voraussicht nach haben wir Unsicherheiten zu erwarten – keine Katastrophe. Die Katastrophe haben wir hinter uns. Lang ist sie her, doch die mutlose Stimmung im Land legt nahe, daß wir diese zurückliegende Katastrophe noch nicht komplett überwunden haben. Ich glaube, sie steckt uns noch in den Knochen oder besser: in den Seelen; sie verwandelt Ratlosigkeit in Hoffnungslosigkeit und ist am Entstehen irrationaler Ängste und apokalyptischer Phantasien beteiligt. Angst wird von Eltern an die Kinder weitergegeben – ein geläufiges Thema in jeder psychologischen Praxis. Solche Ketten der unbewußten Weitergabe wollen ernst genommen werden. Nur so kann irrationale Angst daran gehindert werden, sich wie ein Virus in den nachfolgenden Generationen auszubreiten.

Dies sind also in Umrissen meine Vorstellungen und Gedanken zu der Zeit, als ich mich auf die Suche nach Gesprächspartnern machte, und zwar in den unterschiedlichen Berufsfeldern Politik, Geisteswissenschaften, Hirnforschung, Psychotherapie, Literatur, Finanzwesen. Wer meine These von vornherein ablehnte, dachte ich, würde keine Lust haben, sich überhaupt dazu zu äußern. Doch auch hier gab es Ausnahmen, Micha Brumlik zum Beispiel. Er sah in der German Angst eher etwas, das von den Medien herbeigeredet wurde. Eine spezifisch deutsche Depression konnte er nicht erkennen, dennoch war er zu einem Gespräch bereit, weil ihn Aspekte zu Fragen der Vergangenheitsverarbeitung und des Gedenkens interessierten. Ich sammelte also Stimmen. Es ging mir um Einschätzungen, Erfahrungen, Ergänzungen, Widerspruch.

In meiner journalistischen Tätigkeit hatte ich nur selten mit Politikerinnen und Politikern zu tun, auch deshalb, weil ich das Milieu der übervollen Terminkalender scheute. Es gab ja auch kaum Berührungspunkte zwischen ihren und meinen Aufgaben. Warum sollten sich Politprofis an Spekulationen über seelische Befindlichkeiten beteiligen? Meine Befürchtungen wurden umgehend bestätigt, als es während der Arbeit an diesem Buch zu meiner ersten Begegnung mit geballter politischer Erfahrung kam. Hans-Jochen Vogel, Jahrgang 1926, Berufspolitiker in hohen Ämtern über vier Jahrzehnte, nahm mein Anliegen ernst. Aber er verstand es nicht.

Alle Versuche, ihm meine Vorstellungen des Phänomens German Angst zu erklären, scheiterten. Schließlich sagte der ehemalige Bundesminister und SPD-Parteivorsitzende mit einem kleinen Seufzer: »Um Gottes willen, ich will Ihnen ja gar nicht widersprechen, nur daß meine Fähigkeiten zu einem eigenen Urteil sehr eingeschränkt sind. Das würde psychoanalytische Kenntnisse voraussetzen, die ich einfach nicht habe.«

Mir war danach klar, daß Personen, die im aktuellen Politikgeschäft – und nicht nur dort – große Dinge zu hebeln hatten, auf meine Themen kaum anspringen würden. Das ist ihnen nicht vorzuwerfen. Wir leben in einer arbeitsteiligen Gesellschaft. Die einen kümmern sich um Steuern, Sparen und Bildungsoffensive, also darum, wie unser Land wieder in Schwung kommen soll. Und unsereins versucht herauszufinden, ob diese Bemühungen durch unbewußte kollektive Ängste blockiert werden, wenn ja, welche kulturellen Aufträge sich daraus ergeben und wo daran bereits gearbeitet wird.

Ich konzentrierte meine Anfrage überwiegend auf Menschen zwischen Ende Sechzig und Anfang Achtzig, die nicht mehr in den vorderen Reihen stehen, aber weiterhin gesellschaftlich wichtige Aufgaben übernehmen. Was konnte ich erwarten? Ein Testlauf in meiner Umgebung hatte folgendes Ergebnis gebracht: Mit dem Thema Angst oder gar German Angst wollten die meisten Angesprochenen nichts zu tun haben. Die einen reagierten knapp, ihnen reichte ein Satz, etwa: Kann sein, aber was soll daran wichtig sein? und damit war die Sache für sie erledigt.

Die anderen äußerten sich dazu in einem aufgeregten Wortschwall. »Das ist in anderen Ländern doch nicht anders. Gucken Sie sich nur an, welche Mauern der Angst die Amerikaner seit dem 11. September 2001 errichtet haben. Die Deutschen sind gewiß keine Weltmeister in Optimismus, sie verstehen sich aufs Jammern, sie schauen auf die Löcher im Käse und können sich endlos mit Bedenkenträgerei aufhalten. Mag auch sein, daß sie ein großes Sicherheitsbedürfnis haben. Aber Angst? Nein. Und wo, bitte schön, sollte diese Angst denn herkommen? Aus der Nazizeit, aus dem Krieg? Lieber Himmel! Wir sollten endlich aufhören, wie besessen in der Vergangenheit zu wühlen. Was uns fehlt, sind Visionen für die Zukunft! Was sagen Sie? Es ist gerade die Angst, die Visionen verhindert? Herrje, was kommt denn jetzt noch? Was schlagen Sie vor? Wollen Sie ein ganzes Volk auf die Couch legen?«

Eine Minderheit fand meine These interessant. Das dämpfte meine Erwartungen. Um so erfreuter war ich, als die Hälfte der von mir Angeschriebenen zusagte – eine Quote, die mich schon deshalb überraschte, weil ich als Fremde mit meinem Buchprojekt an sie herangetreten war; niemand hatte mich empfohlen. Ein Viertel ignorierte mein Anliegen, von ihm hörte ich überhaupt nichts. Von einem weiteren Viertel kam eine Absage, überwiegend aus Zeitgründen. Manche aufmunternde Zeile wurde beigefügt. Ich konnte sie gut brauchen.

Zweites Kapitel

»Nie wieder ...« und die Angst vor dem Nichts

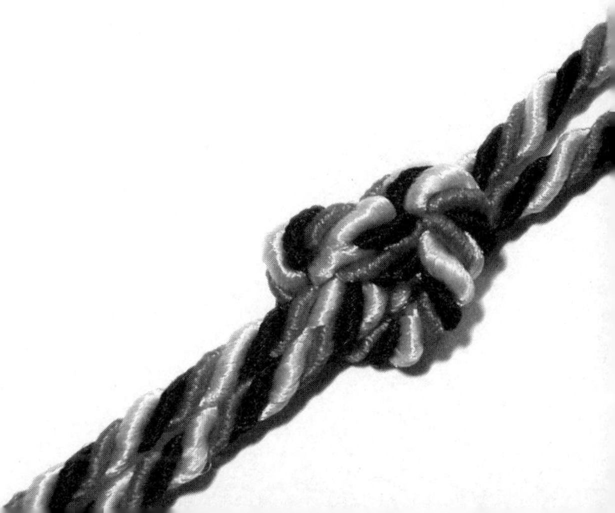

Werden meine Kinder genug zu essen haben?

Im Datum 8. Mai konzentriert sich wie im Brennglas alles Belastende und scheinbar Widersprüchliche im Umgang mit der deutschen Geschichte. Der 8. Mai steht für Tief- und Wendepunkt, für Befreiung und böses Erwachen, für Scham und Entsetzen, für Kapitulation und Hoffnung. Von einem einheitlichen Zugang der Deutschen kann keine Rede sein. Zu unterschiedlich sind die persönlichen Erlebnisse bei Kriegsende gewesen und das, was die Jüngeren von ihren Eltern und Großeltern darüber erfahren haben. Aber *ein* Gefühl, über das kaum je gesprochen wurde und das die meisten Deutschen im Kampf ums Überleben vielleicht auch gar nicht wahrnehmen konnten, dürfte in der Bevölkerung weit verbreitet gewesen sein – Angst.

Angst vor Hunger und Elend: Werden meine Kinder genug zu essen haben? Wie kommen wir an ein festes Dach über dem Kopf, an Kohlen, an Medikamente?

Angst vor der Gewißheit des Todes von Angehörigen und Freunden: Wird Vater heimkommen? Wird er die Kriegsgefangenschaft überleben? Millionen Menschen wurden noch vermißt. Unzählige starben noch in Gefangenenlagern.

Angst vor einer Rückkehr der Terrorherrschaft: Ist das Dritte Reich tatsächlich am Ende? Die Davongekommenen waren zutiefst mißtrauisch – und sie sollten es noch lange bleiben.

Angst vor Vergeltungsmaßnahmen: Würden sich die Opfer rächen? Die Täter und die Nutznießer der Gewaltherrschaft schliefen schlecht.

Und tief unter allem lag die Angst vor dem Nichts, weil nichts, aber auch gar nichts mehr sicher war.

In lebensbedrohlichen Zeiten darf man sich seinen Ängsten nicht hingeben. Die menschliche Natur ist entsprechend ausgestattet. Es werden Streßhormone ausgeschüttet, die in der Regel starke Gefühle unterdrücken. Kinder aber reagieren unter Umständen anders, weil sie zu klein sind, um eine Gefahr zu erkennen, und weil sie Zeit haben. Sie sind eben nicht wie die Erwachsenen ausschließlich mit dem Überleben beschäftigt. In diesem Fall werden die Kinderängste nicht durch eine reale Bedrohung ausgelöst, sondern es handelt sich um Gefühle, die sie von den Eltern übernommen haben – also die unterdrückten Ängste der Erwachsenen.

Endlich im Schlafanzug zu Bett gehen!

»Eines Morgens sagten meine Eltern zu mir, der Krieg sei aus.« So beginnen unzählige Geschichten. Selten sind sie so erhellend wie die Schilderung einer Frau, deren Heimatstadt als Kriegshafen besonders heftig und anhaltend bombardiert worden war. Die Luftangriffe begannen 1940 und hörten nicht mehr auf. Acht Jahre alt war sie im Mai 1945. Nachdem die Eltern ihr erklärt hatten, man müsse nun nicht mehr die Wohnung verdunkeln, man müsse auch nicht mehr bei Alarm in den Keller, man könne nun endlich im Schlafanzug zu Bett gehen, da war die Tochter glücklich. Aber der Zustand dauerte nicht lange. »Dann wurde mir klar, daß mir wahrscheinlich etwas Furchtbares blühte«, erinnerte sie sich als ältere Frau. »Ich hatte vor allem gelernt, wie man überlebt. Das konnte ich. Ich konnte mit dem Krieg umgehen. Es war furchtbar, aber ich konnte es. Und die Vorstellung, daß ich jetzt in ein Nichts lief, in eine Situation, für die ich nicht gerüstet war, machte mir schreckliche Angst. Und so wie ich vorher soviel Todesangst gehabt habe, so hatte ich in diesem Moment eine schreckliche Lebensangst vor der Zukunft.«

Wer so viel Angst in sich trägt, braucht extrem viel Sicherheit, und so wundert es nicht, daß diese Frau Beamtin wurde. Merkwürdig nur: Weder sie selbst noch ihre Ärzte kamen jemals auf die Idee, ihre Anfälligkeit für Depressionen und Panik könnte irgend etwas mit Kriegserlebnissen zu tun haben. Für Menschen, die an unerklärlichen Ängsten und häufig auch Herzbeschwerden litten, wurde im Nachkriegsdeutschland eigens eine Krankheit erfunden, die es sonst nirgends auf der Welt gab. Sie nannte sich »Vegetative Dystonie«, zu deutsch »unbewusste Verspannung«. Die Diagnose ist inzwischen längst wieder aus dem medizinischen Vokabular verschwunden, nicht aber aus dem Gedächtnis jener Jahrgänge, die den Krieg noch miterlebt haben. Wer das Glück hatte, selbst nicht betroffen zu sein, erinnert sich an Verwandte oder Bekannte, denen aufgrund der Diagnose »Vegetative Dystonie« Beruhigungsmittel und Kuren verordnet wurden. Das verschaffte den Patienten Erleichterung – wirklich geholfen hat es nicht.

Um die Kriegsschrecken und vor allem auch Schuld und Scham angesichts der Verbrechen im deutschen Namen zu verarbeiten, wäre eine Phase der kollektiven Trauer hilfreicher gewesen. Aber dafür war keine Zeit. Im Krieg nicht und im Überlebenskampf danach auch nicht. Und als das Wirtschaftswunder kam, erst recht nicht. Grundsätzlich galten Gefühle der Trauer wohl eher als suspekt, wenn nicht gar als bedrohlich, und so ist es für viele Menschen bis heute geblieben.

Gemeinsame Trauer hilft, Leid zu ertragen und zu verarbeiten, und sie stärkt, wie das gemeinsame Erinnern, die Identität eines Kollektivs. Als ich im Fernsehen die Trauerfeierlichkeiten aus Anlaß des 11. September 2001 verfolgte, habe ich zum ersten Mal einen Eindruck davon bekommen, was eine Gesellschaft, die so tief erschüttert wurde, an großen öffentlichen Trauerritualen braucht – damit eben nicht diese Haltung entsteht, mit der die deutschen Kriegskinder meist durchs Leben gegangen sind: Das haben wir doch alle erlebt, war doch nicht so schlimm.

Ich habe übrigens kaum jemanden gefunden, der damals meine Sicht auf die Trauerfeierlichkeiten zum 11. September geteilt hätte. Für die meisten war es fremdartig oder kritikwürdig, pathetisch, eben typisch amerikanisch, zu viele Fahnen, zuviel Patriotismus. Daß nur 17 Prozent der Bewohner Manhattans für den Irakkrieg stimmten, wurde in den Kommentaren ausschließlich mit der liberalen Mentalität der New Yorker begründet. Nirgends las ich den Gedanken, offenbar hätte ein angemessenes kollektives Trauern den Bewohnern ermöglicht, ihre traditionell liberale Gesinnung zu behalten und nicht von diffusen Ängsten und Vergeltungsphantasien gesteuert zu werden.

Kein Trauerverbot – aber eine Selbstzensur

Es stimmt allerdings nicht, was Kriegskinder immer wieder behaupten, sie hätten sich über das eigene erfahrene Leid nicht äußern dürfen. Man kann einem Menschen nicht verbieten, zu trauern und seinen Schmerz laut auszudrücken, jedenfalls nicht in einem demokratischen Staat. Micha Brumlik meint, man müsse vielmehr von einer »Selbstzensur« sprechen. Es mag stimmen, daß ab Ende der sechziger Jahre diejenigen, die noch immer unter den Kriegsfolgen litten, von der Zurückhaltung des offiziellen Gedenkens beeinflußt waren. Man wollte alles vermeiden, was im Ausland als deutsches Selbstmitleid und Relativierung der eigenen Schuld hätte mißdeutet werden können. So empfand es der Schriftsteller Dieter Wellershoff: »Es gab immer eine klare Gegenüberstellung vor allem bei den Deutschen selbst: Wir tragen die Schuld an diesem furchtbaren Krieg und den darin geschehenen Verbrechen. Wir können uns nicht gleichzeitig auch als Opfer sehen. Als Täter können wir auch nicht trauern. Das ist das psychologische Schema einer tiefen emotionalen Hemmung.«

Im Deutschen Bundestag wurde über all die Jahre am Volkstrauertag eine Gedenkfeier abgehalten. Aber reichte das angesichts des Ausmaßes der Verluste? Es ging ja nicht nur um die Trauer über die Toten und die Opfer des Nationalsozialismus. So vieles war verlorengegangen: die vertraute Umgebung, die Schönheit der Heimat, womöglich auch das Vertrauen ins Leben. Da waren die heimgekehrten Väter, die nie mehr so wurden, wie sie einmal waren, weil sie in der Gefangenschaft ihre körperliche und seelische Gesundheit eingebüßt hatten. Da waren versäumte Bildungschancen und viel zu frühes Erwachsenwerden.

Es kann sein, daß das karge öffentliche Mitgefühl für die Deutschen das Schweigen in den Familien verstärkt und die individuelle Trauer behindert hat. Der Hamburger Theologe Fulbert Steffensky sagt: »Erinnerung und Trauer brauchen nicht nur Herzen, die sie tragen. Sie müssen eine äußere Landschaft finden, sonst vergehen sie.« Mit den »äußeren Landschaften« meint er Rituale und Symbole, auf die sich ein Kollektiv geeinigt hat. Trauer und ihre Inszenierung stiften Gemeinschaft. Sie erzeugen Engagement und Handlungsbereitschaft. »Gerade darum aber polarisiert diese Inszenierung«, fährt er fort, »sie erweckt Angst und wird unter Umständen verboten.« Schon aus der antiken Sagenwelt kennen wir das Motiv. Die Verweigerung eines Grabes galt als Frevel. Antigone ließ sich von König Kreon nicht verbieten, ihren Bruder zu bestatten, und sie war sogar bereit, dafür zu sterben.

Ich erinnere mich an westdeutsche Lokalpolitiker und Pfarrer in den achtziger Jahren, denen die Zeremonie des Volkstrauertages – vor allem, wenn dort auch die Mitglieder der Kriegervereine auftraten – peinlich oder gar unheimlich waren und die dort nur erschienen, weil es die Pflicht erforderte. Es ist noch nicht lange her, als ich von einem befreundeten Pfarrer im Ruhestand das Bekenntnis hörte, er habe am Volkstrauertag stets nur die Friedensbotschaft verkündet. »Da war kein Trost«, stellte er selbstkritisch fest. »Auch kein wirkliches Annehmen der Leiderfahrung.«

Mit einer großen Sorge ging Günter Grass 2002 an die Öffentlichkeit, als er seine Novelle »Im Krebsgang« präsentierte. Darin bekannte des Schriftstellers Alter Ego in indirekter Rede: »Niemals, sagt er, hätte man über so viel Leid, nur weil die eigene Schuld übermächtig und bekennende Reue in all den Jahren vordringlich gewesen sei, schweigen, das gemiedene Thema denen rechts überlassen dürfen. Dieses Versäumnis sei bodenlos ...«[2] Das von Grass angestoßene Thema der Vertreibung und das noch im selben Jahr erschienene Buch »Der Brand« von Jörg Friedrich[3] über den Luftkrieg löste einen Diskurs über »die Deutschen als Opfer« aus. Er wurde weit differenzierter geführt, als dies in der Vergangenheit möglich war, eine Entwicklung, die sich auch in der Rede des Bundespräsidenten Horst Köhler zum 8. Mai 2005 niederschlug:

»Im Grunde wirkt das Unglück, das Deutschland über die Welt gebracht hat, bis heute fort: Noch immer weinen Söhne und Töchter um Eltern, die damals getötet wurden, noch immer leiden Menschen unter ihren damaligen Erlebnissen, und noch immer trauern ungezählte Menschen in vielen Ländern um den Verlust ihrer Heimat. Hier bei uns in Deutschland hat jeder Verwandte oder Bekannte, die erlebt und erlitten haben, was in jener Zeit geschah. In jeder deutschen Familie gibt es Erzählungen darüber, denn alle waren betroffen.«

Aber wird tatsächlich in jeder Familie darüber geredet? Wenn nicht, was steckt hinter dem Schweigen? Wollen Kinder ihren alten Eltern nicht zu nahe treten und die Eltern, umgekehrt, ihre Kinder und Enkel nicht belasten? Warum etwas hervorholen, das seit Jahrzehnten gut verpackt in einem selten besuchten Erinnerungsspeicher liegt? Warum etwas in Bewegung setzen, das womöglich wieder das Thema Schuld und deutsches Leid aufrührt?

Die Büchse der Pandora

Frank Weber, ein Pfarrer der Nachkriegsgeneration, hat sich von solchen Befürchtungen nicht abschrecken lassen. Er sprach darüber auf einer Kriegskinder-Tagung: »Nach meinen ersten Gedanken zum Thema Kriegskinder und den daraus folgenden Gesprächen in der eigenen Familie und den Anstößen in der Gemeinde war es, als öffne sich die Büchse der Pandora. Die Reaktionen waren heftig! Wer in der Seelsorge das Thema Kriegserfahrungen anspricht, darf nicht erschrecken bei dem, was dann geschehen kann. Es ist mit großer, aber heilsamer Unruhe zu rechnen.«[4]

Von vergleichbar heftigen Reaktionen kann der Bestatter, Trauerbegleiter und Trauerredner Fritz Roth nicht berichten. Dennoch sind seine Erfahrungen aus Familiengesprächen aufschlußreich. Der Tod, der große Gleichmacher, sorgt dafür, daß ein Bestatter tatsächlich einen Einblick in Familien erhält, die als einigermaßen repräsentativ gelten dürfen. Roth hat sich in zahlreichen Fernsehauftritten als Missionar einer neuen Trauerkultur einen Namen gemacht. Seit vielen Jahren schon spricht er im Kreis von Angehörigen gezielt die Kriegszeit an, wenn es darum geht, mehr über die Verstorbenen zu erfahren. Wo wohnte er oder sie damals? Was waren die zentralen Ereignisse? Bomben, Flucht, Vertreibung, Lageraufenthalte? Wie lange hat die Flucht gedauert? Wann hatte sich das Leben normalisiert? Wo war der Ehemann/der Vater im Krieg? Wo und wie lange war er in Gefangenschaft? Trug er gesundheitliche Schäden davon?

»Immer dann, wenn der Verstorbene ein Kriegsgefangener der Amerikaner oder der Franzosen gewesen war«, berichtet Roth, »haben die Angehörigen viel erzählt. Handelte es sich aber um russische Gefangenschaft, waren es nur einige Sätze.« Es macht ihn nachdenklich, daß so wenig Biographisches in den Familien über die Zeit des Krieges bekannt ist. In 70 Prozent der Fälle wurde darüber nur äußerst selten gesprochen, und wenn, dann in Andeutungen. »Es gab eine kleine Anekdotensammlung, aber die Wahrheit hat man nicht erzählt.«

Den erwachsenen Kinder wurde häufig erst, wenn es zu spät war, bewußt, nicht nachgefragt zu haben. Viele Ehefrauen sagten im Gespräch mit dem Bestatter erschrocken: »Darüber habe ich nie nachgedacht, daß bei meinem Mann die Kriegserfahrungen so belastend gewesen sein könnten …« In solchen Situationen stellte sich meistens Bedauern ein. »Hätten wir doch mal über diese Zeit geredet, dann hätten wir vielleicht besser verstanden, warum er an bestimmten Punkten so unleidlich war.«

Roth vermutet, das Thema Kriegszeit sei von den Eltern

gemieden worden, weil man Fragen der Kinder befürchtete, und zwar nicht nur zur möglichen Schuld, zu Verstrickung und zu Leid, sondern auch zur »Nottrauung«. Wie soll ein altes Paar reagieren, wenn die Tochter plötzlich erkennt: »Ich hatte ja keine Ahnung, daß ihr beiden gar keine Zeit hattet, euch vor der Hochzeit kennenzulernen. Kein Wunder, daß ihr in so wenigen Dingen übereinstimmt und nebeneinander herlebt.«

»Endlich hat mal jemand davon angefangen …«

Das Thema Krieg in Roths Trauerreden bewegt die Zuhörer sehr. Die weißhaarigen Trauergäste danken ihm ausdrücklich dafür. Bei den meisten älteren Menschen liegt das Thema Krieg heute dicht unter der Oberfläche. Das Schweigen ist leicht zu brechen – es bedarf nur eines zugewandten Außenstehenden, der die entscheidenden Fragen stellt, zum Beispiel jemand, der in eine Familie einheiratet und seiner Neugier unbefangen nachgibt. Roth vermutet: »Überwiegend wird die Reaktion Erleichterung sein. Endlich hat mal jemand davon angefangen …«

Die Deutschen waren nach dem Krieg nicht fähig, als Gemeinschaft zu trauern. Es gab nur die private Trauer, aber längst nicht in allen Familien. Die seelische Not der Kinder wurde in der Regel übersehen. Häufig waren es gerade die Kinder, die ihre Mütter trösteten, wenn sie den Tod ihres Mannes beweinten. Wer nicht trauert, versäumt nicht nur den Abschied, sondern bekommt auch nicht die Kraft für einen Neubeginn. Das mag als Argument wenig einleuchten angesichts des Wiederaufbaus deutscher Städte, des zunehmenden Autoverkehrs und aller anderen sichtbaren Zeichen der westdeutschen Erfolgsgeschichte. Doch wie stand es – ein Zitat von Wolfgang Staudte – um »die inneren Ruinenlandschaften, die in Deutschland hinterlassen wurden«? Der Regisseur der Nachkriegszeit hatte seine Spielfilme in den Trümmern gedreht und damit vermitteln wollen: Wir werden die zerstörten deutsche Städte wieder aufbauen, aber es wird sehr viel schwerer oder in vielen Fällen kaum möglich sein, die innerlich zerstörten Menschen zu heilen.

Im Jahr 1967 hatte das Analytikerpaar Alexander und Margarete Mitscherlich[5] erstmals die später vielzitierte »Unfähigkeit zu trauern« diagnostiziert. Sie meinten, der Verlust des »Führers« sei nicht betrauert worden. Zudem blickten sie auf geleugnete Schuld und auf das fehlende Mitgefühl für die Opfer der NS-Verbrechen. Daß es den Deutschen auch an Trauer angesichts der eigenen Toten und Verluste mangelte, wurde nur in einem Nebensatz gestreift. Das Buch war ein Signal. Über seine Wirkung wird in einem späteren Kapitel noch zu reden sein.

Soviel steht fest: Es gab keine kollektive Trauer, die diesen Namen verdient. Allenfalls versteckte Tränen. Wut über die verlorene Heimat. Herzrasen bei Probealarm. Angst vor »dem Russen«. Der Kalte Krieg ging weiter. Als Ausgleich erhielten die Bewohner des Westens Vollbeschäftigung, Soziale Marktwirtschaft, Sozialstaat und Konsum, im Osten wurde ein sozialistischer Versorgungsstaat etabliert. Was heute fast in Vergessenheit geraten ist: Auch die deutsche Teilung war am überaus großzügigen Ausbau des westdeutschen Sozialstaats ursächlich beteiligt gewesen. Während des Kalten Krieges überboten sich nicht nur die beiden Großmächte USA und UdSSR hinsichtlich des Zerstörungspotentials ihrer Waffensysteme. Es konkurrierten auch beide deutsche Staaten um Platz eins in der staatlichen Fürsorge. Der Sozialstaat wollte dem sozialistischen System seine Überlegenheit zeigen und umgekehrt. Das alles beruhigte eine verunsicherte Bevölkerung.

Der FDP-Politiker Gerhart Baum, Jahrgang 1932, sieht es im Rückblick so: »Natürlich gab es ein enormes Sicherheitsbedürfnis. Auch bei mir, muß ich sagen. Dieses Bedürfnis, nach all den Unsicherheiten auf der sicheren Seite zu sein, das ist verständlich.«

Wenn nichts mehr so ist, wie es einmal war

Ein Wintertag im Februar 1945. Ein zwölfjähriger Junge sucht seine Sachen für den Schulbesuch zusammen und legt sie ordentlich auf einen Stuhl. Am nächsten Tag ist nichts mehr wie es war. Er muß erkennen: Es ist alles ohne Bedeutung. Vor ihm liegt das große Nichts. In der Nacht ist seine Heimatstadt Dresden zerstört worden. Die Schulsachen sind verbrannt. Geblieben sind zwei Koffer.

Gerhart Baum wird den Moment während des Angriffs im Keller nie vergessen. »Da merkte ich plötzlich: Der Alltag mit seinen Regeln spielt überhaupt keine Rolle mehr. Jetzt geht's nur ums Überleben.« Nichts hat ihn mehr geprägt als das plötzliche Wegbrechen jeglicher bis dahin gültiger Ordnungsstrukturen in einer vom Kriegsgeschehen vorher kaum berührten Umwelt, mit einem geordneten Haushalt, mit Schule, mit Freunden. Nichts wurde wieder so, wie es einmal war.

Er wuchs in einer bürgerlichen Familie auf. Seine Kindheit war Nazizeit. Er war alt genug, um zu begreifen, welche Rolle ein Blockwart spielte. Als Pimpf wurde er mittwochs und samstags abkommandiert: Lindenblütensammeln für die Volksgemeinschaft oder Geländespiele für eine große Zukunft. Seine Mutter, sagt Baum, habe in ihm einen Widerstand gegen die vormilitärischen Übungen der Hitlerjugend aufgebaut. Sein Vater, ein Anwalt, verweigerte die Berufung als Richter in ein Kriegsgericht. Die Folge war, daß er mit 39 Jahren als Schütze Baum an die Front geschickt wurde. Er starb nach Kriegsende auf einem Gefangenentransport.

Wie so viele, die dieses Schicksal teilten, suchte sich der junge Gerhart Ersatzväter. Einer von ihnen war der spätere Lebenspartner seiner Mutter, ein Architekt mit vielfältigen kulturellen Interessen. Bei dem zweiten Ersatzvater handelte es sich um einen Lehrer. Baum beschreibt den väterlichen Freund, der ihn sehr geprägt habe, als einen entschiedenen Antifaschisten und einen hochgebildeten Mann. Mit ihm habe er sich intensiv über Politik unterhalten und darüber, wie eine demokratische Gesellschaftsordnung aussehen solle. Sie korrespondierten mit dem liberalen Ökonomen Wilhelm Röpke. Der Oberschüler schrieb auch einen Brief an Thomas Mann zu seinem »Dr. Faustus« – ein Buch, das ein Licht auf die Ursachen der Katastrophe warf – und erhielt eine freundliche Antwort.

»Der braune Spuk war nicht endgültig vorbei«, erinnert sich Baum. »In unserer Schule am Tegernsee wollten dieser Lehrer und unsere Klasse am 20. Juli 1946 eine Gedenkstunde abhalten. Sie wurde vom Schulleiter und anderen Lehrern abgelehnt, weil die Widerständler als Vaterlandsverräter galten. Auch die Legitimation des Nürnberger Prozesses wurde in Zweifel gezogen, und die Emigranten wurden verunglimpft.«

Es war ein Klima, das sich in der Bundesrepublik noch lange hielt. Den Haß auf Emigranten bekam Willy Brandt reichlich zu spüren. Bis in die sechziger Jahre hinein galten die Söhne und Töchter der Widerstandskämpfer als Verräterkinder. Der Jurist Rainer Goerdeler, ein Enkel von Carl Friedrich Goerdeler, weiß von harten Zeiten zu berichten. Er ging mit dem Sohn eines namhaften Nationalsozialisten in dieselbe Klasse, einem Jungen, der durch seine Eltern »noch voll der Ideologie des Dritten Reiches verhaftet war«. Goerdeler: »Die Diskussionen der Schülerzeit sind mir noch sehr lebhaft in Erinnerung, weil die große Mehrheit der Klassenkameraden auf der anderen Seite stand, die in den Männern des Widerstandes ›Die Verräter Deutschlands‹ sahen.«

Niemand interessierte sich dafür, was seiner Familie unmittelbar nach der Verhaftung Carl Friedrich Goerdelers widerfahren war – ein Schicksal, das sie mit den Angehörigen anderer prominenter Männer des Widerstandes teilten: Das Familienvermögen wurde beschlagnahmt. Die Ehefrauen kamen ins Konzentrationslager, die Kinder, auch die kleinsten, ins Heim. Man raubte dem dreijährigen Rainer Goerdeler die Geborgenheit seiner Familie und auch seinen Namen. In einem Heim in Bad Sachsa sollte er zusammen mit vielen anderen Kindern aus Widerstandskreisen unter neuem Namen im Sinne des Regimes erzogen werden. Erst ein Jahr später, im Sommer 1945, gelang es seiner Mutter, ihre beiden kleinen Söhne in Bad Sachsa ausfindig zu machen und nach Hause zu holen.

Millionen Menschen litten unter Kriegsfolgen

Es war dieselbe Zeit, als Gerhart Baum erfuhr, daß sein Vater nicht mehr heimkommen würde. Seine Mutter floh mit ihren Kindern vor den Russen und fand in Süddeutschland eine neue Heimat. Ihre Familie war 1917 wegen der Kommunisten aus Moskau emigriert. Mit 21 Jahren, gerade volljährig, trat Baum in Köln in die FDP ein. Er wurde Vorsitzender des Liberalen Studentenbundes und übte 40 Jahre lang ununterbrochen politische Funktionen aus. Noch lange blieb ihm die Sorge, das demokratische Experiment könnte schiefgehen. »Unsere Befürchtung war: Wenn die Leute Not leiden, dann greifen sie wieder nach den Strohhalmen irgendwelcher Rattenfänger. Der Nazigeist war ja noch lebendig.«

Die Sorge war mehr als berechtigt. Im Jahr 1950 litten noch große Teile der Bevölkerung unter extremen Kriegsfolgen. In Westdeutschland zählte man

- 9 Millionen Vertriebene,
- 2,5 Millionen Kriegerwitwen,
- 1,5 Millionen Schwerversehrte,
- 2 Millionen Spätheimkehrer und ihre Angehörigen und
- 4,5 Millionen Bombengeschädigte.

Es galt, eine völlig verarmte Gesellschaft und eine alles andere als gefestigte Demokratie gegen eine Wiederkehr des Nationalsozialismus zu schützen. Baum hatte schon bei seiner eigenen Partei Anlaß zur Sorge. »Die FDP in Nordrhein-Westfalen war braun angehaucht. Wir haben dagegen gekämpft. Mit Gründung der sozialliberalen Koalition hatten wir endlich eine neue liberale Partei mit Köpfen wie Maihofer, Dahrendorf und Flach.«

Der Politiker wird dem linken Flügel der FDP zugeordnet, er gehörte 22 Jahre lang bis 1994 dem Bundestag an und war Bundesinnenminister unter Helmut Schmidt. Ihm ist es zu verdanken, daß der sogenannte »Radikalenerlaß«, der Teile der jungen Generation pauschal verdächtigte, gegen den Staat zu sein, 1979 wieder abgeschafft wurde. 1992 stimmte er gegen den von seiner Partei mitgetragenen Asylkompromiß. Er engagierte sich als Leiter der deutschen Delegation bei der UN-Menschenrechtskommission und war als Sonderberichterstatter für Menschenrechte im Sudan tätig. Daß er auch gegen Parteivoten für seine Überzeugungen eintrat und Karrierenachteile in Kauf nahm, zeigt noch einmal, wie tief seine politischen Entscheidungen von seinen biographischen Erfahrungen und seiner Familiengeschichte geprägt waren.

Ohne Zweifel gehört Gerhart Baum zu den Kriegskindern, die Verlust und Leid erfahren haben. »Wenn Sie im Vergleich die Kinder heute sehen – und uns damals: Wir sind unablässig traumatisiert worden. Wir haben Zwangsarbeiter gesehen, die geschlagen wurden, Juden, die gedemütigt wurden. Wir haben wirklich Hunger gelitten und uns von Brennesseln ernährt!« Baum verlor mit zwölf Jahren nicht nur seinen Vater, sondern auch seine vertraute Umgebung. »Unser Haus brannte, und wir saßen da auf wenigen Koffern, fassungslos. Und in den nächsten Tagen haben wir dann die Folgen gesehen, die zerstörte Stadt, diese riesigen Leichenhaufen, die traumatisierten Überlebenden.«

Sonderbarerweise hinterließ das Drama von Dresden im Gedächtnis seiner beiden Geschwister, Zwillinge, keinerlei Spuren. Vom Alter her, 1938 geboren, hätten sie sich durchaus erinnern können. Aber es gab diese Bilder nicht, nicht von der Nacht der Zerstörung, nicht vom Vater. Jahrzehnte später besuchten sie Dresden, aber selbst dann stiegen keine Erinnerungen auf. So blieben sie frei von Schreckensbildern, die andere Menschen ihr Leben lang nicht mehr loswurden, aber es war auch nicht möglich, das Erlebte zu verarbeiten. Dagegen wird Baum bei jedem

Dresden-Besuch mit der Vergangenheit konfrontiert – bis zur Schmerzgrenze, als ihn dort einmal ein friedliches Feuerwerk überraschte.

Gedächtnisverlust ist ein Schutzmechanismus, der hilft zu überleben. Das Trauma bleibt im Unbewußten, auch dann, wenn die Zeiten sich normalisiert haben. Aber je älter diese Menschen werden, desto mehr will das Verdrängte an die Oberfläche, und es erfordert immer höheren Kraftaufwand, um dies zu unterdrücken. Solche Menschen sind sich des inneren Kampfes nicht bewußt. Sie leiden womöglich an einer ständigen Unruhe, für die sie keine Erklärung haben, oder an großer Erschöpfung. Die Zwillinge sind in den vergangenen Jahren an Krebs gestorben. Gerhart Baum geht heute davon aus, daß sie, die Jüngeren, schwere seelische Verletzungen davontrugen.

Das gute Beispiel von Dresden

Im Gedenkjahr 2005 wurde in Dresden mit dem Wiedererstehen der Frauenkirche ein entscheidendes Kapitel der Nachkriegszeit beendet, und es wurde der Erinnerung, der Hoffnung, der Versöhnung und dem Neubeginn ein unübersehbares Zeichen gesetzt. Bis es dazu kam, hatte es in der Woche vor dem 13. Februar große Besorgnis gegeben. Da kleine Gruppen aggressiver Neonazis angekündigt hatten, das Gedenken an die Bombenopfer während der Feierlichkeiten lautstark an sich zu reißen, stand Dresden wie nie zuvor unter der Beobachtung ausländischer Fernsehteams. Die Aufregung wurde teilweise auch im Inland hochgespielt, so als müsse sich die deutsche Demokratie einer Abschlußprüfung unterziehen. Besonnenheit war gefragt, und sie stellte sich ein. Vor den Augen einer Weltöffentlichkeit nahmen die Dresdener Bürger ihre neue Frauenkirche als *das* heilende Geschenk seit dem Mauerfall in Empfang. Sie taten es in aller Stille.

Es ist immer gut, wenn Menschen endlich zur Ruhe kommen. Wenn dies einer ganzen Stadt gelingt, nach einer langen Woche der Erregung und des Bangens, am Abend, als die neuen Nazis wieder abgezogen waren, dann darf man das durchaus ein Wunder nennen. Viele Tausende gedachten der Zerstörung ihrer Stadt vor 60 Jahren. Keine Reden. Keine Transparente. Keine Musik. Nur Gemeinschaft und Kerzen. Der Aufruf zum stillen Gedenken am 13. Februar 2005 stand unter dem Titel »Ein Rahmen für das Erinnern«. Darin hieß es, die Betroffenen hätten das Recht, ihrer Erinnerung und Trauer Raum zu geben. Und darin hieß es auch: »Wir erinnern an den Anteil, den Menschen und Einrichtungen in Dresden an Kriegsführung, nationalsozialistischer Unterdrückung und deren Verbrechen hatten – etwa an den jüdischen Bürgern.«

Damit hat man sich gegen alle Kräfte behauptet, die Dresden zum Zentrum eines deutschen Opferkults aufbauen wollten. Man hat sich aber auch behauptet gegen Stimmen, die immer wieder vor den Feiern des Gedenkjahres warnten, vor allem mit der Begründung, hier bestehe die Gefahr, daß deutsches Leid mit dem der Holocaust-Opfer und der Toten des deutschen Vernichtungskrieges aufgerechnet werden soll.

Gerhart Baum kennt die Ambivalenz, die Fragen des offiziellen Gedenkens und der persönlichen Trauer in ihm auslösen. Er kann mit seiner eigenen Lebensgeschichte nicht unbefangen umgehen. »Die Wut über die Zerstörung Dresdens habe ich immer unterdrückt, weil es ein gewisses Schuldbewußtsein gab. Die Hauptüberlegung war, das eigene Leid nicht in den Vordergrund zu rücken, im Sinne von: Ehe ich meiner Leiden gedenke, möchte ich erstmal daran denken, was wir anderen zugefügt haben. Ich hab auch sehr lange gebraucht, bis ich zu Dresden – in einem Interview – gesagt habe: ›Im Grunde war das ein Kriegsverbrechen.‹«

Gerhart Baum gehört zu den Menschen, denen es gelang, ihr Schicksal anzunehmen. Die »Wehleidigkeit«, wie er sie in Kreisen der Vertriebenen immer wieder angetroffen habe, sei ihm fremd gewesen. Bei ihm, sagt er, habe die positive Erfahrung, »aus dem Schlamassel rausgekommen zu sein«, überwogen.

Hans-Jochen Vogel kann ein übertriebenes Sicherheitsbedürfnis bei den Deutschen nicht erkennen. Aber welche Gründe, möchte ich von ihm wissen, sieht er dann für den Reformstau? Müssen im politischen Geschäft schwierige Entscheidungen so unendlich auf die lange Bank geschoben werden? Geht es nicht schneller? Vogel antwortet mit einer Gelassenheit, die wieder einmal zeigt, wie unterschiedlich verstrichene Zeit empfunden wird: »Ich bin ein altmodischer Mensch, so daß ich manches, was die Politik zuwege gebracht hat seit 1945, auch einfach gut finde. Zeitdauer ist nicht das ausschlaggebende Kriterium. Eine Diktatur macht das alles schneller. Die Länder sind damals von Hitler mit einem Federstrich abgeschafft worden.« Vogel meint, Ende der achtziger Jahre sei deutlich geworden, es könne nicht länger mit immer mehr Wachstum gerechnet werden und Reformen seien nötig. Aber dann kam die Wiedervereinigung, und in der Folge hätten Fragen der deutschen Einheit so stark dominiert, daß gleichzeitig nicht auch noch die große Reform der sozialen Sicherungssysteme hätte in die Wege geleitet werden können. »Das wäre eine Überforderung nicht nur der Politik, sondern auch eine Überforderung der Menschen gewesen. Von daher bin ich, was den sogenannten Stau angeht, eigentlich erst kritisch seit, sagen wir mal, 95/96.«

Unbewußte Prägungen

Der frühere Vorstandsvorsitzende der Deutschen Bank, Hilmar Kopper, geboren 1935, stellt im Rückblick für sich und seine Altersgenossen in den obersten Etagen von Finanzwelt und Wirtschaft fest: »Ich komme eigentlich erst jetzt dazu zu fragen, warum wir so entschlossen waren in unserem Berufsleben. Eine entscheidende Antwort ist wohl: Wir wollten nicht wieder vor dem Nichts stehen, so, wie wir es erlebt hatten, aus der Heimat vertrieben, aus den Häusern gebombt.«

Geredet wurde darüber nie. Auch nicht unter Freunden, die

ähnliche Erlebnisse hatten. »Das war wohl eher unbewußt, aber es hat uns geprägt. Wir wollten diese Sicherheit haben.« Um das zu erreichen, wurde viel geleistet. Auf diese Weise kam viel Geld in die öffentlichen Kassen. Es gab genug zu verteilen. Und das war gut so. Eine große Zahl von Menschen war zu versorgen, die zunächst oder lebenslang nicht mehr in der Lage waren, sich selbst zu helfen: Kriegsversehrte, Kriegerwitwen, Waisen, Flüchtlinge.

Parallel dazu steigerten sich die allgemeinen Versorgungsansprüche an den Sozialstaat. »Wir waren glücklich, den älteren Leuten eine gute Rentenzukunft geben zu können«, erinnert sich der FDP-Politiker Baum. »Ich habe an vielen Entscheidungen mitgewirkt, aber ich habe es nicht als extrem empfunden. Wir konnten es uns auch leisten, so meinten wir jedenfalls.«

Das dachten wohl die meisten Menschen in Westdeutschland, aber es wurden durchaus auch Gegenstimmen laut. Ende der fünfziger Jahre sprach der Hamburger Ökonom Heinz Dietrich Ortlieb von einem »Scarlet O'Hara-Syndrom«[6] – in Anlehnung an die Hauptfigur des Romans und Films »Vom Winde verweht«. Getrieben von ihrem Schwur »Nie wieder arm« hatte die Südstaatenschöne jede erdenkliche Situation und Person ausgebeutet.

Sozialstaatliche Fürsorge wurde in der Bundesrepublik erwartet und konnte nie genug sein. War das wirklich so? Baum nimmt sich während unseres Gesprächs Zeit, um darüber nachzudenken. Schließlich bestätigt er: »Diese Kriegskindermentalität ist ja in gewisser Hinsicht eine Mentalität der Republik geworden, auch über die unmittelbar Beteiligten hinaus.«

Kriegskindermentalität – ein neuer Begriff. Es wird sich noch zeigen, ob er tauglich ist, um die langen Schatten des Krieges in unserer heutigen Gesellschaft sichtbar zu machen.

Die Politik der Regierung Schmidt wurde vor allem von der Soldatengeneration gestaltet. Anfang der achtziger Jahre folgte mit der Regierung Helmut Kohl die Ära der Kriegskinder. Sie allerdings, weiß »Spiegel«-Journalist und Buchautor Jürgen Leinemann, sahen sich von der Nachkriegszeit geprägt und nicht von der Kriegszeit. »Das ist eine Generation, die immer sozusagen mit zwei verschiedenen Etiketten rumgelaufen ist. Helmut Kohl vorneweg. Als er rankam, hat er als erstes gesagt: Ich bin der erste Kanzler der Nachkriegsgeneration. Heute sagen immer mehr: Wir sind die letzte Kriegsgeneration.« Erst mit ihrem Ausscheiden wird ihnen klar, wie sehr sie vom Krieg gezeichnet sind. Erst im Alter fangen sie an, darüber zu sprechen.

Tüchtig, unauffällig und »emotional gebremst«

Leinemann sagt über die dreißiger Jahrgänge, denen auch er selbst angehört, sie seien tüchtig, unauffällig, nicht larmoyant, ausdauernd und »emotional gebremst« gewesen. Er geht sogar noch weiter. In Gesprächen mit vielen Gleichaltrigen habe er den Eindruck gewonnen, daß viele eine tiefsitzende Störung mit sich herumschleppen, »die es uns schwermachte, in der Welt, wie sie ist, zu Hause zu sein und eine lebendige Beziehung zu uns selbst und unserer Umwelt zu entwickeln.«[7]

Der Journalist, bekannt geworden durch seine Psychogramme von deutschen Politikern, beschäftigt sich in seinem Buch »Höhenrausch« mit der »wirklichkeitsleeren Welt der Politiker«, wie es im Untertitel heißt – deutsches Regieren und Opponieren und wechselndes gesellschaftliches Klima über fünf Jahrzehnte. Das Buchkapitel über die 16 Jahre dauernde Kohl-Regierung trägt die Überschrift «Die Kriegskinder«. Zwei Drittel der damaligen Kabinettsmitglieder wurden in den dreißiger Jahren geboren. Wie Leinemann sie einschätzt, waren sie Manager und keine Kämpfer wie die Ex-Soldaten vor ihnen und keine Spieler wie die Jüngeren nach ihnen. »Sie gingen auf Nummer sicher. Narben von Niederlagen, die sie als Menschen für Menschen glaubwürdig machen würden, kerbten ihre Gesichter nicht. Nur die Anstrengung, die es kostete, jedem Risiko aus dem Weg zu gehen.«[8]

Wie stark ihr politisches Handeln und vor allem ihr Unterlassen auf ihre frühe Begegnung mit Gewalt und Elend zurückzuführen sind, war ihnen nicht bewußt – und die meisten von ihnen wissen es bis heute nicht. Sie verhielten sich so, wie die Erwachsenen es ihnen nach Kriegsende nahegelegt hatten: »Sei froh, daß du lebst. Vergiß alles. Schau nach vorn.« Mit ihren frühen Schrecken alleingelassen, werteten sie im späteren Leben vielfach ihre eigenen Erfahrungen ab und sagten Sätze wie: »Ach, das bißchen Krieg. Andere haben es viel schlimmer gehabt.«

Leinemann erinnert sich an die Beiläufigkeit, mit der darüber geredet wurde, im Sinne von: Ach ja, so war das eben damals – im Bombenkeller sitzen, Leichen ausbuddeln, an der Flak stehen. »Aber die fünfziger Jahre«, sagt er, »die haben sie dann fast alle verherrlicht und idealisiert, und das sind die Wirtschaftswunderjahre. Genau mit dieser Haltung sind die auch an die ›blühenden Landschaften im Osten‹ gegangen. Das war wirklich eine Renaissance der fünfziger Jahre.«

Die Kohl-Ära führte in den Reformstau

Wer Leinemanns Buch liest, wird daran erinnert, wie der Wirklichkeitsverlust begann, dessen Folgen heute in Deutschland die größten Probleme machen. Der Machtwechsel 1982 führte in die Stagnation. Es durfte nichts wirklich Neues geschehen. Selbst die Opposition hielt sich daran. Je länger Kohl Kanzler war, desto weniger wurde regiert und desto mehr wurde reagiert. Erstmals hatten die Meinungsumfragen Konjunktur. Sie traten an die Stelle von innovativer, gestaltender Regierungspolitik. »Man hat immer nur durch Umfragen reingehorcht ins Volk«, beschreibt es Leinemann, »wohin es geführt werden wollte und was es für Ängste hatte und was es sich wünschte, und das haben die Politiker angeboten. Das ist der Grund für den Reformstau.«

Aufschlußreich ist in diesem Zusammenhang eine Veröffentlichung von 1985 mit dem Titel »Staatsmann, Demagoge, Amtsinhaber«. Die Autoren Guy Kirsch und Klaus Mackscheidt hatten damals Helmut Kohl im Visier, als sie schrieben, die Amtsinhaber seien »Exponent der jeweils herrschenden Neurose«[9]. Dieser Gedanke stand allerdings erst am Ende einer Untersuchung. Angefangen hatte alles damit, daß die beiden Ökonomen herauszufinden versuchten, nach welchen Gesichtspunkten die Bundesbürger wählen. Ihr These lautete: Entscheidend sind die handfesten Brot- und Butterinteressen. Wie sich dann herausstellte, stimmt das nur für ein Drittel der Wähler. Zwei Drittel lassen sich von ihren Ängsten und ihren Wünschen bestimmen. »Und das heißt«, erläutert Leinemann, »sie möchten jemanden in das Amt wählen, von dem sie das Gefühl haben, der kennt meine Ängste und Wünsche und teilt sie auch. Und er wird dafür sorgen, daß meine Befürchtungen nicht eintreten, daß die Wünsche in Erfüllung gehen.« Der Amtsinhaber, so Kirsch und Mackscheidt, sei völlig identisch mit seinen Wählern, außer daß er störende Realitäten besser wegdefinieren könne.

Die Autoren unterscheiden bei dem Amtsinhaber zwei Varianten. Der eine ist der Demagoge. Er spricht Ängste und Wünsche an und sucht gleichzeitig nach Sündenböcken. Schuld sind die Kommunisten, die Ausländer ... Der Staatsmann dagegen sagt: »Ich teile eure Wünsche und Ängste, es ist wahr, ich habe auch Angst. Aber wir müssen jetzt etwas Neues wagen. Anders geht es nicht mehr.« Leinemann erinnert an Willy Brandts Haltung zur Ostpolitik, aber auch an Helmut Kohl, als er ganz am Ende seiner Amtszeit gegen alle Widerstände den Euro durchsetzte. »Er hat dann prompt die Wahl verloren. Das hatte viele Gründe, aber eben diesen auch.«

Für ein ängstliches Volk hielten sich die Deutschen allerdings nicht, sondern für ein besonders tüchtiges Volk und nach der Wiedervereinigung – für kurze Zeit jedenfalls – für ein glückliches Volk. Um so leichter fiel es, eine spezielle ausländische Kritik zu ignorieren. Amerikanische Publizisten hatten in den achtziger Jahren eine merkwürdige Zukunftsangst bei den Deutschen diagnostiziert. Sie nannten sie »German Angst«. Der Begriff, der schnell zum geflügelten Wort wurde, stammt aus dem Wirtschaftsleben. Die Amerikaner bezeichneten damit den Hang der Deutschen, sich tausend Gedanken zu machen, anstatt angemessen auf die Realität zu reagieren und zu handeln. Ursprünglich bezog sich »German Angst« auch darauf, daß in »Western Germany« die Begeisterung für fortschrittliche Technologien drastisch abgenommen hatte.

Lachende Franzosen: die Deutschen als Angsthasen

Unseren Nachbarn, den Franzosen, war zur gleichen Zeit Ähnliches aufgefallen. Mit Kopfschütteln und Witzen reagierten sie auf den zunehmenden deutschen Widerstand gegen Atomkraftwerke. Was waren die Deutschen plötzlich für Angsthasen?! Und dann fürchteten sie sich auch noch vor Gen-Tomaten. – In Deutschland wiederum sah man darin nur eine von vielen Verunglimpfungen, mit der fortschrittsgläubige Regierungen und Konzerne deutsche Warnungen vor unkontrollierbaren Kräften abschmetterten.

»German Angst stand in allen großen ausländischen Zeitungen und Magazinen, vermehrt seit Anfang der Neunziger«, erinnert sich der Banker Kopper. »Das hat mich sehr interessiert. Ich wußte nur nicht, was wirklich dahintersteckte. Ich hab mich deswegen auch ein bißchen geschämt, weil man damit draußen angepflaumt wurde, gerade von angelsächsischen Freunden.«

Die deutsche Mutlosigkeit, die sich anbahnte, lange bevor Hartz IV nicht wenigen Menschen Anlaß zu handfesten Sorgen lieferte, präsentiert sich als ein Orchester mit vielen Stimmen. Fatal ist, daß man sich in weiten Teilen der Bevölkerung nicht mehr vorstellen kann, daß es einmal wieder besser wird.

Natürlich speist sich ein Massenphänomen stets aus mehr als nur einer Quelle, und Gründe für die ökonomische Misere gibt es genug: die Kosten der Wiedervereinigung, die Globalisierung, die Grenzen des Wachstums, der demographische Faktor und so weiter. Die Ursachen verdienen zu Recht Beachtung. Aber sie erklären nicht, warum alle politisch Verantwortlichen so lange weggeschaut haben. Die Zeichen waren früh zu erkennen. Demographischer Wandel macht durch sinkende Geburtenzahlen auf sich aufmerksam. Ein Zehnjähriger hätte das schon in den siebziger Jahren ausrechnen können. Die Konsequenzen waren also absehbar, vorausgesetzt, es würde kein Krieg dazwischenkommen und kein Komet einschlagen. Damals begannen auch die Debatten über »das Ende der Arbeitsgesellschaft«. Man war also lange vorgewarnt. Warum wurde nicht gegengesteuert, als man wußte, daß die Zeit der Vollbeschäftigung unwiderruflich vorbei war, und als sich noch kein erschlagender Schuldenberg angehäuft hatte – kurz, als noch genügend Handlungsspielraum bestand, um Deutschland ohne größere Einschnitte zu modernisieren?

Ich halte es für sehr wahrscheinlich, daß der deutschen Mutlosigkeit unbewußte, vagabundierende Ängste zugrunde liegen, die aus noch unverarbeiteten Kriegserlebnissen stammen und an die folgenden Generationen weitergegeben wurden. Darauf brachten mich Ähnlichkeiten zwischen BRD-Sozialstaat und DDR-Versorgungsstaat. Beide sozialen Systeme haben das extreme Sicherheitsbedürfnis in der Nachkriegszeit befriedigt. In beiden Fällen zeigte sich das Versagen der Politik, als es darum ging, die zu teure Staatsfürsorge abzubauen, bevor sie die wirtschaftliche Talfahrt einleitete oder verstärkte. Daß man – im Unterschied zu den anderen westeuropäischen Ländern – dazu nicht in der Lage war, spricht dafür, daß in beiden deutschen Staaten die Systeme der sozialen Absicherung die Menschen nicht einfach nur materiell gutstellen sollten, sondern daß sie mit quasi mythischen Bedeutungen aufgeladen waren; zum Beispiel »Nie wieder Elend« oder »Nie wieder Hunger«.

Natürlich handelte es sich bei unserem Sozialstaat nicht um eine Erfindung der Nachkriegszeit, sondern um traditionsreiche Strukturen – mit ihren Anfängen unter Bismarck und ihrem Ausbau im Nationalsozialismus. Der Historiker Götz Aly machte darauf aufmerksam, mit welcher Großzügigkeit »Hitlers Volksstaat«[10] die Deutschen selbst noch während des Krieges bedachte.

Es sieht so aus, als habe sich der bundesrepublikanische Sozialstaat als Schutzwall gegen alte unbewußte Ängste, vor allem gegen extreme Existenzängste bewährt; und in seiner Konstruktion als Solidargemeinschaft waren ein letztes Mal die Tugenden der alten Volksgemeinschaft beschworen worden. Es hat funktioniert, solange die Kassen gut gefüllt waren. »Aber dann kam eine Zeit«, sagt Hans Koschnick, »vielleicht Anfang, Mitte der Achtziger, als es nicht mehr vorwärts ging. Und da kam die Angst, die innere Angst. Aber die Angst war nicht bewußt. Natürlich haben sie alle weggeguckt, das ist völlig richtig.«

Hans Koschnick und die Kriege

Das Treffen mit dem ehemaligen Regierenden Bürgermeister von Bremen findet im Obergeschoß des 600 Jahre alten Rathauses statt. Hans Koschnick, geboren 1929, hatte nach dem Ende seiner Karriere als Chef des kleinsten Bundeslandes eine Reihe heikler Aufgaben übernommen. Mehrfach war er Schlichter im Tarifkonflikt des Öffentlichen Dienstes. Über die Grenzen Deutschlands bekannt wurde er als Administrator der EU für Mostar und Bosnienbeauftragter der Bundesregierung. Zwei Anschläge hat er auf dem Balkan überlebt. Nach dem zweiten Attentatsversuch zog er sich von seiner Aufgabe in Mostar zurück, nicht aus Angst, wie er versichert, »sondern weil die internationale Gemeinschaft wollte, daß ich mit denjenigen, die den Anschlag organisiert hatten, weiter vertrauensvoll zusammenarbeite.«

NS-Zeit und Krieg hatten seine Kindheit und Jugend stark belastet, und im Unterschied zu den Ende der dreißiger Jahre geborenen Kriegskindern ist er sich seiner Prägung stets bewußt gewesen. Er stammt aus einer Familie, die seit 1933 politisch verfolgt wurde. »Die Eltern wurden eingesperrt, Vater sehr viel länger als Mutter, aber Mutter auch. Ich mußte fünf Jahre lang bei den Großeltern leben. Es ging mir objektiv nicht schlecht. Ich war behütet. Manchmal ging es mir materiell miserabel, aber da es allen in der Umgebung ähnlich ging, hat man das nicht als ein besonderes Problem eingestuft. Und dann die Zeit nach 45: Mein Vater war umgekommen. Und meine Mutter wollte über diese verflossenen Jahre nicht mehr sprechen. Was sie erschütterte, war der Verrat der Freunde, nicht der Nazis. Sie sagte: ›Ich red' nicht mehr darüber.‹ Aber ich selbst wußte vom Vater eine Menge, ich war ja schon sechzehn.«

Koschnick denkt so schnell, daß ihm die Worte manchmal aus dem Gleis springen und nicht mehr auf Anhieb verständlich sind. Alles, was er zum Thema Angst zu sagen hat, kommt unmittelbar aus der Tiefe eines langen, eigenwilligen Lebens.

»Es gab eine Angst in Europa, nach 1919, die Angst vor einer Wiederholung des gerade überstandenen Großen Kriegs. Dies war der Begriff, den die französische, die englische Bevölkerung ungemein geprägt hat. Das bedeutet: Dort war die Angst vor einem neuen Krieg präsenter als bei uns. Die Nazis haben das erkannt und genutzt. In dem Lied von Baumann, ›... und heute hört uns Deutschland und morgen die ganze Welt‹ heißt es: ›Wir haben den Schrecken gebrochen, die Angst vor dem Großen Krieg.‹ – Nach dem Zweiten Weltkrieg hatten die Sieger diese Angst nicht mehr. Aber wir durchlebten sie. Und da ist etwas geblieben. Wir haben ein riesiges Sicherheitsbedürfnis.«

Er erinnert daran, die Versorgung der Deutschen sei nicht etwa während der Kriegszeit zusammengebrochen, sondern nach Kriegsende. »Etwas hat Hitler ja geschafft: Durch die Ausbeutung aller anderen hatte er ja bis 45 die eigene Bevölkerung recht ordentlich ernährt. Das Schlimme für diese kam danach. Die Kinder hatten richtig Kohldampf, sie hatten keine Unterkunft mehr, sie froren. Das haben sie zwar hinterher verdrängt. Aber objektiv haben sie dieses Elend mitgemacht, nicht alle, aber überwiegend.«

Sozusagen im Schweinsgalopp führt der Politiker sein Gegenüber hinein in die Traumata der deutschen Bevölkerung im 20.

Jahrhundert. Eines davon heißt »Arbeitslosigkeit«. Die heutige Situation ist trotz der hohen Arbeitslosenquote nicht vergleichbar mit der extremen Verarmung, die mit der Vorkriegsarbeitslosigkeit einherging. Aber offenbar ruft allein das Wort tiefsitzende kollektive Ängste hervor.

»Das Problem ist das Weitertragen von Angst«, weiß Koschnick. »Man kennt die Begriffe aus der Überlieferung der Alten: Ihr wißt nicht, was Arbeitslosigkeit ist, das Elend war so groß ... Und war nicht die Arbeitslosigkeit der Grund, der zu '33 geführt hat ...?«

Statt Familiengeschichten nur dunkle Andeutungen

Solche Gedanken beunruhigen bis heute. Häufig führen sie dazu, daß aktuelle Probleme gleichen Namens nicht differenziert angeschaut werden oder daß man überhaupt wegschaut. Die meisten Überlieferungen in den Familien bestanden nur aus Andeutungen, die vielfach pauschale Vorwürfe gegen »den Russen«, gegen »die Engländer« enthielten. Sie machten die Katastrophen der Vergangenheit nicht begreifbar, sondern vermittelten diffuse Bilder. Eine lebendige Erzähltradition sieht anders aus. Sie besteht aus einer Kette abgeschlossener Geschichten, die von einer Generation an die nächste weitergereicht werden. Es sind Geschichten, die einer bestimmten Dramaturgie folgen. Sie haben einen Anfang, eine Mitte und einen Schluß. Das Weitererzählte entspricht nicht hundertprozentig der historischen Realität, aber darum geht es auch gar nicht. Familiengeschichten sollen Sinn stiften. Sie sollen das Zugehörigkeitsgefühl und den Lebensmut stärken. Oft erzählen sie von schweren Zeiten, von Zeiten der Not und vom Überwinden der Not. Ihre Botschaft lautet: Es ist gut ausgegangen, und es wird immer wieder gut ausgehen.

Ganz anders wirken die mit Schrecken aufgeladenen Andeutungen von Eltern und Großeltern. Sie verunsichern die Nachkommen. Ihr Erbe sind nicht Ermutigungen, sondern belastende

Aufträge, die im wesentlichen mit »Nie wieder …« anfangen. Davon schleppt die deutsche Bevölkerung eine ganze Menge mit sich herum. Nie wieder Krieg. Nie wieder Großdeutschland. Nie wieder Auschwitz. Nie wieder fliehen. Nie wieder Elend. Nie wieder Arbeitslosigkeit. Nie wieder vor dem Nichts stehen. Ein Großteil unserer öffentlichen Debatten, deren Dauer man im Ausland als Auswucherungen empfindet, speisen sich aus diesem »Nie wieder…« – ob es um Ausländerpolitik, deutsche Leitkultur, soziale Gerechtigkeit oder Arbeitslosigkeit geht. Das Merkmal solcher Auseinandersetzungen ist die Rigidität, mit der sie geführt werden.

Andere Nationen haben auch ihre blinden Flecken. Auch ihnen täte es gut, sich angesichts bestimmter schwelender Probleme mit ihrer Vergangenheit zu befassen. Ich sehe vieles, was mit unseren Verhältnissen vergleichbar ist, und ich sehe große Unterschiede. Aber ich halte es für unfruchtbar, bei jedem Aspekt von German Angst über die Landesgrenzen zu schauen: Wie machen es denn unsere Nachbarn? Von da ist es nur ein kleiner Schritt zu »Andere haben doch auch …« So hält man sich Unangenehmes und Verstörendes vom Leibe. Kollektive verhalten sich diesbezüglich nicht anders als Individuen.

Mir geht es darum, verzerrte Wahrnehmungen und Nebelfelder in Deutschland zu thematisieren. Wie schwer es ist, eine gemeinsame Handlungslinie zu finden, wenn »Nie wieder Krieg« und »Nie wieder Völkermord« aufeinanderprallen, zeigte sich im Kosovo-Konflikt. Als die NATO Bomben über Belgrad abwarf, war das Thema »Krieg« Sprengstoff für viele Beziehungen. Die Debatten in den Reihen der Grünen hatten vielfach Ähnlichkeit mit einem giftigen Familienkrach. Dieser fand seine Entsprechung im Privaten, denn auch hier wurden vermittelnde Worte häufig nicht mehr gefunden. Feiern wurden abgesagt. Freundschaften waren bedroht. Oft ging ein Riß durch die Familie.

Mit diesem kleinen Krieg 1999 kam bei sehr vielen Deutschen das Unerledigte des großen Krieges zum Ausbruch. Es wurde virulent, was Menschen über Jahrzehnte recht gut unter Kontrolle halten konnten: ihre eigenen Leiden durch den Zweiten Weltkrieg und – nicht selten – ihre lebenslangen Folgen, auch für spätere Generationen. In Familien, aber auch in Kollegenkreisen, deren Mitglieder sich vorher nie wirklich über ihre Kriegserlebnisse ausgetauscht hatten, kam es deshalb zu Verwirrung und Mißverständnissen. Wenn Angst und Panik untergründig wirken, kann man einander nicht mehr zuhören. Da wird der Gegner schnell zum Feind – manchmal sogar innerhalb der eigenen Familie.

Heute können wir uns die Erschütterungen und Polarisierungen, die damals herrschten, kaum mehr vorstellen. Sechs Wochen nach Kriegsende jedoch erhielt ich überwiegend Zustimmung, als ich in einem Radioessay sagte: »Für einen Menschen, der jahrelang jede Nacht in den Luftschutzkeller hinabstieg, war es unerträglich, wenn jemand in seiner Gegenwart Bombenabwürfe begrüßte. Wer sich mit den Vertriebenen im Kosovo identifizierte, sah sich womöglich einer ohnmächtigen Wut ausgesetzt, wenn ein anderer die NATO-Angriffe verdammte.«

Der Krieg auf dem Balkan rührte an schlecht vernarbte seelische Kriegsverletzungen, über die in deutschen Familien kaum je gesprochen wurde und die noch weniger den Nachgeborenen vermittelt worden sind. Es war zu beobachten, daß an den Universitäten das Thema Kosovo regelrecht gemieden wurde. Einer Studentengeneration fehlten Gedanken und Worte angesichts eines Konflikts, bei dem sich die Medien überschlugen. Aus der Geschichte hatte sie nur das definitive »Nie wieder« gelernt – beglaubigt durch über 50 Jahre Frieden.

Große Aufregung über »Heuschrecken«

Als im Frühjahr 2005 quasi als Auftakt des Wahlkampfs SPD-Parteichef Franz Müntefering in seiner Kritik am entfesselten Kapitalismus die »Heuschrecken«-Methapher ins Spiel brachte, war die Aufregung groß. Juli Zeh, 1974 geboren, hielt sich zu diesem Zeitpunkt in Bosnien-Herzegowina auf. Die junge Schriftstellerin, bekannt geworden durch ihren kühnen Roman »Adler und Engel« über Drogen, Krieg und einen suizidalen Karrierejuristen, verfolgte die ausufernde Debatte via Internet mit Befremden. »Es erschien mir wie Hysterie«, sagt sie. »Leute, die um sich selber kreisen, und eine hohe Menge an heißer Luft, die da produziert wird – dies alles war mir durch den distanzierten Blick besonders auffällig.«

Es weckte in ihr den Wunsch, etwas Grundsätzlicheres zu dem Thema zu sagen. Sie tat es in einem »Spiegel«-Essay[11], in dem sie erstaunt die Frage aufwarf: »Wird ernstlich behauptet, unser vom Wachstum abhängiges Wirtschaftssystem könne erhalten werden, wenn man gleichzeitig den Leithammeln das Verdienen und den größten Firmen das Gesundschrumpfen verbietet?«

Juli Zeh ist Juristin, und so lag es für sie nahe, einmal aufzulisten, welche Gesetze nötig seien, um Deutschland gegen die aggressivsten Auswüchse des internationalen Kapitalismus abzuschotten. Fazit: Es würde auf einen Abschied aus der Europäischen Union hinauslaufen und auf Planwirtschaft, ein Modell, das schon einmal nicht funktioniert hat.

Vor den Neuwahlen im September 2005 warnte der Soziologe Ulrich Beck[12]: »Wer Deutschland in die klinische Depression treiben will (man kann es das Zusammenbruchs-, das DDR-Rezept nennen), muß seine Grenzen dichtmachen und unaufhörlich um die ›Pendlerpauschale‹, das ›Rentenentlastungsgesetz‹, die ›Eigenheimzulage‹ und das ›Dosenpfand‹ streiten. Wenn das so weitergeht, kann man über die ›Zukunft Deutschlands‹ bald etwas in Lexika neben der Geschichte der Maya oder des Römischen Reiches erfahren.«

Der Drang, etwas zu kontrollieren, was nicht zu kontrollieren ist, treibt in Deutschland Blüten wie nirgendwo sonst auf der Welt. In den Mittelgebirgen finden sich an steilen Berghängen Hinweise wie diese: »Das Verlassen des Waldpfades ist verboten. Absturzgefahr!« In den Piemonteser Bergen, wo die Suche nach

Trüffeln gelegentlich tragisch endet, drücken kleine Kreuze mit Fotos der Verunglückten dieselbe Warnung aus, und sie bleibt gewiß besser haften.

Auch Juli Zeh sieht ein völlig übersteigertes Bedürfnis nach Sicherheit und rechtlicher Absicherung. Aber daß German Angst zu den Altlasten des Krieges gehören soll, dem kann sie nicht zustimmen. »Ich finde es schwierig, das stringent abzuleiten aus traumatischen Erfahrungen von 1945. Es ist sehr lange her, und die Gesellschaft hat ja seitdem viele verschiedene Stadien durchlaufen.«

Ein pessimistischer Grundzug mit Tradition

Jürgen Schmude, Bildungsminister und Justizminister im Kabinett Helmut Schmidt, wehrt sich dagegen, Verunsicherungen in der heutigen Gesellschaft mit Kriegsschrecken oder Nachkriegsängsten in Verbindung zu bringen. »Ach ja, die German Angst. Ist sie wirklich in diese Zeit zurückzuführen? Oder hat es sich ergeben, daß man sich über 50 Jahre in Deutschland daran gewöhnt hat, es geht aufwärts, so daß auch schon der Stillstand ein Drama Erster Klasse ist? Geschweige denn die Vorstellung, es könnte wieder so weit sinken, wie es zum Beispiel noch vor zehn Jahren war.« Der pessimistische Grundzug hat in seinen Augen eine lange Tradition. »Dieser Spruch ›Wo soll das noch enden …?‹ ist inzwischen auch schon 200 Jahre alt«.

Schmude kann auf eine Vielzahl politischer Ämter zurückblikken, und er war langjähriger Präses der Synode der Evangelischen Kirche Deutschlands. In Vorbereitung auf unser Gespräch hat er sich gefragt, ob etwas dran sein könne an meiner These, die Generation der Kriegskinder sei auf eine besondere Weise belastet, weil sie in ihrem Leid nicht wahrgenommen wurde. Aber er kommt zu dem Schluß: »Ich kenne viele Altersgenossen, viele Freunde und Bekannte, die sind in ihrem Ruhestandsverhalten alle sehr unterschiedlich, aber daß da irgendeine Grundlinie drin wäre, die sich auf bestimmte Erlebnisse zurückführen ließe, das hab ich bisher nicht erkennen können.«

Eine Aussage über kollektive Traumatisierungen ist von ihm nicht zu haben. Dieter Wellershoff, Jahrgang 1925, stimmt dem Juristen und Politiker Schmude zu, wenn es um die Verwöhnung durch die Segnungen des Sozialstaates geht. »Die Menschen haben gedacht, sie hätten, weil kein Krieg mehr ist und weil sie ja die richtige Haltung inzwischen gelernt haben, einen Anspruch darauf, daß nun alles immer besser wird.« Aber der Schriftsteller geht dann einen Schritt weiter. »Daß jede Gruppe ihren Besitzstand verteidigt, jeder einzelne und jede Gruppe – das scheint mir zusammenzuhängen mit dem verdrängten kollektiven Trauma und der Verlustangst des Krieges, in dem alles kaputtgegangen ist. Und deshalb klammert man sich an alles, was man, wie man glaubt, zu Recht errungen hat, und klammert sich an die Vorstellung, es dürfe kein Auf und Ab mehr geben, sondern es müsse ökonomisch immer aufwärts gehen.« Der Wiederaufbau, meint Wellershoff, sei für die Millionen der Ausgebombten und der Vertriebenen eine »antidepressive Therapie« gewesen.

> »Das neue, das gute Leben, verstanden als eine Dauergarantie von Wohlstand, Fortschritt und abgesicherter Privatheit, wurde bundesbürgerliche Ideologie. Heute, da jede soziale Gruppe sich wie in einer Schreckstarre an ihre sozialen Standards und Erwartungen klammert, ist sie ein schwer zu überwindendes Hindernis bei der notwendig gewordenen Anpassung an die veränderten Bedingungen der globalisierten Welt. Alle stemmen sich gegen den Sog einer tiefsitzenden Angst vor Abstieg und Verfall, in der unüberhörbar der verdrängte Schrecken des Krieges widerhallt.«[13]

So gesehen ist die heutige Mutlosigkeit auch die Folge von Versäumnissen jener Politiker, die aus der Generation der Kriegskinder stammen. Denn es war ihnen nicht möglich, sich von unrealistischen Sicherheitsgarantien zu lösen. Dorthin, wo ihre gut weggepackten Ängste schlummerten – die mit denen in der älteren Bevölkerung identisch waren –, da schauten sie nicht hin. Deshalb durfte der Sozialstaat nicht abspecken. »Keine Experimente«, so warnte schon Konrad Adenauer. Dessen politischer Enkel Helmut Kohl hielt sich daran, und er wurde zur Belohnung viermal im Amt bestätigt. Die Regierung seines Nachfolgers Gerhard Schröder ließ dann noch einmal eine Legislaturperiode verstreichen, bis sie es wagte, Reformen anzuschieben, und wurde prompt von der eigenen Partei und von den Wählern abgestraft.

Drittes Kapitel

Zwischen Rentenillusion und Panikmache

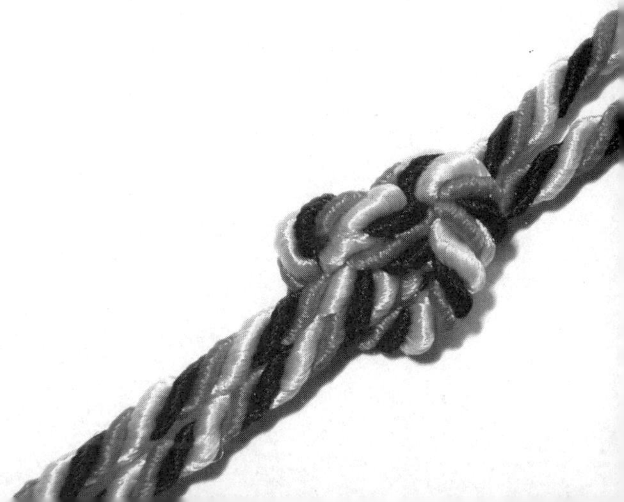

Eine schlecht gelaunte Sprache

Die politische Sprache in Deutschland ist voller schlecht gelaunter politischer Begriffe, so daß es am Ende gar kein Wunder ist, wenn das ganze Land tatsächlich schlechte Laune hat. So stand es in einem Artikel der »Frankfurter Allgemeinen Zeitung«, der die Sichtweisen des Soziologen Ralf Dahrendorf[14] referierte. Der berühmte Auslandsdeutsche, Mitglied des britischen Oberhauses, hatte sich in einem Vortrag der Frage gewidmet: »Was fehlt Deutschland eigentlich?«

Offenbar fand der Lord die Krankheit des Patienten nicht so bedenklich wie die Behandlung. »Ich garantiere Ihnen«, sagte Dahrendorf in Berlin, »daß in Großbritannien Begriffe wie ›Hartz IV‹ oder ›Ein-Euro-Job‹ nicht einen Tag überlebt hätten.« Wie das Publikum erfuhr, spricht Tony Blair niemals von »Reformen«, sondern immer nur von »Modernisierung«, und was in Deutschland »Deregulierung« genannt wird, heißt in England »better regulation«. Einige Wochen vor Dahrendorfs Auftritt hatte Bundespräsident Horst Köhler in einer Fernsehrede die Lage dargestellt, die Neuwahlen notwendig machte. Seine klaren Worte stießen einhellig auf Zustimmung. »Unser Land steht vor gewaltigen Aufgaben. Unsere Zukunft und die unserer Kinder stehen auf dem Spiel. Millionen von Menschen sind arbeitslos, viele seit Jahren. Die Haushalte des Bundes und der Länder sind in einer nie dagewesenen kritischen Lage. Die bestehende föderale Ordnung ist überholt. Wir haben zu wenige Kinder, und wir werden immer älter. Und wir müssen uns im weltweiten, scharfen Wettbewerb behaupten.«

Der Soziologe Dahrendorf machte sich Gedanken darüber, wie derselbe Sachverhalt im Sinne Tony Blairs von Königin Elisabeth II. vorgetragen worden wäre, etwa so: »Unser Land steht vor gewaltigen Aufgaben. Unsere Zukunft und die unserer Kinder liegen in unserer Hand. Veränderungen in der Welt der Arbeit fordern unsere Phantasie heraus. Die Regierung kann und wird denen helfen, die sich nicht selbst helfen können; aber wir werden unsere Kinder nicht mit Schulden belasten, um uns ein bequemes Leben zu verschaffen. Auch in der Politik gilt es, Entscheidungen dort, wo die Menschen leben, also dezentral, zu treffen; darum werden wir die föderale Ordnung modernisieren. Eine Gesellschaft, die älter wird, kann auf die reiche Erfahrung ihrer Bürger bauen, weiß aber auch, daß die Förderung der Familie besonders wichtig ist. Der weltweite Wettbewerb ist für uns Ansporn zu Innovation und Initiative.«

Was ist daraus zu schließen? Wäre es segensreich, die Politikersprache so zu polieren, daß ein zuversichtlicher Glanz auf unsere Gesellschaft fällt und sie erhebt? Oder soll der Bürger durch Dekoration eingewickelt werden, in der Art, wie sie speziell die Engländer lieben, die ja auch ihre Wohnzimmer anders einrichten als wir? Erst jetzt tut es mir leid, daß ich solche Fragen in keiner meiner Begegnungen mit Politikern angesprochen habe. Ich wüßte auch gern, ob man sich vorstellen könnte, für festgefahrene Entscheidungsrunden einen Supervisor oder gar einen Konfliktmanager anzuheuern. Vielleicht ist das ja schon längst geschehen, und die Erfahrungen waren so niederschmetternd, daß man darüber lieber schweigt.

Steinbrück und die etwas andere Sozialisation

Als ich Peer Steinbrück um ein Treffen bat, tat ich es zum richtigen Zeitpunkt. Er war noch nicht Bundesfinanzminister, er hatte noch Platz im Terminkalender. Einige Monate zuvor hatten die Wähler von Nordrhein-Westfalen ihren Ministerpräsidenten nach Hause geschickt. Der SPD war, wie er sich ausdrückte, »der Hintern versohlt worden« – keine Reaktion auf die Landespolitik, sondern eindeutig auf die Berliner Regierungspolitik. Die hatte, nachdem sie ab 1998 eine Legislaturperiode lang das

»Prinzip Hoffnung« gepflegt hatte (Schröder: »Der Aufschwung kommt!«), im zweiten Anlauf schließlich doch das Reformwerk angepackt und damit massiven Widerstand in der Bevölkerung wie auch in der eigenen Partei ausgelöst, weshalb der Kanzler auf Neuwahlen setzte.

Steinbrück saß wieder als einfacher Abgeordneter im Düsseldorfer Landtag. Er befand sich in Warteposition. Seine Zukunft sah nicht schlecht aus. In den Zeitungen stand: Sollte bei den Neuwahlen eine große Koalition herauskommen, würde er in Berlin in der Regierung sitzen. Wir trafen uns am 15. September, drei Tage vor der Bundestagswahl. Es waren wohl seine letzten ruhigen Tage für lange Zeit.

Peer Steinbrück ist Kind einer dänischen Mutter. Eine solche Familienkonstellation, so stellte ich mir vor, müßte eigentlich eine etwas andere Sozialisation zur Folge haben und damit einen etwas distanzierteren Blick auf Deutschland, sozusagen einen »halbexternen Blick«. Es spielte in seiner Familie, wie Steinbrück sie beschreibt, eine erhebliche Rolle, daß die dänische Linie den Nationalsozialismus verachtete. Ein entfernter Verwandter war von den Nazis umgebracht worden. Prägend für seine Erziehung und die seines Bruders waren vor allem die Einstellungen seiner Mutter gewesen. Sie hielt sich in jungen Jahren, von 1936 bis 1939, nicht in Deutschland, sondern in Dänemark und Schweden auf. Davon profitierten später ihre Kinder, weil sich in ihr eine Distanz zu »BDM-Tümelei und zum Nationalsozialismus« aufgebaut hatte.

Steinbrücks Familie erlebte den Feuersturm von Hamburg im Sommer 1943, die »Aktion Gomorrha«. Der Politiker kennt die Schilderungen seit seiner Kindheit. Darüber wurde nicht geschwiegen. Natürlich spielte auch er, der zwei Jahre nach Kriegsende Geborene, in den Trümmern. Sein Vater war Marineoffizier gewesen. »Er hat über seine Kriegserlebnisse nicht gesprochen, auch aus einem pädagogischen Grund. Er sagte: Da gibt es nichts zu heroisieren.« Es war eine Haltung, die sein Sohn akzeptieren konnte.

Steinbrück ist bekannt dafür, daß er keine Schleifchen um unbequeme Wahrheiten macht. Knappe Statements und unbeirrbarer Blick, so erlebt man den Bundesfinanzminister bei Fernsehauftritten. In unserem Gespräch zeigt er eine Körperhaltung, die ganz und gar fernsehuntauglich ist: schräg auf dem Landtagsbürostuhl sitzend, die Arme vor der Brust verschränkt, selten Blickkontakt. Wenn man Männer so sieht, kann man davon ausgehen, es wird interessant werden. Man kann ziemlich sicher sein, sie werden konzentriert mitdenken, zuhören und gewiß nicht bereit sein, vorschnell zuzustimmen.

Was war für die Bundesrepublik identitätsstiftend?

Bei der Überlegung, was in der Bundesrepublik nach 1949 identitätsstiftend war, kommt Steinbrück auf vier Punkte: Verfassungspatriotismus (nach Jürgen Habermas), die D-Mark, die Fußballweltmeisterschaft 1954 und ein Wohlstands- und Wachstumsparadigma. Den vierten und letzten Punkt erläutert Steinbrück so: »Abgesehen von kleinen Ausschlägen in der Konjunktur hast du materiell von Jahr zu Jahr etwas mehr als vorher. Das ist die Erfolgsgeschichte dieser Republik. Und zu Beginn des 21. Jahrhunderts ist dieses Wohlstandsparadigma leider zum Ende gekommen.« Der Politiker, Diplom-Volkwirt mit einem ausgeprägten Interesse an Geschichte, auch an Kulturgeschichte, macht sich angesichts der depressiven Stimmung im Land Gedanken über einen »deutschen Idealismus, der sehr schwierige Zugänge zu Pragmatismus und common sense« habe.

«Ich glaube, daß es mehrere Traumatisierungen gegeben hat im letzten Jahrhundert«, sagt er, »und der Zweite Weltkrieg gehört unbestritten dazu, und zwar sowohl mit seelischen wie mit materiellen Verlusten. Die materiellen Verluste sollte man nicht geringschätzen. Das Sicherheitsempfinden der Menschen aufgrund von Verlusten in den zwanziger Jahren, die Inflation, die Weltwirtschaftskrise, Zweiter Weltkrieg, dies alles ist schon sehr prägend gewesen und hat sich fast in die Seele dieses Landes eingebrannt, diese Sehnsucht nach Absicherung.«

Dem öffentlichen Werben für neue Ideen, für Visionen, für mehr Leistungsstärke und Eigenverantwortlichkeit stehen Passivität und Bedenkenträgerei entgegen, hinter der sich, wie Steinbrück glaubt, mangelndes Vertrauen verbirgt. »Es fehlt das Vertrauen in floatende Kräfte, daß man sagt: einfach mal laufen lassen und gucken, was sich neu entwickelt – auf die Gefahr hin, daß etwas sich entwickelt, das wir nicht wollen.«

Typisch deutsch ist für ihn ein Denkmuster des »Entweder-oder«, das schnell in apokalyptische Vorstellungen mündet. Dadurch, meint er, tue sich eine Bevölkerung schwer, die eigenen Potentiale und auch Stärken wahrzunehmen und gleichzeitig offen mit den anstehenden Problemen umzugehen. In anderen Ländern sieht er in dieser Hinsicht erkennbar andere Einstellungen. »Ich verfolge hier diese Debatte: Entweder-oder. Hier stehe ich, ich kann nicht anders. Oder so ein herrlicher Aphorismus: Es geht nicht um Leben und Tod – es geht um mehr als das! Mit so einem Tremolo. Das ist etwas sehr Deutsches.« Unheilspropheten, die dank Internet ihre schwarzen Visionen unbegrenzt unters Volk bringen können, sind immer froh über Themen, die sich ausbeuten lassen. Etwas Besseres kann ihnen eigentlich gar nicht passieren als der derzeitige gesellschaftliche Umbruch, in dem es gelingen muß, die Rentensysteme an die demographische Entwicklung und die Veränderungen auf dem Beschäftigungsmarkt anzupassen. Und so lautet die immer wieder durchdeklinierte Zukunftsdrohung: »Wenn unsere Rente zum Spielball der internationalen Finanzmärkte wird …«

Für Journalisten in Medien, die darauf aus sind, soziale Ängste zu schüren, ist der Zeitaufwand denkbar gering, um die dazu passenden Zitate aus dem Netz herauszufiltern. Und damit dreht sich die Spirale weiter, in der Ängste und das Festklammern an ausgedienten Modellen sich gegenseitig stabilisieren.

Ohne Psychologie nicht zu erklären

Verlustangst und ein übersteigertes Sicherheitsbedürfnis können sich auch verkleiden. Dann wird nicht die Angst sichtbar, sondern ein Symptom, zum Beispiel die reichlich beklagte, aber munter weiterwuchernde Überregulierung. Steinbrück erzählt: »Mir hat mal jemand mit einem wutentbrannten Gesicht entgegengehalten: ›Sie gehen ja so weit, daß Sie sogar den Krümmungsgrad von Kleiderhaken in Schulen normieren.‹ Ich hab es nachgeprüft. Der Mann hatte recht. Es ging aber nicht auf die Politik zurück, sondern auf die Versicherungswirtschaft.«

Der Regulierungswut verdanken wir eine längst zum Selbstläufer gewordene Überproduktion an Gesetzen und Verordnungen. Ohne Psychologie sind Auffälligkeiten in Kollektiven nicht zu begreifen. Daher sind Analogien nicht nur erlaubt, sondern notwendig. Psychologisch gesehen handelt es sich bei der Überregulierung um eine Kontrollsucht. Sie gilt als psychosomatische Erkrankung. Die Kontrollsucht scheint mir die plausibelste Erklärung dafür zu sein, warum es nicht gelingt, den Vorschriftendschungel endlich einmal zu durchforsten und alles Überflüssige wegzuwerfen. Halt, nein, es könnte etwas im Müll landen, das irgendwann noch einmal dringend gebraucht wird ... Es liegt auf der Hand, hier die Verbindung zu anderen Eigentümlichkeiten herzustellen, die Tanja Dückers, Schriftstellerin der jüngeren Generation, als »vererbte Neurosen« bezeichnet: »In zahllosen deutschen Haushalten findet man diese Sammlungen an Gummibändern und gebrauchten Alufolien in den Schubladen.« Lächelnd gibt auch sie sich als Erbin einer nationalen Macke zu erkennen. »Ich will mich da keineswegs ausnehmen.«

Sich nicht trennen zu können von Gegenständen und Regeln, die einmal hilfreich waren, aber es längst nicht mehr sind, führt zu vollgestopften Wohnungen wie zu massiven Behinderungen im Gemeinwesen: zu schwerfälligen Behörden, zu überlangen Entscheidungswegen, zu einem lähmenden und überaus teuren Papierkrieg, auch an Universitäten, auch in Arztpraxen. Strukturen, die einst mehr Gerechtigkeit schaffen oder Kosten einsparen sollten, haben sich vielerorts in zerstörerische Kräfte verwandelt, die der Zauberlehrling nicht mehr loswird.

Obwohl eigentlich jeder um die Problematik weiß, läßt der Drang, bis in alle Verästelungen der Gesellschaft hinein Regeln festzuschreiben, nicht nach. Das fördert natürlich nicht den mündigen, sondern den anspruchsvollen Bürger. »Mein ewiges Beispiel«, sagt Peer Steinbrück, »ist, etwas ordinär ausgedrückt: Der Hund des Nachbarn furzt in meinen Garten, und ich möchte eine Novelle des Bundesemissionsschutzgesetzes. Und wenn mich nebenan der Gestank von Grillwürstchen stört, dann rufe ich die Polizei.«

»Man kann ja doch nichts machen ...«

Der Beschwerdeführer drückt sich davor, einen Konflikt persönlich auszutragen, nicht nur einmal, sondern immer wieder – bis er eines Tages mangels Übung dazu tatsächlich nicht mehr in der Lage ist. Egal, der Staat wird es schon richten. Und wenn der Staat es nicht tut? Dann gedeihen Ohnmachtsgefühle. »Man kann ja doch nichts machen ...« Man sieht sich als hilfloses Opfer, und das ist ein Zustand, der grassierende Ängste geradezu einlädt, sich in einem verunsicherten Selbst niederzulassen.

Steinbrück ist sich bewußt, daß seine Politik des Sparens die Angst der Rentner weiter schüren wird, obwohl es sich um »eine Angst gegen alle Fakten« handelt. Und er zählt auf: Noch nie hat es eine Rentnergeneration gegeben, der es so gutging wie heute, nicht nur wegen der Höhe ihrer Bezüge, sondern aufgrund der Tatsache, daß Menschen ein bißchen Eigentum bilden konnten, daß sie vielleicht mietfrei leben, daß es Zusatzversorgungssysteme gibt, daß womöglich eine Betriebsrente noch einiges beisteuert. Er verweist darauf, viele Ruheständler hätten mit dem Ausscheiden aus dem Berufsleben netto mehr auf der Hand als in der Zeit ihrer Berufstätigkeit. »Das sind nicht nur Einzelfälle. Aber natürlich, es gilt nicht durchweg. Einige haben es mit einer sehr unwürdigen Altersversorgung zu tun.« Das tatsächliche Armutsrisiko in Deutschland liegt aber nicht bei denen, die über 60 sind, sondern bei jungen Familien, die Kinder haben.

Der Finanzminister geht davon aus, der Widerstand aus den Reihen der Rentner oder derer, die auf den Ruhestand zugehen, werde noch eine Weile anhalten. »Weil diese Gesellschaft deutlich älter wird, heißt das, daß der Anteil derer, die gegebenenfalls in ein Lamento einfallen – ›Ach Gott, geht es mir schlecht‹ – und schon eine Nullrunde bei den Rentenzahlungen als den Untergang des Abendlandes wahrnehmen, daß dieser Anteil an der Bevölkerung noch weiter zunehmen wird.«

Bei meinen Recherchen zur klammen Finanzsituation, zum Schuldenberg und zu den enormen Belastungen, die auf die öffentlichen Haushalte noch zukommen werden, ist eine Frage aufgetaucht: Kann der Staat eigentlich sparen? Und wenn nein, warum nicht? Warum kann er nicht, wie das jeder vernünftige Bürger tut, etwas auf die hohe Kante legen, damit er in schlechten Zeiten abgesichert ist?

»Ein Staat kann das tun«, sagt Steinbrück. »In den fünfziger Jahren gab es das. Das war der sogenannte Julius-Turm. Aber es ist volkswirtschaftlich nicht sinnvoll, Sparen zum Selbstzweck zu erklären. Volkswirtschaftlich sinnvoll ist ja nicht, daß der Staat irgendwo eine Anlageform findet, die wie auch immer verzinst wird, sondern daß er dieses Geld nicht konsumtiv, sondern investiv ausgibt: in Bildung, in Qualifizierung, in Infrastruktur, das ist sinnvoll, aber wir sind ja von diesen Zuständen entfernt. In den Sechzigern entwickelten Strauß und Schiller das sogenannte deficit spending, was bedeutete, gegen einen Konjunkturabschwung mit öffentlicher Verschuldung anzugehen, das heißt – in Anlehnung an Keynes – sich nicht prozyklisch, sondern antizyklisch zu verhalten.«

Eine Zeitlang fuhr man gut mit den Rezepten von John Maynard Keynes. Er gilt als der einflußreichste Ökonom des 20. Jahrhunderts, was sich unter anderem darin zeigt, daß noch heute –

wie im Fall von Sigmund Freud – darüber gestritten wird, wie er die eine oder andere zentrale Aussage wohl gemeint haben könnte. Aber der Pferdefuß liegt für Steinbrück auf der Anwenderseite: »Die deutsche Politik hat einen Fehler gemacht: Sie hat das aufgenommene Geld in den besseren Zeiten nicht zurückgezahlt, das heißt, sie hat immer nur den halben Keynes verfolgt. Man hätte natürlich tilgen müssen in den Zeiten, in denen über eine bessere Konjunktur und Wachstumsraten auch die Steuereinnahmen stiegen. Das aber hat nie stattgefunden in Deutschland.«

Eine Sanierung, die zu spät kommt, wird teuer

Sich Illusionen zu machen hat offenbar Tradition. Sie haben ihren Preis, weil sie notwendige Sanierungen so lange aufschieben, bis sie – wie jeder Hausbesitzer weiß – kompliziert und furchtbar teuer geworden sind. Ist er Mitglied einer Eigentümergemeinschaft, dann kennt er die Schwierigkeit, sich über Gegenmaßnahmen zu einigen. Es gibt dann immer Leute, die sagen, es komme billiger, man würde das baufällig gewordene Gemäuer abreißen und etwas Neues bauen. Im Fall der Rentenproblematik hieße das: Ende des Umlageverfahrens, Ende des Generationenvertrags. Statt dessen wird die ausschließlich private Altersvorsorge gepriesen. Solche Alternativen sind bislang noch in keiner Regierung ernsthaft diskutiert worden, weil jeder weiß, dies würde auf massiven sozialen Unfrieden hinauslaufen, der ja gerade mit dem Ausbau des Sozialstaates verhindert werden sollte. Dennoch sollte es erlaubt sein, radikale Lösungsvorschläge zu machen, weil sie die Eckpunkte eines Konflikts abstecken, in dem ja nicht nur Verfahren, sondern gesellschaftliche Konzepte verhandelt werden. Sich in einem lebendigen Diskurs immer wieder darüber zu verständigen, auf welche Werte sich unser Gemeinwesen stützt, kann nicht falsch sein. Fatal ist nur, wie schnell und aufgeregt die Medien derartige Gedankenspiele über

Radikalkuren in reale Bedrohungen umwandeln und damit neue Zukunftsängste entfachen.

Auch dies wieder ein Beispiel für das ungute »Entweder-oder«-Muster. Unnötig zu sagen, daß Steinbrück den Auftrag der Regierung in einer Struktursanierung des abgewogenen »Sowohl-als-auch« sieht, also eine Mischung aus umlagen- und steuerfinanzierter Rente plus privater Vorsorge, wie sie die Riester-Rente schon ein Stück auf den Weg gebracht hat. Warum es immer noch Fachleute gibt, die mit Behauptungen wie »Die Renten sind sicher« so tun, als könne man im Prinzip am alten System festhalten, ist für Steinbrück unbegreiflich. »Wenn diejenigen, die sozialversicherungsabgabenpflichtig sind, immer weniger werden, gemessen an den zu Versorgenden, an den Leistungsempfängern, dann geraten diese eines Tages vor die Wand – und das ist das, was Blüm bis auf den heutigen Tag ausblendet.«

Norbert Blüm: »Eine Mentalitätskrise«

Anfang der neunziger Jahre hatte Bundesarbeitsminister Norbert Blüm die Beschäftigungskrise als eine Kultur- und Mentalitätskrise beschrieben. An ernstzunehmende Reaktionen kann er sich nicht erinnern. »Ich habe die Erfolglosigkeit, Arbeitslosigkeit mit Paragraphen und Geld zu bekämpfen, hautnah gespürt«, erklärt der CDU-Politiker rückblickend. »Das ist eine Projektion von Versagen auf den Staat. Und das ist auch ein Arbeitsbegriff, der sehr verkrampft ist – dessen Wert sich am Lohn mißt, der mit der Arbeit erzielt wird. Wenn sich dein Selbstbewußtsein aus der Höhe deines Einkommens speist, gibt es kein Entrinnen. Da werden wir sehr viele Beschädigte auf dieser Erde haben.«

Er sagt »du«, wenn andere »man« sagen würden, das gibt unserem Gespräch am Bonner Wohnzimmertisch eine Aura der Gemütlichkeit. Seine Frau erscheint zwischendurch mit dem jüngsten Enkel auf dem Arm. Der Säugling ist seinem Opa wie aus dem Gesicht geschnitten.

Wie so oft, wenn ich Blüm zuhöre, denke ich, hier spricht ein Sozialphilosoph oder ein Pfarrer. Bei ihm kann man davon ausgehen, daß trotz seiner immer noch beachtlichen Verpflichtungen seine Interessen, die er als junger Mann hatte, nun im Alter wieder eine Blütezeit erleben. Sein Bildungshunger muß ungeheuer gewesen sein. Der gelernte Werkzeugmacher hatte auf dem zweiten Bildungsweg das Abitur nachgeholt und dann als Stipendiat der VW-Stiftung Philosophie, Germanistik, Geschichte, Theologie und Soziologie studiert.

Im gegenwärtigen gesellschaftlichen Zustand erkennt er eine Sinnkrise, die allein durch die Kräfte der Ökonomie und der Politik nicht in den Griff zu bekommen ist. Wie auch der Sozialforscher Meinhard Miegel[15], der von einer »Epochenwende« in Europa spricht, plädiert Blüm für ein Umdenken und für neue Bewertungen. »Ich will die Welt gewiß nicht umstellen in eine Vergelt's-Gott-Gesellschaft. Aber diese Verengung des Leistungsbegriffs, zu sagen, daß der Menschheit die Arbeit ausgeht, angesichts des Elends in der Welt, das kann nur der Froschperspektive der Wohlstandsgesellschaft entspringen.« Wie er die Lage einschätzt, gibt es viele ungesättigte Bedürfnisse, die auf dem Arbeitsmarkt noch gar nicht aufgetaucht sind. Zum Beispiel rechnet er in einer älter werdenden Gesellschaft mit einem stark zunehmenden Bedarf an Beratung und Hilfe. Dies alles müßte allerdings anständig bezahlt werden. »Da muß dann«, findet Blüm, »die Gnädige Frau vielleicht auf den Dritturlaub verzichten.«

Das sind die Argumente, die für einen Ausbau im Dienstleistungssektor sprechen. Aber unser eigentliches Thema heißt »German Angst«. Es ist Zeit für meine Standardfrage: Haben die Deutschen ein extremes Sicherheitsbedürfnis?

»Das weiß ich nicht«, sagt Blüm. »Da muß man vorsichtig sein. Erstaunlicherweise wächst das Sicherheitsbedürfnis mit wachsendem Wohlstand. Der Angstpegel sinkt nicht, sondern er steigt. Heute fragen 18jährige: Wie hoch ist meine Rente, wenn ich 70 bin? Der vielgerühmte Herr von Pierer, der hat den

Aktienkurs von Siemens für das nächste halbe Jahr nicht voraussagen können. Aber ich soll sagen, wie hoch die Rente im Jahr 2060 ist. Ist der junge Mann eigentlich übergeschnappt?«

Was auf die jüngere Generation an Belastungen durch die Rentenversicherung zukommen wird, findet er nicht dramatisch, sondern »schrecklich übertrieben« dargestellt. Er kann nicht nachvollziehen, daß bei einem Beitragssatz von 20 Prozent die Belastungsfähigkeit der jüngeren Arbeitnehmer zusammenbrechen soll. Er bringt das Beispiel seiner Eltern. Ihr Beitrag zur Rentenversicherung betrug 10 Prozent. Deren Enkel zahlen nun 20 Prozent. Und dennoch, sagt er, sei der Wohlstand seiner Eltern geringer gewesen als bei den Enkeln. Er weiß, Reformen sind nötig, aber offenbar sieht er darin kein unlösbares Problem, denn er stellt mit Nachdruck fest: »Ich kann mir überhaupt keine Gesellschaft ohne diesen Generationenvertrag vorstellen. Immer sorgen die Jungen für die Alten.«

Wer mit einem solchen Vertrauen in die Zukunft schaut, denke ich, den können Nullwachstum, die Arbeitslosenzahlen und die demographische Entwicklung nicht erschüttern. Blüm hat schon häufiger in der Öffentlichkeit von seinem Gottvertrauen gesprochen. Wo hat er das nur her? Ausgerechnet er, das Kriegskind, 1935 in Rüsselsheim geboren, ausgestattet mit einem bombenfesten Vertrauen … Natürlich weiß er, daß in seiner Altersgruppe, die so musterhaft abgesichert ist, vielfach große Angst umgeht. »Das ist eine Projektion von Unsicherheit«, sagt er. »Die macht sich dann fest an der Rente. Die hat viel tiefere Gründe.«

Aber welche?

»Ich bin kein Spezialist«, schickt er voraus. »Aber es wird wohl mangelndes Urvertrauen sein. Also, ich habe als Kind ganz schlimme Zeiten erlebt, mit sehr großen Ängsten. Es ging ums Überleben in Luftschutzkellern, um Ängste in Schulen, wo ich als Fremder nicht angenommen wurde. Aber ich habe eines gehabt: Ich wußte, es kann passieren, was will – meine Mutter wird immer zu mir halten. Meine Mutter hatte einen tiefen Glauben.« Er geht davon aus, daß über die Fähigkeit, Ängste zu meistern, die Kindheit entscheidet. Wer in frühen Jahren nie Vertrauen erfahren hat, wird auch später kein Selbstvertrauen entwickeln. Er wird ein ängstlicher Mensch werden. »Vielleicht«, fügt Blüm hinzu, »übertüncht er seinen Mangel mit Erfolg und Karriere, aber diese Ängste sitzen tief.«

»Christian von der Post« kämpfte

Christian Schwarz-Schilling, heute »Hoher Beauftragter« der internationalen Gemeinschaft in Bosnien-Herzegowina, seufzt, als die Sprache auf den ehemaligen Bundesarbeitsminister kommt. »Ich verstehe den Norbert Blüm nicht. Ich hab ihn auch damals nicht verstanden.« Damals, damit meint er die gemeinsamen Jahre im Kabinett Kohl, jene Jahre, die laut Beobachtern wie Jürgen Leinemann in die Stagnation führten. Der Reformstau ist Schwarz-Schilling, dem Bundesminister im Ruhestand, gewiß nicht anzulasten. Mit seinem Ressort gelang ihm die erste umfassende Reform überhaupt, der Umbau der Bundespost. Die privatisierten Nachfolger als »Telekom« und »Deutsche Post« sind schon lange auf einem erfolgreichen Weg, wobei es »DHL« in der Luft- und Seefracht sowie im Landtransport zum weltweit führenden Expreß- und Logistikunternehmen gebracht hat.

In der deutschen Öffentlichkeit wurde der meist freundlich lächelnde Politiker als »der Christian von der Post« wahrgenommen. Aber beschaulich waren die zehn Jahre in der Regierung Kohl keineswegs. Im Rückblick gibt es für den Ex-Bundesminister keinen Grund, die Dinge zu schönen. Er sagt: »Die Postreform war ein rotes Tuch für alle.« Seine Aufgabe bestand in der Umgestaltung eines Systems mit 100 Jahre alten Strukturen, in dieser Hinsicht mit der Rentenreform durchaus zu vergleichen. Wie Schwarz-Schilling seine damalige Lage schildert, bekam er nicht einmal von der CDU-Fraktion und den Ministerkollegen nennenswerte Unterstützung.

Offenbar wurde nicht verstanden, worum es wirklich ging

und welcher Voraussetzungen es bedurfte: die Anzeichen der Globalisierung erkennen, sie in die Zukunft verlängern und sich die neuen Bewegungen zu eigen machen. Das gleiche galt für die zu erwartenden Umwälzungen in den Kommunikationstechnologien. Der Politiker beschreibt die erschwerten Bedingungen seines Transformationswerks so: Es sei nur wenigen Leuten in unserer Gesellschaft bewußt gewesen, daß Mikroelektronik, Glasfaserverbindungen, Digitaltechnik und Satellitenverbindungen ein völlig neues Zeitalter der Information und Kommunikation einläuteten, mit Auswirkungen auf Kultur und Politik sowie mit grundlegenden Veränderungen in der Verhaltensweisen der Menschen. »Es ging also darum, die Struktur so hinzubekommen, daß sie in unserer Zeit für eine längere Phase bestehen kann. Das war ja damals für den Durchschnittsbürger kaum vorstellbar. Und diese Vision müssen Sie dann alleine durchkämpfen. Wenn eine Kleinigkeit schiefgeht, dann fragt sich jeder: Wenn das nicht überhaupt alles schiefgeht …«

Christian Schwarz-Schilling, Jahrgang 1930, war also seiner Zeit voraus. Zahlreiche Kritiker hatten sich auf ihn eingeschossen. Damals wurden die Fehler des Postministers während des Umbaus keineswegs als »Kleinigkeiten« gesehen, vielleicht auch deshalb nicht, weil man die gewaltigen Ausmaße des Gesamtprojekts nicht wahrzunehmen vermochte. Dazu kam, daß der Streit der Ideologien in der bundesdeutschen Gesellschaft in den achtziger Jahren stärker ausgeprägt war als heute. Schwarz-Schillings Vertrauen in die Kräfte der privaten Wirtschaft wurde als unangemessene Verbrüderung mit dem Kapital angeprangert und dementsprechend ideologisch attackiert.

Sonderlich gestört hat ihn das nicht. Er sei das Kämpfen gewohnt gewesen, sagt der studierte Sinologe, der bis heute seine Kontakte zu China pflegt. Gemäß seinen Neigungen und Prägungen hatte er seine Doktorarbeit über den »Frieden von Shan-Yüan (1005 n. Chr.)« verfaßt – ein Beitrag zur Geschichte der chinesischen Diplomatie. Im Alter von 75 Jahren erfüllte er sich einen Traum. Er unternahm mit seiner ganzen Familie, den

Kindern, den Enkeln und mit einer befreundeten chinesischen Familie – insgesamt 19 Personen – in einem Bus eine Reise durch das Reich der Mitte.

Neid und Intrigen in der eigenen Partei

Im Jahr 1967 wurde er Generalsekretär der hessischen CDU, zu einem Zeitpunkt, als Alfred Dregger die Führung übernahm. Schwarz-Schilling reformierte die Partei und sah den Grund für den gewaltigen Stimmenzuwachs bei der Landtagswahl 1970 – von 26 Prozent auf annähernd 39 Prozent – in der »wiedergewonnenen geistigen Führung in Richtung ›konservativ-liberal‹«. Neid und Intrigen gegen den erfolgreichen Politiker und unabhängigen Unternehmer blieben nicht aus. Der konservative Flügel der Partei bekam durch das nordhessische Schwergewicht Walter Wallmann und das strategisch versierte Organisationstalent Manfred Kanther steigenden Einfluß in der hessischen CDU.

Der innerparteiliche Machtkampf erweckte bei Schwarz-Schilling, wie er sich erinnert, »keine Lustgefühle«, und die ruppigen Umgangsformen seines Chefs Alfred Dregger taten ihr Übriges. Schon damals erschien ihm die joviale Art des CDU-Fraktionsvorsitzenden im Mainzer Landtag und späteren Ministerpräsidenten, Helmut Kohl, als Erholung gegenüber dem schneidenden Ton der Auseinandersetzungen im hessischen Parteipräsidium. So entschied er sich für Bonn und zog 1976 gemeinsam mit Helmut Kohl in den Deutschen Bundestag ein. Der CDU-Parteivorsitzende beauftragte Christian Schwarz-Schilling und Norbert Blüm, den wirtschaftlichen und sozialpolitischen Teil des neuen »Berliner Programms« der CDU zu entwerfen. »Bei dieser Aufgabe«, erzählt Schwarz-Schilling, »verstand ich mich mit Norbert Blüm prima – er kam zu mir nach Büdingen, und ich kam in seine Burg am Rhein, wo wir um gemeinsame Formulierungen des CDU-Programms rangen und auch entsprechende Kompromisse fanden. Kohl lobte die Arbeit als richtungsweisend und fand an dem Zusammenspannen des Wirtschaftspolitikers Schwarz-Schilling und Sozialpolitikers Norbert Blüm sein Gefallen.«

Später kam es dann zu einer großen Differenz zwischen den beiden Politikern und das hatte eine Vorgeschichte im Familienkreis in den achtziger Jahren. Schwarz-Schilling erzählt: »Da war die Situation, daß meine Töchter, damals 26 und 22 Jahre alt, morgens am Frühstückstisch fragten: ›Hör mal, jetzt bist du da in Bonn in der Politik und gehörst der Regierung an. Sag mal, wie wird das eigentlich mit der Rente? Das kann doch nicht gutgehen?!‹ Und dann habe ich mich damit befaßt und bekam einen richtigen Schock. So begannen meine Schwierigkeiten mit Blüm.«

Der Postminister entwickelte zusammen mit der Mittelstandsvereinigung der CDU/CSU ein Konzept, wie das Rentensystem modernisiert werden könnte – allerdings in anderer Richtung als die Deutsche Post. In einer damals verfaßten Broschüre sprach sich Schwarz-Schilling[16] entschieden gegen eine rein private Vorsorge aus, denn sie würde »eine Unruhe und Unsicherheit im Herzstück unseres Sozialsystems auslösen, die keiner Generation gegenüber verantwortet werden kann«. Sein Konzept zur Rentensanierung sah in großen Zügen so aus: Zwischen 1995 und 2015 sollte durch einen erhöhten Beitrag ein Rentenstock aufgebaut werden. Durch die Verzinsung und das langsame Abschmelzen durch Zusatzleistungen an die Rentner während der geburtenschwachen Jahrgänge wäre der Rentenbeitrag bis ins Jahr 2050 dennoch konstant geblieben.

Er kämpfte für den Vorschlag seiner Rentenkommission, dem eineinhalb Jahre Diskussionen und Überlegungen vorausgegangen waren, auf dem Kleinen Parteitag in Bonn im Jahr 1988 und trat somit als Konkurrent des Arbeitsministers auf, der seine eigenen Pläne hatte. »Ich habe gegen die Blümsche Reform gesprochen, ich habe gesagt, das sind ganz kleine Schrittchen, die uns nicht im mindesten vor der Katastrophe bewahren. Ich habe gesagt, wir müssen ganz andere Dinge in Gang setzen: Kapitaldeckung, Belohnung der Kinderreichen durch Beitragssenkung. Es muß ja wieder ein Anreiz da sein, daß mehr Kinder geboren werden.« Kurt Biedenkopf hatte ihm damals beigestanden, allerdings mit einem völlig anderen Modell. »Er wollte ganz weg vom Umlageverfahren und alles über die Steuer regeln. Das war dann auch nicht sehr hilfreich. Ich habe ja kein total neues System angestrebt, sondern ein langsames Umsteuern, und es hätte ja geklappt – denn es war alles durchgerechnet und sehr genau auf Jahrzehnte hin überlegt!«

Der ehemalige Postminister spricht selbst von seinen Niederlagen so lebhaft, daß klar ist, er läßt sich so schnell nicht unterkriegen. Selbst mit Mitte Siebzig wirkt er vitaler als so mancher Vorruheständler, und ein solcher Status wäre für ihn garantiert nie eine Option gewesen.

Es fehlte ein Machtwort

Begreiflicherweise nahm es der Arbeitsminister übel, daß der Kollege vom Postministerium ihm in die Suppe spuckte. In Fernsehredaktionen hört man dazu den Satz: »Man muß seine Sendung schon sehr lieben, wenn man sagt: Ich verzichte darauf, selbst zu moderieren – der Kollege XY macht es einfach besser als ich.« Ein Wechsel zugunsten besserer Qualität geschieht meistens nur dann, wenn der Programmdirektor ein Machtwort spricht. Im Fall der Rentenreformvorschläge hätte der Kanzler ein Machtwort sprechen müssen. Doch offensichtlich habe Kohl, sagt Schwarz-Schilling, genausowenig »die schicksalhafte Bedeutung« geahnt wie Norbert Blüm. »Der Kanzler meinte dann auf dem Parteitag: ›Das ist ja alles richtig, was der Schwarz-Schilling sagt, aber die Zeit dazu ist nicht reif‹. Und ich habe ihn dann beschworen: ›Wir haben die Zeit nicht zu sagen, es ist erst in zehn Jahren soweit.‹«

Gelegentliche Bedenken gegenüber der Urteilsfähigkeit so

mancher Parteifreunde waren Schwarz-Schilling schon bei früheren Anlässen gekommen, zum Beispiel Anfang der siebziger Jahre, als er Mitglied bei der Weizsäcker-Kommission zum Grundsatzprogramm der CDU war. »Damals wollte man das Kapitel ›Soziale Marktwirtschaft‹ durch das Kapitel ›Soziales Wohlbefinden‹ ersetzen«, erinnert er sich. »Die Begründung war: Wir haben die Vollbeschäftigung, wir haben die soziale Marktwirtschaft, das ist alles abgehakt. Jetzt geht es um etwas Neues, um das Wohlbefinden am Arbeitsplatz, um das Wohlbefinden in der Gesundheit. Und ich sagte: Ja, seid ihr denn noch zu retten! Das hängt alles an einem seidenen Faden, daß wir's behalten können, weil die Dinge schon anfangen zu erodieren. Das ist keine Sache, die man ein für allemal erworben hat. Die Arbeitslosigkeit wird ein Problem werden! – Da haben mich alle angeguckt, als wäre ich ein Idiot.«

Fazit: Die frühen Mahner gab es, aber sie waren zu wenige. Sie wurden als Spinner angesehen. Woran unser Land heute leidet, war für Weitblickende zu erkennen, aber praktisch nicht aufzuhalten. Im nachhinein zeigt sich nur zu deutlich, daß zur Lösung der Rentenprobleme, die sich aus der Wiedervereinigung ergaben, Strukturen gewählt wurden, die schon in den Jahren vor dem Mauerfall nicht mehr auf der Höhe der Zeit waren.

In seinem Buch »Generation Reform« aus dem Jahr 2004 wies der Historiker Paul Nolte darauf hin, daß der Mangel an Nachhaltigkeit und Belastungsfähigkeit der westdeutschen Sozialsysteme in den achtziger Jahren bereits gut erkennbar gewesen sei. Aber anders als heute habe man Alternativen damals noch nicht diskutieren können. »Die soziale und sozialstaatliche Einheit Deutschlands«, schrieb er weiter, »wurde in der gebotenen Eile noch einmal auf eben jenen Prinzipien aufgebaut, um deren Brüchigkeit man im Grunde schon wußte, von der Renten- und Arbeitslosenversicherung bis zur damals neuen Pflegeversicherung. Damit aber stabilisierte man das bisherige System nicht nur für die neuen Länder, sondern gab ihm gesamtdeutsch eine neue Bewährungsfrist, die es so schon nicht mehr verdient hatte.«[17]

Viertes Kapitel

Kinder des Krieges in Zeiten des Friedens

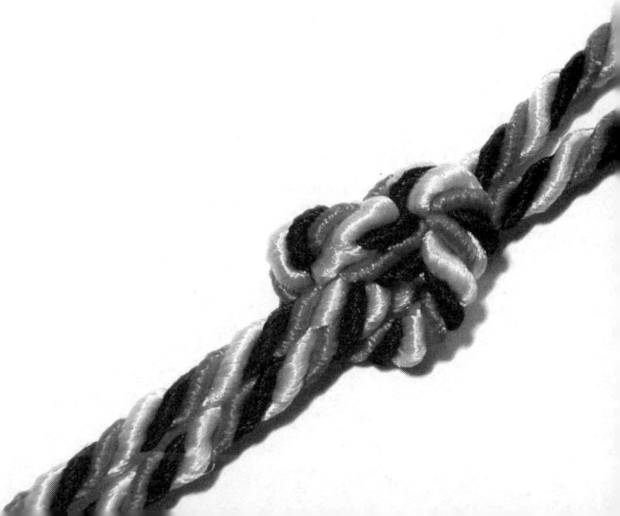

Was die Gewalt lehrt

Der englische Gelehrte Thomas Hobbes (1588–1679) war Kriegskind. »Zwillinge brachte meine Mutter zur Welt, mich und die Angst«, so steht es in seiner Autobiographie. Bei seiner Mutter soll der Schrecken über das Eindringen der spanischen Armada in englische Gewässer eine Frühgeburt ausgelöst haben. Während seines langen Lebens wütete in Europa die entfesselte Gewalt: der englische Bürgerkrieg von 1642 bis 1648 und der Dreißigjährige Krieg, bei dem allein auf deutschem Gebiet ein Drittel der Bevölkerung umkam. Auf seinen Reisen sah sich Hobbes mit den verheerenden Folgen konfrontiert, was ihm die pessimistische Überzeugung eingab, der erbarmungslose Kampf »jeder gegen jeden« sei ein »Naturzustand«. Nur ein starker, gewaltbereiter Staat könne die Menschen in Schach halten und verhindern, daß sie als wildgewordene Horden übereinander herfallen. Im »Leviathan«, seinem Hauptwerk, plädierte er für den absolutistischen Staat. Hobbes' Vision war ein Gesellschaftsvertrag, in dem alle Menschen unwiderruflich ihr Selbstbestimmungs- und Selbstverteidigungsrecht auf den Souverän übertrugen, der sie im Gegenzug voreinander schützte. Der König oder der Fürst sorgt für den Frieden, das Bürgertum für die Wohlfahrt.

Sein Zeitgenosse Hugo Grotius, 1583 in Delft geboren, suchte als politischer Philosoph und Rechtsgelehrter nach Lösungen, wie Konfliktsituationen zwischen Staatengebilden zu regeln seien. Seine Abhandlung »De jure belli ac pacis (Vom Recht des Krieges und des Friedens) erschien 1625 in Paris. Grotius gilt als Begründer des Völkerrechts. Von ihm stammt die Aufforderung: »Wir müssen uns mit allen Kräften der gegenwärtigen Welt, die täglich und stündlich ins Schlimmere abzugleiten droht, entgegenstellen.« Eben dieser Satz wurde für Christian Schwarz-Schilling zum Lebensmotto, das ihn wach hielt und befähigte, bedrohliche Entwicklungen vorauszusehen zu einem Zeitpunkt, als alle anderen noch in Friedenssehnsucht eingehüllt waren. Anfang der neunziger Jahre wurden die Anzeichen eines auch für die Stabilität Europas hochgefährlichen Krieges lange Zeit bagatellisiert, weshalb er zunächst nur als Konflikt bezeichnet wurde, der »Bosnien-Konflikt«.

Jeder, der sich im Balkan auskannte, wußte, daß es mit der Auflösung des Machtgefüges in Jugoslawien zu unkontrollierbaren Ausbrüchen der Gewalt kommen würde. Milovan Djilas, langjähriger Dissident unter Titos Herrschaft, hatte in einem »Spiegel«-Interview Mitte 1991 vorhergesagt: »Serbien und Kroatien können sich nicht ohne Bürgerkrieg trennen – aber das Schlachtfeld wäre Bosnien.«

Moral statt Nüchternheit

Für die deutsche Regierung standen völlig andere Überlegungen im Vordergrund: Wie können wir Deutschen, die wir 1990 doch eben erst selbst das Selbstbestimmungsrecht erhalten haben, anderen Völkern ihr Selbstbestimmungsrecht vorenthalten? Die Bundesregierung ließ sich also von moralischen und nicht von politischen Argumenten leiten, als sie die internationale Anerkennung Kroatiens und Sloweniens durchsetzte. Sie tat es, »ohne daß die Bedingungen der friedlichen Trennung der früheren jugoslawischen Teilstaaten durchverhandelt worden waren«, wie Joschka Fischer es am 30. Juli 1995 in einem Brief an seine Partei, die Grünen, darstellte.

Aber nicht nur die Deutschen schauten weg, die internationale Gemeinschaft tat es ebenso. Im April 1992, unmittelbar nach der völkerrechtlichen Anerkennung Bosnien-Herzegowinas, begann der von Djilas prophezeite Bürgerkrieg. Acht Monate später trat der Postminister Schwarz-Schilling von seinem Amt zurück. Er wollte nicht länger einer Regierung angehören, die keinen Anlaß sah, etwas gegen die eskalierende Gewalt auf dem Balkan zu unternehmen.

Das damalige Desinteresse seiner Generation gehört für ihn zu den bedrückendsten Erfahrungen überhaupt, und eigentlich sei es das, so eröffnet er unser Gespräch über »German Angst«, was er bis heute nicht begreife. »Das ist das Allerschlimmste für einen politisch tätigen Menschen, daß er das Unheil kommen sieht in all seinen Phasen – und die Leute hören nicht, die Leute verstehen nicht, die Leute wissen gar nicht, um was es geht!«

Er wurde als Außenseiter, als ein Sonderling hingestellt. Wenn er seine Befürchtungen vorbrachte, hörte man kaum hin. »In der Fraktion sagten sie: ›Ach, jetzt fängt der schon wieder damit an …‹« Bitter fügt Schwarz-Schilling hinzu: »Nachher sagen sie alle: ›Da hat er recht gehabt.‹ Aber was nützt einem das? Man wollte ja das Schlimmste verhindern!«

Er erinnert an das Wort von Václav Havel: Wenn versäumt wird, zur rechten Zeit einzugreifen, dreht sich das Rad der Gewalt immer schneller. Genau das geschah auf dem Balkan. Waffenembargo und der Einsatz der UN-Schutztruppen konnten nichts ausrichten. Unter den Augen der Blauhelme kam es zu Massakern an der bosnischen Bevölkerung. Noch zwei Tage vor dem Fall von Screbenica 1995 richtete Schwarz-Schilling aus tiefster Besorgnis in Form eines offenen Briefes einen Appell an die Bundesregierung: Wer jetzt nicht eingreift, kommt zu spät!

Der SPD-Politiker Hans Koschnick hat ähnliche Erfahrungen wie Schwarz-Schilling gemacht. »Als ich 1995 in Mostar forderte: Wir können uns dem Geschehen im Balkan nicht entziehen. Die UNO muß eingreifen, um diesen Morden ein Ende zu bereiten – da wurde ich im Bundestag von CDU und SPD als Kriegstreiber angesehen.« Drei Monate später waren dann alle seiner Meinung. Fischer schwenkte im Anschluß an eine Reise nach Bosnien um. Und so, erinnert sich Koschnick, sei es allen gegangen, die sich vor Ort informiert hätten. »Wir hatten eben die Kriegserfahrung, auch das eigene Leid, vielfach im Unterbewußten, und deshalb befanden wir uns nicht in Unkenntnis, sagen wir es mal so. Mit dem Krieg auf dem Balkan ist eigene Erinnerung wieder aufgebrochen. Nur gab es dann die Haltung: Wir möchten uns zwar beteiligen, aber wir möchten nicht, daß wir dabei Schaden erleiden. Das geht aber nicht, wenn man sich beteiligt!«

Es gehört zu den tragischen Kapiteln der jungen europäischen Gemeinschaft, daß sie nicht in der Lage war, die Gewalt in Bosnien zu beenden. Das mußten schließlich die Amerikaner übernehmen. Die Franzosen, die Russen, die Deutschen – sie alle hatten jeweils ihre Spezialgeschichte mit dem Balkan in dunklen Kellern gebunkert – ein Zustand, der untergründig auf das Gewissen drückte und eine klare gemeinsame Bewertung der Konfliktsituation und der daraus zu ziehenden Konsequenzen unmöglich machte.

Zeitgeschehen, das Biographien prägt

Im Nachkriegsdeutschland speiste sich ein Großteil der Überzeugungen von Politikern aus ihren Lebensumständen als Erwachsene während des Nationalsozialismus. Ihre prägenden biographischen Erfahrungen bezogen sich auf Ausnahmezustände, auf Krieg, Emigration, Inhaftierung, schuldhafte Verstrickungen. Eben diese unterschiedlichen Hintergründe lieferten auch immer wieder den Stoff für gegenseitige Verdächtigungen und Diffamierungen. Bei Konrad Adenauer, Willy Brandt, Herbert Wehner, Franz Josef Strauß, Helmut Schmidt, Hans-Dietrich Genscher und Richard von Weizsäcker war noch zweifelsfrei zu erkennen, was sie geprägt hatte. Anders bei den jüngeren Jahrgängen, die darüber sehr viel seltener sprachen. Im Rückblick zeigt sich, daß das ein Mangel war. Vermutlich hätte man sich im Bosnien-Krieg viel schneller auf eine gemeinsame Sicht der Wirklichkeit einigen können, wenn die Politiker hätten offenlegen können, vor welchem persönlichen Hintergrund sie der Gedanke »Irgend jemand muß doch eingreifen!« in Unruhe versetzte. Schwarz-Schilling selbst hatte keine Mühe, dies bei sich zu erkennen. »In der Nazizeit habe ich gewußt: Ohne die englischen und amerikanischen Bomben werden wir wahrscheinlich nicht überleben.« Daß er es so sehen konnte, spricht für eine besondere Sozialisation.

Er wurde als Sohn einer Pianistin und eines Komponisten geboren. Seine Mutter war Polin. Sie hatte den Start eines Wunderkindes; als 13jährige wurde sie am Wiener Konservatorium aufgenommen. Unter den Nationalsozialisten bekam sie dann Aufführungsverbot. Die ganze Familie war dem Regime suspekt. Man suchte nach immer neuen Gründen, um sie der Staatsfeindlichkeit zu überführen. Einmal lautete der Vorwurf, sie habe feindliche Radiosender gehört, was der jugendliche Christian auch wirklich tat. Ein anderes Mal hieß es, die Familie hätte Flüchtlinge aus Polen versteckt. Die Schwester saß deshalb mehrere Wochen im Gestapogefängnis von Potsdam. Auch die Eltern wurden verhaftet, kamen aber schnell wieder frei. Doch die Schikane ging weiter. Mehrfach mußten die Eltern getrennt zu Vernehmungen bei der Gestapo erscheinen. Der Sohn erinnert sich: »Um sich abzulenken, um nicht an das nächste Verhör denken zu müssen, hat mein Vater während dieser Zeit einen Liederzyklus zu Eichendorffs ›Der wandernde Musikant‹ komponiert.« Seine Haltung bestand darin, sich total abzugrenzen, sich möglichst nicht gedanklich mit der Gestapo zu beschäftigen, sich nicht irritieren zu lassen, die eigene Standfestigkeit zu schützen.

Kurz vor Kriegsende erhielt Christian Schwarz-Schilling die Aufforderung, sich zur Musterung für die Waffen-SS einzufinden. Während er den Brief in den Händen hielt, durchzuckte den Fünfzehnjährigen der Gedanke: Vielleicht ist das ja nach dem Krieg die Lösung – so kann ich die Familie unterstützen. Alle seine inneren Überzeugungen existierten plötzlich nicht mehr. Seine Überlegungen kreisten nur noch ums Überleben. Daß die Wirren der Zeit letztlich der Versuchung den Boden entzogen, verbucht der Politiker auf das Konto Glück. »Meine damalige plötzliche Neigung zur SS habe ich nie vergessen. Sie hat mir klargemacht, wie schwer es ist, Steine auf andere Menschen zu werfen.«

Das Trauma einer Familie

Seit wenigen Jahren erst weiß er, wie der eigentliche Verdacht aussah, mit dem die Machthaber seine Familie umkreisten. Der Auslöser war eine Reise nach Polen gewesen, zu der ihn eine Nichte aus den USA überredet hatte. Ihre Begründung: Sie wüßten doch so gut wie nichts über die polnische Verwandtschaft. Vielleicht ergebe sich ja Neues, wenn sie den wenigen faßbaren Spuren seiner Mutter folgten. Die Reise führte Schwarz-Schilling an die Grenze zur Ukraine, in den Geburtsort seiner inzwischen verstorbenen Mutter. Es stellte sich heraus: Ihr Name hatte ursprünglich völlig anders gelautet. In ihren Pässen hatte ein falscher Name gestanden. »Es besteht heute kein Zweifel«, sagt Schwarz-Schilling. »Meine Mutter war Jüdin. Ihre gesamte Familie ist ausgetilgt worden.«

Weitere Spuren fanden sich im Archiv der Personalabteilung der Berliner Musikhochschule. In der Akte seines Vaters las der Sohn mehrfach den mahnenden Hinweis, der Ahnenpaß der Ehefrau liege noch immer nicht vor. Im Jahr 1938 war die Familie von Bayern nach Berlin gezogen, wo der Vater eine Anstellung für die Fächer Komposition und Musiktheorie bekommen hatte. Schwarz-Schilling fand 65 Jahre später heraus, daß die schließlich von der Musikhochschule akzeptierten Papiere seiner Mutter von einem befreundeten Bürgermeister in Bayern gefälscht worden waren.

Erst seit er die Wahrheit kennt, kann er sich vorstellen, was in seinen Eltern vorgegangen sein muß, als sie ein Dutzend Mal getrennt von der Gestapo verhört wurden. Von seinem Vater wußte er, daß man ihm dort gedroht hatte: »Wir haben genug Material gegen euch vorliegen, um die ganze Familie zu kassieren!« Sonderbar habe er gefunden, daß seine Mutter ihm, kurz nachdem er Bundesminister geworden war, eindringlich nahelegte: »Christian, bitte, forsche da nicht nach, das kann dir nur Ungelegenheiten bringen. Laß das alles auf sich beruhen.«

Er hatte nicht die geringste Ahnung, wovon sie sprach. Er verstand auch nicht die Andeutung, die sie hinzufügte: »Meine Familie, du weißt doch, wir haben keinen Kontakt mehr …« – Heute begreift er, daß seine Mutter Anfang der achtziger Jahre immer noch Angst vor Pogromen hatte. »Aber das habe ich bis vor drei Jahren nicht gewußt! Das nehme ich den Eltern fast ein bißchen übel, daß sie es mir nie erzählt haben, beide nicht.« Wenn die Rede auf die NS-Zeit kam, war seine Mutter regelmäßig verstummt. Nie, nicht mit einem einzigen Wort, äußerte sie sich je zum Holocaust.

Vor dem Hintergrund des Familientraumas fing Schwarz-Schilling an, auch das Schicksal seines jüngeren Bruders neu zu überdenken. Er war der sensibelste unter den Geschwistern, und was die musikalische Begabung betraf, eindeutig der vielversprechendste. Seine Mutter, zu der er eine besonders enge Beziehung hatte, setzte große Hoffnungen auf ihn als Künstler. Er sollte fortsetzen, was bei den Eltern durch Krieg, Gewalt und Unterdrückung unterbrochen worden war.

Im Alter von 17 Jahren zeigten sich bei dem Jüngsten auffällige Verhaltensweisen, die schließlich als schizophrene Schübe diagnostiziert wurden. Als junger Erwachsener trat er in ein Kloster ein. Dort versuchte er, wie sein älterer Bruder es sieht, seine psychischen Schwierigkeiten mit tiefer Frömmigkeit und großer Strenge gegen sich selbst zu sublimieren. In den fünfziger Jahren starb er an einer Lungenentzündung. Seine Mutter warf sich im nachhinein vor, sie habe sich nicht mit ausreichender Achtsamkeit um ihn gekümmert. Auch ihrem Ehemann machte sie Vorwürfe, aber der sah keinerlei Versäumnisse auf seiten der Eltern. Die Erkrankung seines Sohnes war für ihn ein psychiatrisches Problem, an dem niemand hätte etwas ändern können.

»Im Graben des Überlebens«

Dankbar erinnert sich Schwarz-Schilling an die vielen politischen Gespräche, die sein Vater mit ihm nach Kriegsende führte. Für sie gab es keinen Generationenkonflikt. Sie standen beide »im Graben des Überlebens«, einer des anderen wichtigste Stütze, und sie verband die Liebe zur Musik. Später waren dann die Optionen von Demokratie und Freiheit ihr gemeinsames Thema, im Sinne von: dafür sorgen, daß dieses Haus wetterfest gemacht wird. »Was für ein Glück habe ich gehabt«, stellt der Sohn fest, »und wie anders hätte ich werden können, wenn ich andere Eltern gehabt hätte.«

Man darf auch einmal die Phantasie spielen lassen, und deshalb stelle ich mir vor: Vielleicht wäre er nicht Unternehmer und CDU-Politiker geworden, ein Mann, für den der Alltag ohne die Kraftquelle Musik unvorstellbar war, sondern er hätte in Berlin Rudi Dutschke unterstützt. Einige wenige seiner Altersgruppe taten es, obwohl sie von den 68ern eine Generationsgrenze trennte. Die sogenannte rebellische Jugend konzentrierte sich in den zehn Jahrgängen von 1938 bis 1948. In den späteren politischen Auseinandersetzungen waren sie dann Schwarz-Schillings natürliche Gegner.

Heute spricht er mit Achtung über den Kampf, den andere Gleichaltrige und Jüngere hätten führen müssen, deren Eltern in den Nationalsozialismus verstrickt waren und sich auch nach dem Krieg nicht deutlich davon distanzierten. »Eigentlich bin ich nur jeden Tag dankbar dafür, daß ich diesen Kampf nicht führen mußte. Das ist auch der Grund, warum ich ein so befreites Leben geführt habe.«

Es ist ein außerordentlich langes Gespräch, das Christian Schwarz-Schilling und ich in seiner Bonner Wohnung führen. Gegen Ende kommt ihm der Gedanke: Was ihm ein befreites Leben ermöglichte, könnte gleichzeitig der Grund dafür sein, daß er zum politischen Außenseiter wurde. Er kann sich vorstellen, daß andere Parteifreunde durch eine belastete familiäre Biographie in ihrer geistigen Unabhängigkeit behindert waren und deshalb weder die kritische Lage auf dem Balkan noch die Sackgasse des Rentensystems erfassen konnten. »Durch eine solche Blockade«, glaubt er, »entsteht ja ein generelles blockiertes Denkschema, und zwar auf allen Gebieten.«

Schwarz-Schilling setzt sich bis heute für Bürgerkriegsflüchtlinge aus den Jugoslawien-Nachfolgestaaten ein. Kritisch bemängelt er die teilweise grundgesetzwidrige Abschiebung von Familien in eine zerstörte Heimat. Dies geschieht, obwohl sich die Familien in der Regel hier ein stabiles Leben aufgebaut haben und die Kinder keine anderes Land kennen als Deutschland.

Zu seinen aufregendsten Lebensabschnitten zählen seine zehn Jahre als Streitschlichter in Nachkriegs-Bosnien, eine Zeit, in der er 180 Reisen unternahm; kaum ein Ausländer kennt sich in diesem Land besser aus. Er war nicht mehr der Jüngste, als er das Amt antrat, aber durchaus einer der Zähesten, wenn es galt durchzuhalten. Einmal wurde im Winter zwölf Stunden lang in einem Raum ohne Heizung verhandelt. Natürlich war der Hintergrund ein absichtlich herbeigeführter Defekt in der Heizungsanlage, weil eine der Parteien hoffte, sie könne die gegnerische Seite durch andauernde Eiseskälte nachgiebig machen. Als Streitschlichter hat Schwarz-Schilling bei allen Volksgruppen hohes Ansehen erworben. Das ist sein Kapital für seine neue Aufgabe als »Hoher Beauftragter« der internationalen Gemeinschaft in Bosnien-Herzegowina, das er Ende 2005 als 75jähriger übernahm.

Angst, die Kindern eingeredet wurde

Dem Banker Hilmar Kopper fällt im Zusammenhang mit »German Angst« als erstes Kriegsangst ein. Ihm sind vor allem die Kinder auf den Demonstrationen gegen den ersten Golfkrieg in Erinnerung. »Das ist ja eigentlich das Schlimmste, was man tun kann: Kindern Angst machen, ihnen Angst einreden«, empört er sich. »Das ist seelisches Verprügeln, wenn man Kindern Angst macht!« Unser Zusammentreffen findet hoch oben in einem Büroturm der Deutschen Bank mit Weitblick über Frankfurt statt. Ich hatte ihn bei dem ersten großen Kriegskinderkongreß während einer Podiumsdiskussion erlebt. Als die Frage aufkam, ob die Angehörigen der Kriegskindergeneration im öffentlichen Leben allzu gut funktioniert hätten, ob sie überangepaßt und entscheidungsschwach gewesen seien – der Historiker Jürgen Reulecke warf den Begriff »Durchhampeln« in die Debatte –, hielt Kopper entschieden dagegen: »Wir hatten Visionen. Ich meine, unsere Generation hat viel hingekriegt, und wir haben es gut hingekriegt.«

Als Gesamtbilanz kann man dem zustimmen. Bei den Dreißiger-Jahrgängen handelt es sich im allgemeinen um eine außerordentlich tüchtige Generation. Nur bei denen, die Ende dieses Jahrzehnts geboren wurden, scheint die Lebens- und Durchsetzungskraft geringer entwickelt gewesen zu sein, vermutlich weil der Kriegsbeginn mit ihren ersten Lebensjahren zusammengefallen war, während jemand wie Hilmar Kopper immerhin noch zehn unbeschwerte Kinderjahre hatte ansammeln können, bevor die Katastrophe über ihn hereinbrach.

Die Karriere des Mannes, der heute Aufsichtsratsvorsitzender von DaimlerChrysler ist, trägt, ähnlich wie bei Gerhard Schröder, märchenhafte Züge. Ein armer Junge ohne jede Protektion steigt in die Position eines der mächtigsten Männer dieses Landes auf. Für die Kinder aus Flüchtlingsfamilien gab es, wie der Finanzexperte sich ausdrückt, »keinen Spielraum für Spirenzchen«. Es ging darum, als Schüler gut durchzukommen, gute Noten nach Hause zu bringen, um dann anschließend sofort studieren zu können. »Man konnte sich nicht in die Hängematte legen und sagen: Es kommt auf ein Jahr nicht an«, beschreibt Kopper das in seinen Jahrgängen übliche Gefühl der Mitverantwortung für die ganze Familie. »Und ich gebe zu: Wir waren eigentlich ziemlich bieder. Wir kannten ja auch die Welt nicht. Reisen mit den Eltern gab es nicht. Ich kann mich nicht erinnern, daß sie zwischen 1945 und 1965 je einen Tag Urlaub gemacht hätten.«

Blümchen auf Panzer

Seine Familie stammt aus dem sogenannten Polnischen Korridor. Die Eltern betrieben Landwirtschaft. Aufgrund der Bedingungen des Versailler Vertrags mußten sie die polnische Staatsbürgerschaft annehmen. Bis 1945 blieben die Koppers mit ihren vier Kindern von den Schrecken des Krieges verschont. Als Hitlers Wehrmacht 1939 Polen überfiel, glaubten sich die dort lebenden Deutschen befreit. Das gehört zu den ersten Erinnerungen des damals vierjährigen Hilmar: Die Kinder standen am Straßenrand und warfen den Panzern Blümchen entgegen.

Über die Umstände der Flucht erzählt er wenig. Seine Großmutter starb als Folge einer Mangelernährung, die sie als Diabetikerin nicht vertrug. Ein Baby in der engsten Verwandtschaft verhungerte. Seine Eltern schildert er als Menschen, die ihr Schicksal annahmen. Von ihnen hat er nie Klagen über ein ungerechtes Los gehört. Der Vater und die übrigen männlichen Verwandten sprachen so gut wie nie über ihre Kriegserfahrungen. Als Kind ahnte man, daß sich hinter dem Schweigen grauenvolle Erlebnisse verbargen, und stellte keine Fragen.

In den Nachkriegsjahren war für Gefühle von Angst und Schwäche wenig Platz. Für die Erwachsenen, die alles verloren hatten, zählte nicht mehr das Gestern, sondern nur noch der Überlebenskampf. Sie mußten ihre Familien versorgen und erwarteten auch von den Kindern, daß sie hart gegen sich selbst waren. »Sie sagten: Hier wird nicht rumgestanden und gebibbert. Hier wird nach vorn geguckt«, so Kopper über das Familienklima. Wenn die Kinder Angst zeigten, hieß es: »Nun habt euch mal nicht so.« Auf gut deutsch: Nun stellt euch nicht so an!

Kopper sagt von sich: »Ich habe keine Neigung, meine eigenen Erlebnisse in den Vordergrund zu stellen. Ich bin kein lamentierender Typ. Aber«, so fügt er hinzu, »das kann bei manchen Menschen anders sein, und wenn sie das brauchen, dann ist das ihr gutes Recht.«

Ohne die letzten drei Sätze hätte ich ihn vermutlich mehr

gefragt. Vielleicht dies: Ob er sich an Situationen erinnern könne, in denen er als Kind des Trostes bedurfte? Und ob ihn das in seinem Erwachsenenleben irgendwann einmal eingeholt habe? Von Zehnjährigen auf dem Lande weiß man doch, daß sie ihre Lieblingstiere haben, ihre Lieblingsplätze, ihre Lieblingsspiele mit Freunden. Das alles ging verloren und vieles mehr. Bei fast allen Angehörigen der Kriegskindergeneration, mit denen ich sprach, hat sich der Satz »Stell dich nicht so an!« als ein Reflex der Selbstkontrolle verankert, der eine gute Lebensleistung beförderte.

Aber dieser Satz stammt nun einmal aus Zeiten des Überlebenskampfes. Für den Umgang mit friedensverwöhnten Kindern taugt er kaum. Was mich interessieren würde: Wie ging man als Vater mit einem nicht mehr zeitgemäßen Reflex um? Wie offen konnte man als erwachsen gewordenes Flüchtlingskind mit seinen Wohlstandskindern sprechen? Konnten sie einen Vater, der sozusagen auf einem völlig anderen Planeten aufgewachsen ist, überhaupt verstehen?

Die skeptische Generation

Aus den Kindern der Dreißiger-Jahrgänge, die Entbehrungen und Disziplin gewohnt waren, wurden ehrgeizige Erwachsene, pflichtbewußt und zielstrebig. Der Soziologe Helmut Schelsky nannte sie »Die skeptische Generation«. Ihnen war, genauso wie den Erwachsenen, im Nachkriegsdeutschland nur dieser eine Weg nach vorn geblieben: überleben, eine Existenz aufbauen. Während in früheren Jahrzehnten Generationenkonflikte üblich waren, teilten die Angehörigen der »skeptischen Generation« die Werte ihrer Eltern. Schelsky wagte eine Prophezeiung: »In allem, was man so gern weltgeschichtliches Geschehen nennt, wird diese Jugend ›eine stille Generation‹ werden.«[18]

Es wurde eine Generation, die wenig Umwege machte, die sich »middle of the road« hielt, wie Kopper sich ausdrückt.

»Wir hatten das Gefühl, keine Zeit zu haben, um uns – sag ich mal – mit Mätzchen links und rechts der Straße zu befassen, also mit Dingen, die eigentlich viel Spaß machen.« Das klingt nach einem eingeschränkten Lebensgefühl. Das schmeckt nach zu viel Ernsthaftigkeit und nach zu wenig Unsinn-machen-Dürfen.

Die Schriftstellerin Christa Wolf, Jahrgang 1929, verweist in ihren vielbeachteten autobiographischen Reflexionen, die unter dem Titel »Kindheitsmuster« erschienen, auf eine Entwicklungsphase, die unterblieb und ihr später fehlte: »Nelly hat nie erfahren, wie man mit sechzehn ist. Sie kam nicht dazu, sechzehn oder siebzehn zu sein. Ihr Ehrgeiz war es, mindestens wie zwanzig auszusehen und sich keine Blöße zu geben, keine Schwäche zu zeigen. Mühsam holte ihre wirkliche Lebenszeit den Vorsprung, den sie sich abgezwungen hatte, später wieder ein. Aber die Jahre fehlen, für immer. Die Kinder haben es mit Eltern zu tun, die selbst nicht jung gewesen sind.«[19]

Eigentlich gehört ja zum Jungsein, daß man seine verrücktesten Ideen ausprobiert und gelegentlich über die Stränge schlägt. Andererseits wurden frühe Selbständigkeit und Einsatzbereitschaft belohnt wie in keiner Generation vorher und nachher. Das galt für die Bewohner beider deutscher Staaten.

Von den älteren Jahrgängen waren bis zu 40 Prozent der Männer im Krieg umgekommen. In Zeiten des Wirtschaftswunders machten deshalb die Jüngeren früh Karriere. »Und wer damals oben angekommen war, der hielt seine Position«, erklärt Kopper. »Und das hat die Nachfolgenden begreiflicherweise demotiviert.« Die Rede ist von den Vierziger-Jahrgängen. Aber, frage ich ihn, hätten nicht gerade sie eigentlich stärker sein müssen? Sie durften ausgiebig pubertieren, sie scheuten sich nicht, ihre Eltern und den Staat zu provozieren oder doch zumindest zu kritisieren; sie waren früh im Ausland und beherrschten Fremdsprachen. Kopper meint, das habe keine entscheidende Rolle gespielt. »Die nächste Generation, die hochkam, die hatte – lassen Sie es mich einmal so sagen – Bäume mit relativ großen Kronen über sich.

Also waren ihre eigenen Möglichkeiten an Wachstum und Entfaltung eingeschränkt.«

In anderer Hinsicht allerdings erwiesen sich die Dreißiger- und die Vierziger-Jahrgänge als gleich starke Hüter ihrer Interessen – als es darum ging, ihre Renten zu sichern. Die Älteren ignorierten den Reformbedarf, bis sie die Pensionsgrenze erreicht hatten. Kopper: »Da wußten sie, wie man im Mensch-ärgere-dich-nicht-Spiel sagt: Wir sind im Häuschen. Die größten Sorgen hatten die Vierziger-Jahrgänge. Sie haben gekämpft: Uns nimmt keiner etwas weg!«

Er fragt sich, warum die gleiche Situation, die sich überall auf der Welt abspielt, in der Bundesrepublik so viel Angst auslöst und anderswo kaum. An diesem Punkt des Gesprächs legt er freimütig dar, wie er selbst in seinem Leben mit Verunsicherungen umgegangen ist. »Wir hatten, glaube ich, genauso viel Angst wie andere auch«, sagt er, »aber meine Generation ist sehr gut im Bekämpfen, im Verbergen dieser Gefühle gewesen. Wir haben unsere Angst immer zugedeckt. Und was man anderen vormacht, das macht man ja eigentlich auch sich selbst vor.«

Daß von dieser verdeckten Angst etwas an die Nachkommen weitergegeben worden sein könnte, ist für ihn ein völlig neuer Gedanke, aber er wehrt ihn nicht von vornherein ab. Er hält es für möglich, daß Kinder mit entsprechenden Sensorien ausgestattet sind. »Vielleicht holt uns ja über unsere Kinder die von uns selbst unausgelebte Angst wieder ein.«

Eine ausgeschlagene Erbschaft

Nach dem Ende des Zweiten Weltkriegs verloren 14 Millionen Menschen ihre Heimat. Sie stammten aus den Ostgebieten und dem Sudetenland und wurden in der neuen Umgebung weiß Gott nicht mit offenen Armen empfangen. Sie waren bettelarm, hatten seltsame Gewohnheiten, ihre Sprache klang merkwürdig. Außerdem arbeiteten sie hart, sie verlangten weniger Lohn als die

Einheimischen, und eines wußten sie: Ihre Kinder sollten es einmal besser haben. Für den SPD-Politiker Jürgen Schmude bedeutete das auch, seinen Kindern Angst zu ersparen. In Westpreußen sollte er ein landwirtschaftliches Gut erben; das Testament besitzt er heute noch. »Aber ich habe mir gesagt: Meine Kinder sollen keine Angst erben. Also weg mit allem.«

Jürgen Schmude wurde 1936 als Kind von wohlhabenden Geschäftsleuten in Ostpreußen geboren. Einige Monate vor Kriegsende – die Familie hatte bei Verwandten auf dem Lande eine vorläufige Bleibe gefunden – rückte die Rote Armee vor. Russische Soldaten erschienen auf dem Gutshof, und der kleine Junge sah, wie zwei Männer, entfernte Verwandte, weggeführt wurden; er hörte sie noch rufen und um ihr Leben flehen und dann die Schüsse hinter dem Haus. Es begann eine Zeit der Unterdrückung, der Zwangsarbeit, des Hungers, des Sterbens von Säuglingen, des Todes der Großmutter, der Vergewaltigung der Frauen als Geschehen im Nebenzimmer.

Das sind Erlebnisse, die Erwachsene nur schwer bewältigen. Ich frage ihn, wie er das als Kind verkraftet hat. »Sicher, das bewegt«, antwortet er. »Aber es wird auch bedacht und irgendwie verarbeitet.« Ein großes Glück war es, daß alle Familienmitglieder überlebten. Aber hätten denn seine Eltern, frage ich weiter, überhaupt die Kraft gehabt, auf ihre Kinder einzugehen, sie zu trösten und sie auf einen guten Weg zu schicken? »Das mit dem Trösten hat immer auch einen Kondolenzcharakter«, wehrt er ab. »Statt dessen sagt man zu dem Zehnjährigen: Komm, stell dich nicht an und hol die Kartoffeln her.« Viel wichtiger sei für ihn Geborgenheit gewesen, das Gefühl, von Erwachsenen umgeben zu sein, die wissen, wo es langgeht. Und entscheidend sei schließlich, was man aus seinen Prägungen mache – ob man sie zum Gegenstand von Erzählungen mache oder zum Gegenstand von Klagen oder zum Gegenstand von Folgerungen. In seinem Fall war es die frühe und sehr energische Unterstützung der Ostpolitik Willy Brandts.

Dieter Wellershoff und die Freiheit

Die wichtigste Konsequenz, die Dieter Wellershoff, Jahrgang 1925, aus dem Krieg zog, war nicht: Ich brauche Sicherheit, sondern, wie der Schriftsteller sagt, »die Freiheit, meinen eigenen Lebensweg zu gehen – statt Anpassung und Mitläufertum.« Er sieht es immer noch als historisches Privileg und »eine grundsätzliche Belehrung, die Stunde Null erlebt zu haben« – eine Welt, in der alles in Trümmern lag. »Es ist ein bleibendes Geschenk zu wissen, daß man ganz unten, an einem Punkt, wo man eigentlich gar nichts außer dem eigenen Leben zu verlieren hat, daß man da keine Verlustängste hatte, sondern ein Gefühl der Freiheit.«

Die Begegnung mit ihm war vor allem auch deshalb so aufschlußreich, weil er seine Kriegserfahrungen und die Schlüsse, die er daraus zog, mit denen seines fünf Jahre jüngeren Bruders verglich. Er selbst sei eben kein Kind mehr gewesen, als der Geborgenheit gebende Zusammenhalt der Familie zerbrach. Das habe ihn im Unterschied zu seinem jüngeren Bruder später vor manchen Illusionen geschützt.

Wie viele bekannte deutsche Literaten der Nachkriegszeit war er Mitglied der Gruppe 47, bei deren Tagungen er Lesungen hielt und mit Kollegen diskutierte. Ein Kritiker sagte einmal, Wellershoff gehöre »zu den erstrangigen deutschen Autoren, die mit erfreulich wenig Getöse um ihre Person auskommen«. Im Unterschied zu Günter Grass und Heinrich Böll stand er im Bewußtsein der deutschen Öffentlichkeit nicht in der ersten Reihe der Literaturszene. Zwar gewann er eine stabile Leserschaft, die es ihm möglich machte, vom Schreiben zu leben – bis er mit 75 Jahren einen großen Erfolg hatte. Sein Roman »Der Liebeswunsch« erreichte eine Auflage von 150 000 Exemplaren und wurde verfilmt.

Sein Buch »Der Ernstfall – Innenansichten des Krieges« stieß auf weit geringere Resonanz; 1995 war das öffentliche Interesse an Kriegs- und Leiderfahrungen aus deutscher Sicht noch zurückhaltend. Acht Jahre später hätte Wellershoff mit seiner bestechend klaren Selbstauskunft weit mehr Beachtung gefunden. Sein Buch beantwortet Fragen, die viele Deutsche ihren Soldatenvätern nicht zu stellen wagten und auf die umgekehrt viele Soldatenväter nicht hätten antworten können oder wollen.

Wellershoff gehört zu den Jahrgängen der in den letzten Kriegsjahren eingezogenen Wehrmachtangehörigen. Als Schüler hatte er den großen Wunsch, an die Front zu kommen. »Hoffentlich dauert der Krieg so lange, daß wir noch Soldat werden«, hatten er und sein Schulfreund sich nach der feierlichen Beerdigung ihres in Frankreich gefallenen Klassenlehrers in jugendlichem Erlebnishunger gesagt. 1943, als sie dann Soldaten wurden, war der Enthusiasmus allerdings verflogen. Der Krieg hatte seit Stalingrad eine katastrophale Wende genommen. Wellershoff ging ernüchtert zum Militär.

Seine Haltung war: So ist Krieg, das mußt du bestehen, das haben zu allen Zeiten der Geschichte Menschen durchgemacht, und jetzt bist auch du dran. Ich werde alles Geschehen genau wahrnehmen.

An der ostpreußisch-litauischen Grenze wurde seine Kompanie, überwiegend Rekruten, in eine aussichtslose Großoffensive geschickt. Die Bilanz des 13. Oktober 1944: Von 180 Mann waren am Abend nur noch 30 einsatzfähig.[20] Der 18jährige Wellershoff wurde durch einen Granatsplitter am Bein verwundet und verbrachte den Winter im Lazarett. Auf diese Weise überlebte er. Wie er erst sehr viel später erfuhr, war sein Freund noch am selben Tag durch einen Kopfschuß gestorben. Andere schleppten die Hölle dieses Tages ein Leben lang mit sich herum. »Ich habe einen Kriegskameraden«, erzählt er, »der damals als Melder beim Bataillonsstab immer zu den Kompanien mußte und dabei die Sterbenden und die Leichen gesehen hat, die auf dem Feld lagen. Das hat ihn so schockiert, daß er noch heute an jedem 13. Oktober Ängste hat, sein Haus zu verlassen.«

Der 80jährige Wellershoff hat seinen klaren Blick auf alles, was ihn umgibt, im Krieg erworben. Das Gefühl, nur zufällig überlebt zu haben, ließ ihm sein weiteres Leben als Geschenk erscheinen.

Als der Krieg vorbei und sein Bein geheilt war, begannen für ihn umgehend die guten Jahre. Er studierte Psychologie und fing an zu schreiben. Eine ärmliche Behausung und schlechtes Essen spielten für ihn keine Rolle. Er war mit seinen Lebensumständen zufrieden. »Ich habe die ersten Jahre meines Studiums als einen euphorischen Zustand in Erinnerung. Alles entdeckte ich zum ersten Mal, die internationale Literatur, die Klassiker der Moderne. Den Namen Joyce hatte ich vorher nie gehört. Die Existenzphilosophie war meine Philosophie, der Jazz war meine Musik.«

Ein einfühlsamer älterer Bruder

Was mich an Wellershoff verblüfft und was sich auch in seinen Romanen und Erzählungen niederschlägt, ist sein genaues Einfühlen in die Jüngeren, auch in die Kriegskinder. Ich erkläre ihm, das ich eine solche Haltung in seiner Altersgruppe nur selten angetroffen habe, und frage ihn nach seinen Geschwistern. Er geht sofort darauf ein. »Ich kann Ihnen die Geschichte meines Bruders aufschreiben. Er ist häufig Quelle meiner Ideen zu Büchern gewesen.«

Kurz darauf schickte er mir den versprochenen Text:

»Ich habe das Familienleben vor dem Krieg als freundlich und harmonisch in Erinnerung. Es gab nie Streit zwischen den Eltern, und sie haben mich und meinen fünf Jahre jüngeren Bruder liberal erzogen. Mein Vater war Marineoffizier im Ersten Weltkrieg gewesen und hatte sich 1938 reaktivieren lassen. Seine Entscheidung lag wohl auch darin begründet, daß er sich aus der Klammer der Nazis befreien wollte. Anfänglich war er nämlich in die SA eingetreten. Er hatte geglaubt, was ihm gesagt worden war: Die SA, das ist jetzt die Fortsetzung der alten Armee. Aber er fühlte sich dort überhaupt nicht wohl – vielleicht noch mehr aus gesellschaftlichen als aus politischen Gründen, wegen dieses Krakeelerverhaltens. Nach dem Röhmputsch bot sich die Möglichkeit, aus der SA auszutreten, aber gleichzeitig mußte er die Bindung zur Armee suchen. Sein Satz zur Einschätzung der Zukunft lautete: Nach dem Krieg wird sich die Wehrmacht das Heft nicht wieder aus der Hand nehmen lassen.

Meine Mutter hat die Bedingungen des Krieges nicht verkraftet, die Bombenangriffe, ihr Mann war fort – es handelte sich um eine Krise, die ich nicht verstand. Ich merkte nur, daß meine Mutter depressiv und hysterisch wurde, weil die ganzen Überflüge nach Köln über unseren Heimatort Grevenbroich führten, mit der Gewohnheit, daß auf dem Rückweg die restlichen Bomben bei uns abgeworfen wurden. Mein Vater, der Kreisbaumeister war, hatte unseren Keller mit Stahlträgern absichern lassen. Bei Fliegeralarm kamen deshalb alle Nachbarn in unser Haus, und ich war immer peinlich berührt, weil meine Mutter am ganzen Leib zitterte, wenn Bomben fielen. Ich habe mich für sie geschämt und bin gegen ihren Einspruch aus dem Keller gegangen und habe mir draußen das Flakschauspiel angeguckt.

Auch daß ich mich freiwillig zur Wehrmacht gemeldet habe, hatte damit zu tun, daß ich von der Schürze der Mutter wegwollte. Den Schrei, den sie ausstieß, als sie mich in Uniform sah, werde ich nicht vergessen. Wahrscheinlich hat sie mich schon als Toten gesehen. Um den Bomben zu entkommen, ist sie dann mit meinem Bruder nach Schlesien gefahren. Dabei bekam sie so schwere Gallenkoliken, daß sie operiert werden mußte. Und daran ist sie gestorben. Ihr Lebenswille war wohl schon geschwächt.«

Der Tod der Mutter

»Für meinen jüngeren Bruder bedeutete der Tod der Mutter, daß er als Zwölfjähriger in ein Internat kam. Bei den Mitschülern handelte es sich durchweg um Jungen, deren Familien vom Krieg auseinandergerissen worden waren. Er hat es mir später geschildert. Schlägereien waren an der Tagesordnung. Es gab alle möglichen Selbstbehauptungskämpfe, und das hat ihn sehr geprägt. Seine tiefe Erschütterung wurde dadurch noch verschärft, daß er keine Rückkehr in die Familie mehr fand. Als mein Vater aus dem Krieg kam, brachte er eine neue Familie mit – eine Frau mit zwei Söhnen, mit einer Schwester und einer Mutter. Wir hatten das ganze Haus voll fremder Leute. Mein Bruder hatte ein Riesendefizit an Zuwendung und fühlte sich in der neuen Familie nicht zu Hause. Nach seinem Abitur zog er aus.

Für meinen Vater war der Start mit seiner neuen Familie nicht einfach, weil er sein Amt und damit seine Autorität verloren hatte; er mußte eine Zeitlang Steine klopfen. Später hat man ihn dann wieder geholt, weil er ein wichtiger Fachmann für den Wiederaufbau war.

Mein Bruder trieb Schwarzhandel. Später ist er Kaufmann geworden. Beim Universitätsexamen fiel er durch und mußte wiederholen. Er war ein intelligenter, aktiver Mensch. Aber er hatte sich schlecht vorbereitet, weil er mit dem Schwarzhandel beschäftigt war. Dennoch gab es für ihn gute Angebote für einen vielversprechenden Berufsweg in einem großen Unternehmen. Aber er entschied sich dagegen, aus Angst, er würde in dem fremden Milieu mit den Leuten nicht zurechtkommen.

Er heiratete früh. Er hat wohl Halt und Unterschlupf gesucht und das bei der Familie seiner Frau gefunden. Sie besaß eine Firma. Mein Bruder hat diesen Betrieb erfolgreich geführt und vergrößert, ist aber auf einen Wirtschaftsbetrüger hereingefallen, was ihn an den Rand des Bankrotts brachte. Darüber ging seine Ehe in die Brüche, und sein ältester Sohn starb durch einen Verkehrsunfall. Das heißt wohl: Für meinen Bruder hat sich die Katastrophenerfahrung des Krieges, von der er gezeichnet war, in den Nachkriegsjahren fortgesetzt. Doch nun war das kein allgemeines Schicksal mehr, sondern betraf vor allem ihn. Da er ein Kämpfer war, rappelte er sich immer wieder auf, unter anderem auch, indem er eine Zeitlang zahlreiche kurze Liebeserlebnisse hatte. Schließlich gelang ihm eine neue berufliche Karriere, dieses Mal im großen Stil. Er heiratete auch wieder. Aber der Schatten, der über seinem Leben lag, verdichtete sich erneut: Er erkrankte an einer besonders schweren Form der Leukämie und starb nach einer qualvollen Behandlung, auf die er sich eingelassen hatte, weil er nicht aufgeben wollte. Für mich ist sein Leben, das so getrieben war vom Wunsch nach Anerkennung, Erfolg und Beheimatung in der Welt, eine Folge der Verlassenheitsgefühle, denen er nach der Auflösung unserer Familie in den letzten Kriegsjahren ausgesetzt war.«

Fünftes Kapitel

Die verletzten Idealisten

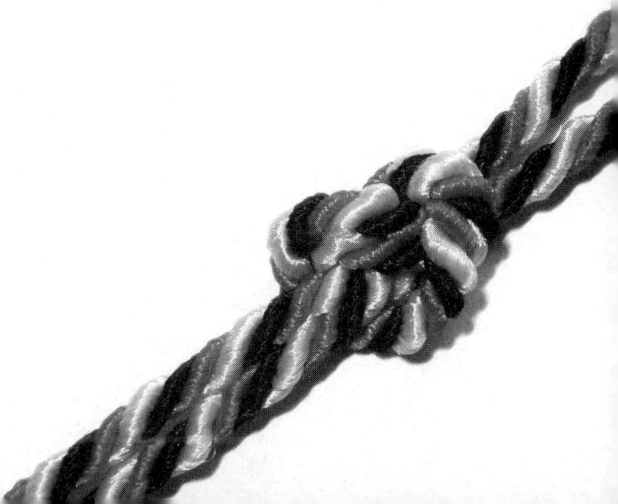

Kriegsängste und ideologischer Kampf

Die Angst, zu kurz zu kommen, und die Kriegsangst scheinen in unserem Land Geschwister zu sein. Immer wenn es auf der Welt zu Konflikten kam, an denen die Amerikaner militärisch beteiligt waren oder, wie später im Kosovokrieg, die Deutschen selbst, entstand ein Zwiespalt in der Bevölkerung, der überwiegend ideologisch diskutiert wurde. Das fing mit dem Vietnamkrieg an, einem mentalen Kampfplatz der 68er, und hörte erst vor dem zweiten Irakkrieg auf, den George W. Bush durch den heute erwiesenermaßen falschen Vorwurf rechtfertigte, Saddam Hussein sei im Besitz von Massenvernichtungswaffen. Als Kanzler Schröder ein entschlossenes Nein über den Atlantik schickte, stimmten ihm 70 Prozent der Bevölkerung zu, wodurch ihm, völlig unverhofft, noch einmal der Wahlsieg gelang.

Uneinheitlich und irritierend waren dagegen die Reaktionen im ersten Irakkrieg Anfang 1991 gewesen. Familienfeierlichkeiten wurden verschoben, in Einzelfällen sogar Hochzeiten. In Köln geschah etwas, das in die Annalen der Stadtgeschichte einging: Der Rosenmontagszug wurde abgesagt. Dies verwirrte das Bild einmal mehr, hätte man doch bis dahin davon ausgehen können, daß der Protest gegen den Krieg der Amerikaner am Golf sich weitgehend in linken Kreisen abspielte. Helmut Kohl und die christlich-liberale Koalition sahen jedenfalls keinen Grund, in den Amerikanern, die ihr militärisches Eingreifen durch ein UN-Mandat abgesichert hatten, Aggressoren zu sehen.

Und noch einer schoß quer, einer, der zu keiner Zeit den Konservativen zugerechnet wurde, Wolf Biermann. Der Liedermacher jüdischer Herkunft machte öffentlich bekannt, es sei ihm egal, aus welchem Grund die USA gegen den Irak vorgingen, ob es nun das Öl sei oder etwas anderes – wenn sie es denn nur täten. Entscheidend war für ihn, daß Saddam Hussein gedroht hatte,

Israel mit Raketen anzugreifen, und in der Tat waren einige Raketen auf israelischem Gebiet eingeschlagen. Noch verheerender war die zweite Drohung des Diktators gewesen: Er werde seine Raketen mit Giftgas bestücken lassen. In Israel versorgte sich die Bevölkerung mit Gasmasken – um sich gegen Gas zu schützen, das unter anderem mit deutscher Technologie im Irak hergestellt worden war. Saddam wußte genau, was er tat. So wurde ein Kollektiv den Vernichtungsängsten ausgesetzt, die in unzähligen Menschen die Hölle ihres Traumas wiederbelebten. Und im frisch wiedervereinigten Deutschland prallten zwei tiefsitzende Schwüre aufeinander: »Nie wieder Krieg!« gegen »Nie wieder Auschwitz!«

Wolf Biermanns Vater war als Mitglied des kommunistischen Widerstandes in Auschwitz ermordet worden. Der kleine Wolf, ein Arbeiterkind, hatte im Sommer 1943 die verheerenden Luftangriffe auf Hamburg überlebt, bei denen 40 000 Menschen getötet, über 100 000 verletzt und annähernd eine Million obdachlos wurden. Seine »Ballade von der Elbe bei Hamburg« zeugt davon, daß ihn die Katastrophe ein Leben lang verfolgte.

> So kam es, daß die helle Nacht auch noch den Tag verschlang.
> Am Mittag konnte ich im Qualm gar keine Sonne sehn.
> Ich hatte Glück und ward ein braves Kind mein Leben lang.
> Genau auf Sechseinhalb blieb meine Lebensuhr da stehn.

Und dennoch, seine Mutter schärfte dem kleinen Sohn ein, die alliierten Bomberpiloten seien ihre Freunde, weil sie Nazideutschland befreien würden. Er hat die Lektion nie vergessen.

Kein Blut für Öl

Lange hatte sich der Krieg am Golf vorbereitet. Ohnmächtig mußten Kriegsgegner in aller Welt zur Kenntnis nehmen, wie sich die amerikanische Militärmacht unter Präsident Bush senior in Stellung brachte. Aufgrund eines UN-Ultimatums, über dessen Ausgang sich niemand Illusionen machte, standen Datum und Uhrzeit des Kriegsbeginns schon Monate vorher fest. Günstig für die Fernsehsender, die auf diese Weise ohne jede Hektik ihre Leitungen einrichten und Studiotermine festsetzen konnten.

Als der Krieg dann pünktlich begann, brach in großen Teilen der deutschen Bevölkerung etwas aus, das aus heutiger Sicht die Bezeichnung »Panik« nahelegt, damals allerdings den ausländischen Beobachtern Rätsel aufgab. Sie irritierte nicht die Flut der Antikriegsdemonstrationen unter dem Motto »Kein Blut für Öl«, sondern der hohe Anteil reiner »Schülerdemos«. Es waren vor allem 12- bis 17jährige Schülerinnen und Schüler, die auf die Straße gingen, häufig vormittags, während der Unterrichtszeiten, also mit der Unterstützung der Schulleitung.

So ergab sich das Bild eines massenhaften Kinderprotestes, der sich »Peace« auf die Fahnen geschrieben hatte. Was steckte dahinter? Kriegsangst, was sonst? Aber woher kam sie? Wie war es möglich, daß politisch kaum interessierte und in Frieden und Wohlstand aufgewachsene Kinder Angst vor einem Krieg hatten, der außerhalb Europas ausgetragen wurde? Begreifbar wird das Phänomen, wenn man sich klarmacht, daß die protestierende Schülergeneration in den siebziger Jahren geboren war. Es handelte sich also um die Kinder der 68er-Generation; sie hatten kollektiv die Kriegsangst der Eltern übernommen.

Aber man mußte genau hinschauen: Das vorherrschende Gefühl bei den erwachsenen Demonstranten sah nicht aus wie Angst, sondern wie Haß. Es war Haß gegen die Amerikaner. Ich konnte mir das lange Zeit nicht wirklich erklären, bis ich im Südwestrundfunk einen Vortrag mit dem Titel »Wir Kriegskinder«

hörte. Michael Ermann[21], Arzt, Psychotherapeut und Traumaforscher an der Universitätsklinik München, sprach im Zusammenhang mit der Kriegskindergeneration von einem Haß, den jeder Traumatisierte im verborgenen mit sich trage: »Der Haß kann plötzlich und irrational auch heute aufsteigen, wenn ein Kriegskind am Fernseher Soldaten einer befreundeten Nation sieht, der gegenüber er tiefe Sympathie hegt, die plötzlich zu Tätern gegenüber unschuldigen Menschen anderer Nationen werden.«

Michael Ermann wurde 1943 in Stettin zwischen Bombennächten geboren. Trotz langer Selbstanalyse, sagte er, habe er erst vor wenigen Jahren begonnen, seine Persönlichkeit im Lichte dieser Kriegskindbiographie zu sehen und sein Leben neu zu lesen. Im Alter von zwei Monaten wurde er vor den Bomben in Sicherheit gebracht. Evakuierung nannte man das. Über die Auswirkungen, mehr als ein Jahr lang von seiner Mutter getrennt gewesen zu sein, darüber machte er sich erst Jahrzehnte später Gedanken.

Bloß keine Psychologie!

Die Vierziger-Jahrgänge fühlten sich nicht als Kriegskinder, sondern als Trümmerkinder. Die unmittelbare Nachkriegswelt hatte vor allem in der Erinnerung der Männer den Nimbus von Freiheit und Abenteuer. Sofern Angehörige dieser Generation sich an den Studentenunruhen beteiligten, wurden sie im Rückblick den 68ern zugeordnet. Nie hatten sie als junge Erwachsene in Erwägung gezogen, auch sie selbst könnten Leidtragende der Kriegszeiten gewesen sein, denn genau davon setzten sie sich ja ab. Sie einte in jungen Jahren das Entsetzen über die geleugnete Schuld und das Mitläufertum in der Generation ihrer Eltern.

In den Augen der Studenten war ihr Kampf ein rein politischer. Sie behaupteten zwar, auch das Private sei politisch, aber sie bezogen es auf gesellschaftlichen Normen, zum Beispiel solche, die auf der Sexualität lasteten, weshalb sie davon schnell und unwiderruflich Abschied nahmen. Wenn es um ihre eigene Befindlichkeit ging, wehrten sie sich heftig: Bloß keine Psychologie! Es konnte sie tief verletzen, wenn jemand ihre Motivation vor dem Hintergrund ihrer Seelenlage oder gar ihrer Bedürftigkeit deutete. Was sie nicht wahrhaben wollten, war, wie der Publizist Joachim Gauck im Rückblick selbstkritisch erkennt, »das neurotische Bemühen, nicht Kind meiner Eltern zu sein und nicht Kind dieses Landes zu sein«[22].

Die Studentenunruhen waren internationale Erscheinungen, die das in den jeweiligen westlichen Gesellschaften vorhandene Protestpotential so stark aufheizten, daß Massenbewegungen entstanden. In den USA ging es um den Widerstand gegen den Vietnamkrieg, in der Bundesrepublik wurden die Tabus der nationalsozialistischen Vergangenheit bloßgelegt. Da aber der Aufruhr seinem Wesen nach eine Gegenbewegung war und kein wirklicher Neubeginn, wurden dem »Anti« viele Traditionen und Konventionen nur deshalb geopfert, weil sie an die »bleierne Zeit«[23] der fünfziger und frühen sechziger Jahre erinnerten.

Teilweise wurden alte Ideologien durch neue ersetzt, und es entstanden neue Versäumnisse. Es ist ein Eingeständnis, das Gauck – früher Pastor in der DDR und ehemals Chef jener Behörde, der das ungute Erbe der Stasiunterlagen zugefallen war – in der Bewertung seiner eigenen Biographie entwickelte. Erstaunlicherweise identifiziert sich sogar der Ostdeutsche mit den 68ern. »Ich bin sicher«, sagt er, »daß viele der Aktivisten, die ja selbst Kriegskinder waren, sich mit ihrer Hyperaktivität, mit ihrem moralischen Eifer, mit ihrem guten Kampf – ich sage ausdrücklich: Ja, es war ein guter Kampf! – aber trotzdem eines von sich ferngehalten haben: das Gefühl, ausgesetzt zu sein, auf der Straße gelegen zu haben, eine Waise zu sein, eine Halbwaise und in vielfältiger Weise eben betrübt und beschädigt, traurig, einsam und nicht anerkannt zu sein.«

Durch diese Hyperaktivität, so Gauck, hätten sie damals das Verstörende von sich ferngehalten. »Auf diese Weise zeigt das beschädigte Ich seine Funktionsfähigkeit. Schaut nur, wie tüchtig ich bin! Und je intensiver das geschieht, desto weniger muß man eben im eigenen Keller nachschauen.« Zum Beispiel im Luftschutzkeller nachschauen, im dem er selbst, der 1940 geboren wurde, als Kleinkind saß; oder an Hunger und Not denken, an die elende Zeit der Entbehrung, die in der DDR noch bis Anfang der fünfziger Jahre anhielt.

Wie seinen Altersgenossen im Westen ging es ihm um ein moralisches Ringen mit seinen Eltern. »Die waren nicht besonders schuldig, weil sie Mitläufer gewesen waren«, erzählt er. »Für meine Auseinandersetzung wäre es wahrscheinlich hilfreicher gewesen, sie wären noch ein bißchen schuldiger gewesen. Klingt jetzt irgendwie gemein, aber ich hatte das Bedürfnis, ich muß mich von diesen Menschen absetzen, die so etwas getan oder geduldet, einfach nur zugeschaut, mitgemacht haben. Und gerade dieses Gefühl – damals, als man die Texte kriegte aus dem Westen –, dieses Gefühl, bei einer guten Sache mitzuwirken, also, die Alten zu überführen, das hat die Selbsteinkehr bei den eigenen Gefühlen und ganz gewiß die Trauer behindert.«[24]

Die Katastrophen und die Kriegerin

30 Prozent aller Deutschen, die zwischen 1933 und 1945 geboren wurden, wuchsen kriegsbedingt ohne Vater auf. Daß aber Annelie Keil zu der Gruppe dieser Halbwaisen gehört, ist ausnahmsweise nicht Schuld des Krieges, sondern die eines Mannes, der, wie sie es formuliert, »sich aus der Verantwortung für die Folgen eines sogenannten Seitensprungs gezogen« hat. Davon abgesehen haben sie die Jahre der Gewalt und des Hungers in einer Weise geprägt, daß sie sich in einem autobiographischen Text als »Kriegerin«[25] bezeichnet. Annelie Keil, 1939 in Berlin geboren, ist emeritierte Professorin für Sozialpädagogik und Sozialwissenschaft und war früher Dekanin an der Universität Bremen. Sie begann ihr Berufsleben an einer jungen Hochschule, die sich noch im Aufbau befand. Frischer Wind zog durch die neue Einrichtung

Akademiens, mit der viele Linke große Hoffnungen verknüpften, weshalb in der Hansestadt eine »rote Uni« entstand.

Als wir uns zu einem Gespräch treffen, überrascht Annelie Keil mich mit dem Satz: »Ich bin hier in Bremen eine Art Ikone.« Das ist das Selbstbewußteste, was ich je von einer 68erin gehört habe. Gerade hat sie, wie üblich in einem überfüllten Saal, einen Vortrag mit dem Titel »Wenn Kriegskinder und 68er in Rente gehen« gehalten. Aber es ging nicht um Probleme der Altersversorgung, sondern um ihren persönlichen und damit auch spirituellen Zugang zu der Frage, was es braucht, um im aufrechten Gang und mit Sinnerfüllung alt zu werden.

Bilanz ziehen ist wichtig, wenn jetzt nicht, wann dann? Was habe ich nicht bekommen, was habe ich mir nicht genommen? Und was kann ich der Gesellschaft, von der ich profitiert habe, noch zurückgeben? Annelie Keil verteilt keine Rezepte, sie spricht von ihrer Biographie als Kraftquelle. Im Vordergrund steht für sie, sich ihre Lebenserfahrungen zunutze zu machen, wenn nötig, um sie irrationalen Ängsten entgegenzusetzen, zum Beispiel, wenn es um die Angst zu verarmen und den heutigen Umgang mit Armut geht. Da sagt sie: »Als Kind habe ich geklaut. Das konnte ich besser als meine Mutter. Das könnte ich vermutlich noch als alte Frau. Zum Sozialamt zu gehen würde mir unendlich schwerfallen.«

Das mag jetzt nach Abenteuerspielplatz Krieg oder Freiheit im Trümmerfeld klingen, aber sie will nicht von ihrem Leid in der Kindheit ablenken. Es geht ihr um die Beantwortung der Frage: Was hat sie stark gemacht? Woher kam bei der Tochter einer alleinerziehenden Mutter und Sozialhilfeempfängerin dieser feste Glaube: Ich kann den Aufstieg schaffen! Und es geht um die zweite, genauso wichtige Frage: Welchen Preis hat sie später in ihrem Leben für das, was sie erreichte, gezahlt?

Ihr Vertrauen in das Leben und in ihre eigenen Fähigkeiten wuchs an einem Ort, wo man es am wenigstens vermutet, im Waisenhaus. Früh begriff sie, daß man um etwas kämpfen und es gleichzeitig teilen kann, etwa die angestellten Erzieherinnen im

Heim. Alle Kinder wollten die Tanten zu ihren Müttern machen. »Tante Ilse und Tante Idchen, die waren für uns alle da«, erzählt sie. »Manchmal dauerte es eine Stunde, bis ich mit dem Gute-Nacht-Kuß dran war, weil es an jedem Bett noch etwas zu verhandeln gab.« Das Heim, glaubt sie, sei ihre Chance gewesen, denn die Mutter hätte ihr kein Vertrauen ins Leben vermitteln können. Annelie wurde in einem Waisenhaus untergebracht, weil die Mutter in einer anderen Stadt arbeitete, und mit sechs Jahren wieder herausgenommen. »Die Flucht«, schrieb Keil, »beginnt in den letzten Wochen des Krieges, und dieser Krieg wie die Nachkriegszeit werden meine Lehrmeister auf dem Weg zur späteren ›Powerfrau‹.«

Ein sechsjähriges Mädchen soll die Angst seiner Mutter bannen, und es wird lernen, sich selbst und seine Mutter zu versorgen. Erste Lektion: Wenn es um das nackte Überleben geht, müssen Frauen die Macht übernehmen. »Dann bekommen selbst kleine Mädchen die Gelegenheit zu zeigen, was in ihnen steckt.« Für Annelie sind die ersten Nachkriegsjahre eine Kette des Grauens: von der Roten Armee überrollt werden, die Vergewaltigungen der Mutter und anderer Frauen, russische und polnische Gefangenschaft. Hungern, stehlen, nie weinen, eine prügelnde Mutter ertragen. Aber mittendrin auch ein russischer Offizier im Gefangenenlager, der für eine kurze Zeit die beschützende Vaterrolle übernimmt. Seine eigene kleine Tochter war von den Deutschen umgebracht worden. Später wird ein Arzt im Auffanglager Friedland zu Annelie sagen: »Du bist ja ein tüchtiger Kerl!«

Vorbild Albert Schweitzer

Der Held ihrer Pubertät heißt Albert Schweitzer. Sein Satz »Ich bin Leben, das leben will, inmitten von Leben, das auch leben will« wird zu ihrem Lebensmotto. Sie ist eben nicht nur Kriegerin, sondern dank guter Erfahrungen als Heimkind auch Fürsorgerin. Die von den 68ern ausgelösten oder von ihnen verstärkten sozialen Bewegungen sind für sie so attraktiv, daß sie teilweise ihre Position als Einzelkämpferin aufgibt. »Ich begriff damals, wie sich gesellschaftliche Machtverhältnisse in den persönlichen Lebenslagen widerspiegeln«, notiert sie, »und lernte gleichzeitig, von meinen persönlichen Erfahrungen im Umgang mit Familiengewalt, Armut und Stigmatisierung zu abstrahieren.«

Unter Gleichaltrigen findet sie sogar so etwas wie »Heimat« und »Ersatzfamilie«. Rückblickend sagt sie über die 68er: »Ihnen kommen nicht die Bedeutung und nicht die Diffamierungen zu, die über sie im Umlauf sind.« Bei den meisten seien die Ansprüche, die damals formuliert worden seien, im Kopf geblieben und deshalb habe ihnen letztlich die Kraft gefehlt. Man habe in der Illusion gelebt, man könne die Probleme dieser Welt – Ungerechtigkeit, Diskriminierung, Krieg, Arbeitslosigkeit und Obdachlosigkeit – allein durch Denken lösen, ohne Empathie und Mitgefühl. Man hätte aber Denken, Fühlen und Handeln zusammenbringen müssen; es sei viel rationalisiert und moralisiert worden – in dieser Hinsicht habe man sich ganz ähnlich wie die Eltern verhalten.

Im Unterschied zu den jüngeren 68ern, denen ein innerer Schwur nur selten bewußt war, kennt die junge Annelie Keil den Imperativ, der sie antreibt: Nie wieder anderen ausgeliefert und von milden Gaben abhängig sein! Sie weiß, das kann ihr nur durch harte Leistung und eine gesicherte Position gelingen. »Aus der Aufrüstung des kleinen Mädchens für das Überleben im Krieg«, schreibt sie, »wird die Rüstung einer Frau, die nun mehr als überleben will.« Allerdings ist von Freude jenseits der Arbeit oder von weiblicher Verwirklichung beim Aufstieg wenig die Rede. Hilfreich auf dem Weg nach oben sind »die bekannten Verhaltensweisen der Kriegskinder, die zum zentralen Bildungsprogramm des Krieges gehörten«: Ordnung, Sparsamkeit, mangelnde Rücksicht auf sich selbst, Durchhalten statt Jammern, Vorausplanen, Organisieren, Kampf um Unabhängigkeit, nicht unangenehm auffallen. Und über allem steht: Wissen ist Macht.

Ihre geistigen Mütter sind Clara Zetkin, Rosa Luxemburg, Hannah Arendt, die dazugehörenden Väter sind die Psychoanalytiker Siegfried Bernfeld, Wilhelm Reich, Bruno Bettelheim. Mit 30 Jahren hat sie es geschafft. Sie ist Beamtin auf Lebenszeit. Sie kann ihre Mutter versorgen, die am Ende ihres Lebens die Tochter loben wird: »Du warst meine beste Rente.«

Vieles ist gescheitert, zum Beispiel wurde die überregional sehr anerkannte Universitätsausbildung für Sozialpädagogen wieder abgeschafft. Unterm Strich aber wurde, wie sie es einschätzt, gegen enorme Widerstände eine Menge bei den Studierenden und in den außeruniversitären Projekten erreicht, und das macht ihre hohe berufliche Zufriedenheit aus. Privat sieht die Bilanz in einigen Bereichen nicht ganz so günstig aus. Die Hochschullehrerin versäumte Entscheidendes, weil es nicht auf ihrem Lebenslehrplan gestanden hatte, vor allem »die Lust auf Passivität, die Sehnsucht nach Schönheit, nach Spontaneität ohne Rückversicherung«. Sie sagt, sie habe lange Zeit nicht wahrhaben wollen, daß der Lebenstraum von einer Familie mit vielen Kindern unter ihren Händen zerrann. »Was meine Identität als Frau und mein Kampf um Anerkennung mit dem fehlenden ›Modell Mann‹ zu tun haben könnte, habe ich ausgeblendet: in meinen Freundschaften, Partnerschaften und Ehen, eigentlich auch für mein Alter und erst recht für eine Partnerschaft im Alter. Die Folgen des Krieges hören nicht auf.«

Inzwischen kämpft sie mit den Folgen von zwei lebensgefährlichen und anderen Erkrankungen, hat aber gleichzeitig eine tiefe Liebe zu ihrem Leben entwickelt. Eines ihrer Bücher deutet im Titel darauf hin, was sie die verschiedenen Zusammenbrüche lehrten: »Wird Zeit, daß wir leben – Wenn Körper und Seele streiken«.

1968 – in eigener Sache

Am 11. Mai 1968 kam es in Bonn zur großen Demonstration gegen die Notstandsgesetze. Ich selbst nahm nur als Beobachterin teil, weil ich zu diesem Zeitpunkt als sogenannte Jungredakteurin des Bonner »General-Anzeigers« darüber berichten sollte. Aber ich hatte den Wunsch dazuzugehören, und so stand ich in der folgenden Nacht bei einem letzten Grüppchen Unverdrossener, die vor der Französischen Botschaft protestierten. Gegen was, erinnere ich mich nicht mehr. Es war die Nacht, in der ich volljährig wurde. In der DDR, das wußte ich, war man das schon mit 18 Jahren. Aber in der Bundesrepublik blieb man lange Kind, bis zum 21. Lebensjahr. Es machte keinen Unterschied, ob man, wie in meinem Fall, sein eigenes Geld verdiente oder nicht.

In vielen Familien liefen die Generationskonflikte verblüffend gleichförmig ab. Es war kein Witz, sondern eines Vaters tiefer Ernst, wenn er beim Abendbrot die Worte ausstieß: »Solange du die Füße unter meinen Tisch stellst ...« Was dann folgte, war eine Anordnung in der Art:

»..., wirst du dir die Haare schneiden lassen« (zum Sohn).

»..., bist du pünktlich um Mitternacht zu Hause« (zur Tochter).

»..., nimmst du an keiner Demonstration teil« (zu beiden).

Was einem drohte, wenn man nicht gehorchte, mußte er gar nicht erst aussprechen. Dann gab es kein Geld mehr. Für mich war es eine leere Drohung, ich brauchte sein Geld nicht, weshalb er seine Autorität mit dem Satz untermauerte: »Wenn es dir nicht paßt, dann geh doch nach drüben!« Unter solchen Bedingungen ist es leicht, Nestflüchter zu werden.

Wir haben uns jahrelang nicht gut verstanden. Dann ergab sich ein gemeinsames Erlebnis vor dem Fernseher, als Willy Brandt vor den Vereinten Nationen sprach. Mein Vater, der Brandt stets nur »den Sozi« genannt hatte, hörte aufmerksam zu und sagte am Ende der Rede: »Das kann ich verstehen, daß er für euch junge Leute wichtig ist.« Wir versöhnten uns, und ein Jahr später starb er.

Wann hatte es angefangen mit den Schwierigkeiten zwischen uns? Mein Vater sagte einmal, es hätte in meiner Pubertät begonnen. Ich sei schnell beleidigt gewesen und hätte angefangen, an ihm herumzumeckern. Wir hatten schon früh das, was man heute eine Wertediskussion nennen würde. Mir paßte es nicht, wenn er Schwarze, die man noch unbefangen »Neger« nannte, als Menschen zweiter Klasse ansah, und ich warf ihm vor, »materialistisch« zu sein. Stand mir das Wort damals überhaupt schon zur Verfügung?

Verbotene Partys

Es war die Zeit, als die Studenten an den Universitäten sich siezten und die jungen Männer mit Schlips und Anzug in die Seminare gingen. Unsere Schulleiterin wetterte, weil wir Mädchen lange Hosen trugen, konnte sich aber nicht mehr durchsetzen. Zu Hause mußte ich vor dem Abendessen immer einen Rock anziehen.

Unsere Eltern meinten, wir arbeiteten zu wenig für die Schule und gingen zu viel auf Partys. Beides stimmte. Wir wollten Rock 'n' Roll in »sturmfreien Wohnungen«, also wenn die Erwachsenen verreist waren – verbotene Spiele Anfang der sechziger Jahre, als die Prüderie in der Bundesrepublik ihren Höhepunkt und die uneheliche Geburtenrate ihren vorher und nachher nie mehr erreichten Tiefstand hatte. Soweit ich es überblickte, war die Art und Weise, wie wir Schülerinnen und Schüler einander näherkamen, ziemlich harmlos. Wenn aber die Eltern davon erfuhren, gingen ihre Verdächtigungen ins Maßlose. Unter großem Gekicher erzählten wir Mädchen uns gegenseitig, wie aufgeregt sich Mütter und Väter Sorgen um unsere Jungfräulichkeit machten, die absolut nicht bedroht war.

Wir haben überhaupt pausenlos über unsere Eltern geredet. Nur deshalb wußten wir, wie ähnlich die Stimmungslage in den Familien war. So etwas stand damals noch nicht in der »Bravo«.

Wir regten uns darüber auf, wie spießig die Erwachsenen waren und daß auffälliges Verhalten bei uns nicht geduldet wurde, immer mit dem Argument »Was könnten da die Leute sagen ...«. Und wie leicht sie die Fassung verloren! Ließen sich Söhne die Haare bis über die Ohren wachsen, sahen die Eltern ihr Weltbild bedroht. Nur Kinder aus Flüchtlingsfamilien waren in ihrem Urteil etwas gnädiger. Da fiel dann schon mal die Bemerkung: Gemessen an dem, was die Eltern hinter sich hätten, seien sie eigentlich noch ganz erträglich.

Fast überall in unserer Clique waren die Mütter Hausfrauen, die am meisten darunter litten, daß sie die Hausaufgaben ihrer Kinder überwachen mußten. Das kam auch immer bei den Damenkränzchen zur Sprache. Keine einzige hatte Lust, die Nachhilfelehrerin zu spielen, und warum gerade die Söhne sich weigerten zu lernen, war ihnen ein Rätsel. Die Gymnasiallehrer galten in den Augen unserer Eltern bis auf wenige Ausnahmen als »Sozis«. Das Wort tauchte schon früh in meinem Leben auf.

Als ich 15 Jahre alt war, wurde meine Klasse an einem Vormittag ins örtliche Kino geführt. Dort zeigte man uns ohne jede Vorwarnung ausgemergelte KZ-Häftlinge und Leichenberge. Es waren Ausschnitte aus Filmen, die von den Amerikanern unmittelbar nach der Befreiung der Konzentrationslager gedreht worden waren. So sah unser erster Anschauungsunterricht über Holocaust und deutsche Schuld aus.

Wir waren völlig unbefangen gewesen, als wir das Kino betraten. Heute wüßte ich gern, ob nach der Filmvorführung im Elternhaus darüber gesprochen wurde, aber ich kann niemanden mehr fragen. Vermutlich geschah es doch, denn mehrere Eltern, auch meine eigenen, behaupteten gelegentlich, wir würden in der Schule gegen sie aufgehetzt. Man brächte uns dort bei, die Erwachsenen als schlechte Menschen zu sehen. Es hätte auch viel Gutes gegeben im Dritten Reich. Ihre Reaktion irritierte mich. Hetze gegen die eigenen Eltern? Wie das denn? Was hatten denn die Eltern damit zu tun?

Kaum je hörte ich von den Erwachsenen meiner Umgebung etwas anderes, als daß man »nichts gewußt« habe. Gemeint waren damit nicht nur die Vernichtungslager im Osten, sondern auch das, was ihnen vorausging. Nein, man könne sich nicht erinnern, je Zeuge des Gewaltterrors von SA und SS gewesen zu sein, allenfalls habe man Gerüchte darüber gehört. Auch sei die Bedrängnis in jenen Jahren so groß gewesen, daß man einfach nicht die Zeit gehabt habe, den verschwundenen jüdischen Nachbarn auch nur einen Gedanken nachzuschicken. Und stets wurde hinzugefügt: »So eine Zeit, die kann man nicht beschreiben, die muß man erlebt haben. Das könnt ihr Jungen nicht verstehen.« Ihren Stimmen war nicht Erschütterung über den Massenmord anzumerken, sondern Empörung darüber, daß »die eigenen Kinder« ihnen derartige Fragen stellten.

Ein Jahr später besuchte ich Verwandte in der DDR. Ich erhielt dort wie alle Westbürger eine offizielle Einladung zum Besuch der Gedenkstätte Sachsenhausen. Von »Konzentrationslager« war in dem Schreiben keine Rede. Auch Tante und Onkel äußerten sich nicht dazu. Ich verabschiedete mich von ihnen morgens in bester Laune, weil ich mir einen Ausflug zu irgendwelchen Sehenswürdigkeiten vorstellte. Und so landete ich ein zweites Mal unvorbereitet im Keller der deutschen Schuld. Ein ehemaliger KZ-Häftling beschrieb detailliert die Grausamkeiten im Lager. Die Westdeutschen hörten mit starren Gesichtern zu – was ich als Sechzehnjährige als inneres Unbeteiligtsein interpretierte, tatsächlich aber wohl ihr Entsetzen in Grenzen halten sollte. Wir kamen in einen großen Raum, in dem routinemäßig Erschießungen stattgefunden hatten. Da hielt ich es nicht mehr aus und rannte ins Freie. Auf dem Weg zum Bus ging einer der offiziellen Begleiter unserer Gruppe neben mir und sagte: »Ich habe Sie beobachtet. Sie haben das Besucherprogramm abgebrochen. Hat es Ihnen nicht gefallen?«

Die Kinder waren Schulversager

Meine Mutter war eine couragierte Frau. Bei jedem Elternabend fing sie Streit mit den Lehrern an. Mir sagte sie nichts davon. Die Mutter einer Freundin erzählte es mir, nannte aber nicht die Anlässe für die Auseinandersetzungen. Mit meinen Schulnoten und denen meiner Geschwister ging es bergab. Versetzungen waren gefährdet. Niemand konnte sich erklären, warum gerade die Kinder von Zahnärzten, Anwälten, Unternehmern und Hochschulprofessoren Schulversager waren. Ich wechselte die Schule und traf mit meiner Mutter eine Abmachung: Ich versprach, eine fleißige Schülerin zu werden, und sie versprach, nie auch nur einen Fuß in das neue Gymnasium zu setzen und schon gar nicht bei den Elternabenden zu erscheinen. Auf diese Weise schaffte ich das Abitur.

Der Schulwechsel erwies sich auch in anderer Hinsicht als Chance. Ich lernte einen ganz anderen Umgang mit der deutschen Schuld kennen. Der Schulleiter war ein glühender Antifaschist, aber auch ein Humanist und vor allem ein guter Pädagoge. Seine Geschichtsstunden gehörten zum interessantesten Unterricht jener letzten Schuljahre. Eines Tages brachte er einen Zeitzeugen mit in unsere Klasse, der von seiner Kriegsgefangenschaft in Rußland berichtete. Der Mann sprach klar, ungeschönt, manchmal zitterte seine Stimme. Zu Beginn hatte er im nüchternen Ton festgestellt, daß er seine schlimmsten Jahre – drei Jahre als Soldat, fünf Jahre als Kriegsgefangener – ausschließlich durch Hitlerdeutschland verursacht sah. Nach seinem Vortrag fragten wir ihn, wie man so etwas Ungeheuerliches verkrafte – denn im Unterschied zu anderen Heimkehrern wirkte er ruhig und nicht im mindesten verbittert. An seine Worte erinnere ich mich genau. »Ich bin ein Perlenmensch«, sagte er. »So jemand ist in der Lage, auch die schrecklichsten Erfahrungen zu etwas Kostbarem zu machen. Genauso wie es Muscheln gelingen kann, einen kleinen Stein, der in sie eingedrungen ist, in eine Perle zu verwandeln.«

Zu Hause schwieg ich über den Geschichtsunterricht. Ich

wollte keine platten Rechtfertigungen hören. Ich schämte mich für meine Eltern. Ich wäre gern stolz auf sie gewesen.

Erst viele Jahre später erfuhr ich den Hintergrund des Streits auf den Elternabenden: Die Lehrer waren von meiner Mutter als »Kommunisten« und »Nestbeschmutzer« beschimpft worden.

Unruhige Studenten

Im Jahr 1966 verließ ich die Welt der engen Vorschriften und rückwärtsgewandten Werte. Ich war endlich frei. In Berlin brachen die Studentenunruhen aus, und wellenweise kamen sie dann auch im Westen an. Ihre Anführer und Sympathisanten lösten bei mir zwiespältige Empfindungen aus. Einerseits fühlte ich mich zugehörig, weil sie meine Altersgruppe repräsentierten, und es gefiel mir, wenn die Redaktion mich losschickte, weil es wieder etwas von der Uni zu berichten gab. Bei den Sit-ins konnte es richtig lustig zugehen. Andererseits kam es mir albern vor, wenn ein Student einen milchbärtigen Polizisten, der am Rande einer Demo für Ordnung sorgen sollte, im Vernehmungston anschnauzte: »Was haben Sie im Dritten Reich gemacht?!« Ich war keine Studentin, sondern eine berufstätige Frau von Anfang Zwanzig; schon deshalb hatte ich andere Kriterien, mit denen ich versuchte, die Welt der Erwachsenen zu verstehen.

Die Sprache der Revolution fand ich von Anfang an abstoßend – vorgestanzte, blutleere Begriffe. Und damit wollten sie die Arbeiter für den internationalen Kampf gewinnen? Auf den Flugblättern hatten die Schlagzeilen mindestens drei Ausrufezeichen, zum Beispiel »Aktion! Aktion! Aktion!!!« Ich hatte bei der Zeitung gelernt, mit den Ausrufezeichen äußerst sparsam umzugehen. Umgekehrt war auch ich vielen Studenten suspekt. Ich erschien sorgfältig geschminkt und gekleidet, trug Minirock und Schuhe mit hohem Absatz, und ich lächelte viel – so wie es mir die Zeitschrift »Brigitte« beigebracht hatte. Hinter meinem Rükken nannten mich einige »eine bürgerliche Gans«. Frontal wagten sie nur die Frage: »Bist du überhaupt eine Genossin?« – Wußte ich nicht. Aber ich war die Freundin eines Genossen, eines Kommunisten, fünf Jahre älter als ich, ein ewiger Student. Was er sagte, klang sehr erwachsen. Er lebte in einer Wohngemeinschaft, und wenn man dort am Küchentisch saß, wurde wieder sehr viel über die Eltern geredet. Es war dieselbe soziale Zusammensetzung, wie ich sie schon aus dem Gymnasium kannte. Eigentlich ging es uns Bürgerkindern immer nur darum, daß wir nicht begriffen, warum die Eltern sich nicht deutlicher vom Nationalsozialismus distanzierten, warum sie immer wieder hervorheben mußten, Hitler hätte schließlich die Autobahnen gebaut. Warum sie glaubten, die Tagebücher der Anne Frank seien eine Fälschung. Warum uns vorgerechnet wurde, es hätten nie und nimmer 6 Millionen ermordete Juden sein können, sondern höchstens 1,5. Offenbar schämten sich alle, Kinder solcher Eltern zu sein. Aber das sagte niemand laut, schon gar nicht mit Tränen in den Augen. Wir sahen uns nicht in Not, sondern im Aufbruch. Große Aufgaben lagen vor uns. Wir würden eine freiere, eine menschlichere Gesellschaft schaffen. Aber wie sollte sie aussehen? Ich kannte die DDR durch meine Besuche bei Verwandten. Ich war sogar in die Sowjetunion gereist, in der Absicht, die »Welt« und die Bild-Zeitung zu widerlegen, die ständig gegen die kommunistischen Staaten wetterten. Mit Sozialismus wollte ich danach nichts mehr zu tun haben. Ich weigerte mich auch, Marx zu lesen.

Im Jahr 1968 wollte ich bei der Zeitung kündigen, weil ich den Wunsch hatte zu studieren. Mein Freund sagte voraus, ich würde dafür von zu Hause keinen Pfennig bekommen. »Sie werden sagen: ›Wer an unserem Stuhl sägt, den werden wir nicht auch noch finanzieren.‹«

Während einer Autofahrt nutzte ich eine der wenigen entspannten Stunden mit meinem Vater, um mit ihm darüber zu sprechen. Er zeigte sich erfreut und versprach, mein Studium zu unterstützen. Ich war froh, daß mein Freund endlich einmal unrecht hatte. »Aber unter einer Bedingung …«, sagte neben mir mein Vater. »Es werden keine Ologie-Fächer studiert.« – »Welche meinst du?« – »Politologie, Soziologie, Psychologie. Und es wird nicht mehr demonstriert!« Und dann fiel dieser Satz: »Eines ist doch klar: Jemanden, der an meinem Stuhl sägt, den werde ich nicht finanzieren.«

Innerlich gab ich ihm sogar recht. Aus seiner Sicht verhielt er sich konsequent. Aus dem Fernsehen wußte er, welche Sprüche die Demonstranten vor sich hertrugen. Einer davon lautete: »Wir sind die Leute, vor denen uns unsere Eltern immer gewarnt haben.«

Schluß mit dem braunen Geist!

Ich kündigte nicht. Mein Freund suchte sich eine andere – Tochter eines steinreichen Großbürgers, mit der er Marx las. Dennoch blieb ich dem Milieu derer, die später 68er genannt wurden, verbunden. Es ergaben sich zwei gemeinsame Ziele: Schluß mit dem braunen Geist der Vergangenheit und Schluß mit der autoritären Erziehung (und beides wurde ja dann auch erreicht). Darüber hinaus handelte es sich von meiner Seite um eine Nähe aus Mangel. Wo sonst hätte ich hingehen sollen? Den Ansichten in meinem Elternhaus mißtraute ich und denen meiner Kollegen auch. Sie waren durchweg älter als ich, sie gehörten zur »skeptischen Generation«. Manche zeigten sich entsetzt, andere grinsten nur, wenn ich ihnen meine linken Gewißheiten entgegenstellte. Solange davon nichts in meinen Manuskripten stand, war es für sie in Ordnung. Daran hielt ich mich. Nie wieder in meinem Leben hatte ich so rigide Überzeugungen. Sie waren meine Rüstung. Daß ich in diesen Jahren völlig desorientiert war, ist mir erst sehr viel später aufgefallen.

In der Frauenbewegung fand ich schließlich eine soziale Heimat. Ich erwarb eigene Standpunkte und wurde mit der Zeit erwachsen. In die allgemeine Schelte über das, was die 68er angeblich verbrochen haben, kann ich nicht einstimmen. Ohne sie hätten wir in Deutschland ein Klima, in dem nicht einmal jemand wie Helmut Kohl sich wohl fühlen würde.

Allerdings kann ich auch die Versäumnisse meiner Generation nicht übersehen. Wir haben unsere Eltern nur gefragt: »Was habt ihr gemacht?« Wir wollten nicht wissen, was sie erlebt hatten. Als wir jung waren, interessierte uns nur das, wovon die Älteren am wenigsten hören wollten – die deutsche Schuld. Das förderte in jedem Generationslager Einäugigkeit. Auch das Klima des Kalten Krieges beförderte eine gewisse geistige und emotionale Trägheit, wenn es darum hätte gehen müssen, sich mit den Ambivalenzen, die sich aus der deutschen Vergangenheit ergaben, auseinanderzusetzen. Eine gravierende Folge war eine verzerrte Wahrnehmung, die unsere Gesellschaft bis heute belastet.

Sechstes Kapitel

Der Blick von außen

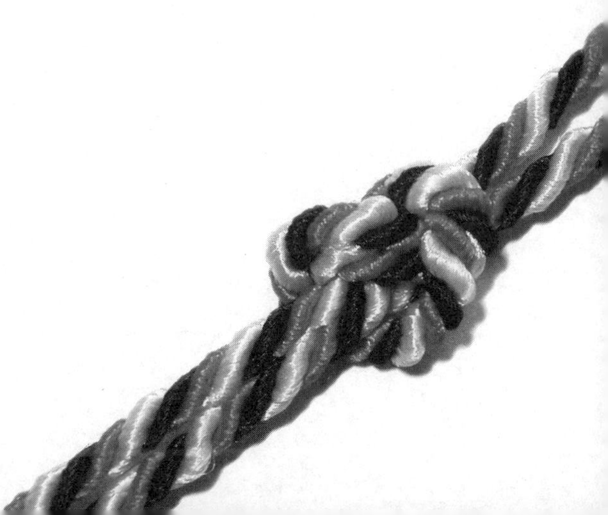

Die Angst vor Liebe und vor Frieden

Es gibt Menschen, die offenbar unbegrenzt belastbar sind. Große Probleme können sie nicht aus der Bahn werfen. Im Gegenteil. Sie spornen sie nur zu Höchstleistungen an. Die Schwierigkeiten tauchen bei ihnen an einer völlig anderen Stelle auf, nämlich dann, wenn die Probleme verschwinden. »Wenn plötzlich lauter Positives über sie hereinbricht, dann werden sie krank«, weiß der Psychoanalytiker Horst-Eberhard Richter[26]. Er spricht von Patienten, die eher dann im Gleichgewicht sind, wenn es ihnen nicht so gut geht. Und sein ostdeutscher Kollege Hans-Joachim Maaz sekundiert: »Ich sag manchmal zugespitzt: Die größte Angst, die Menschen haben, ist die Angst vor Liebe und vor Frieden, also das, wonach sie sich am meisten sehnen.«

Ähnliches gilt nicht nur für Individuen, sondern auch für Gruppen. Man kennt es vor allem von engagierten sozialen Projekten, um deren Erfolg jahrelang unter großen Entbehrungen gerungen wurde. Wenn endlich klar ist: Wir haben es geschafft, unser Modell funktioniert, es ist für unsere Klientel eine große Hilfe, und die Finanzen stimmen, hurra! – kurz: Wenn die harten Zeiten des Durchhaltens vorbei sind, dann erst steht das Team vor seiner eigentlichen Bewährungsprobe. Dann zeigt sich, ob es tatsächlich stabil ist oder ob es nur durch den äußeren Überlebensdruck zusammengehalten wurde. Daß sich an die große Erleichterung eine Phase der Unruhe und der Auseinandersetzungen anschließt, ist normal. Es hat sich viel Unerledigtes angestaut. So manche unüberwindliche gegenseitige Abneigung unter zwei Mitarbeitern wird erst jetzt zur Belastung aller, während man vorher durch eine gemeinsame Notlage aufeinander angewiesen war, was Kompromisse beförderte.

Handelt es sich bei dem Projekt um einen Modellversuch innerhalb einer großen Institution, einer Klinik zum Beispiel oder einer Universität, dann werden die jeweiligen übergeordneten Chefs mit der Problemlage vertraut sein und, wenn sie selbst nicht mehr weiterwissen, zu einem Coach oder Supervisor raten. Häufig beginnt jetzt eine Phase der Fluktuation. Einige Mitarbeiter verlassen die Gruppe, neue kommen hinzu. Nicht selten wird das ganze Team ausgetauscht.

Anders sieht es aus, wenn Menschen sich sozusagen freischwebend und gleichberechtigt zusammengetan haben, um ihre beruflichen, sozialen oder ideellen Vorstellungen zu verwirklichen: Anwälte, Ärzte, Umweltschützer, Journalisten, Erzieher, Parteiengründer, Eltern. Dann droht gerade mit dem Eintreten des Erfolgs das gesamte Projekt zu platzen. Häufig sieht es so aus, als würde die Kraft, die vorher alle zusammenhielt, sich in ihr Gegenteil verwandeln, und das kann schlimm enden: Der eine wird schwerkrank, der andere zieht vor Gericht, ein dritter brennt mit der Kasse durch. Jeder arbeitet gegen jeden, am Ende verlieren alle und haben noch Schulden obendrein.

Das hat etwas damit zu tun, daß Pionierprojekte vor allem Mitarbeiter anziehen, die, aus welchen Gründen auch immer, Katastrophen gewöhnt sind und gerade im Chaos des Alltags außerordentliche Kräfte entfalten. Auch wenn sie ständig über ein Zuviel an Arbeit klagen und damit drohen, einfach alles hinzuwerfen – der Ruf »Es brennt!« macht sie nicht hasenfüßig, sondern stark. Er veranlaßt den nötigen Adrenalinschub, und schon sind die Retter der Feuerwehr auf dem Weg. Wenn aber die Brände aufhören, wenn Normalität und Überschaubarkeit eintreten, dann ist häufig zu beobachten, wie sich ehemals zupakkende und Zuversicht verbreitende Menschen in Zögerer und Nörgler verwandeln, vermutlich auch deshalb, weil das Ziel nie den Idealen entsprechen kann, die man einmal anstrebte.

Pioniere sind Menschen, die mit Zähigkeit und Rigorosität große Dinge bewegen und deren Glaube tatsächlich Berge versetzen kann. Was ihnen in der Regel fehlt, um die neugeschaffenen Verhältnisse in geordnete Strukturen zu überführen, sind Geduld, Nüchternheit und eine gewisse Bedenkenlosigkeit. Vor diesem

Hintergrund wundert es nicht, daß kaum einer der Bürgerrechtler der DDR, die noch in der Übergangsphase mit ihren »runden Tischen« überaus erfolgreich waren, im wiedervereinigten Deutschland die Politik mitgestalteten.

Die hier beschriebenen Phänomene sind nicht neu und dennoch, zum Allgemeinwissen gehören sie nicht. Sonst würden die Wunden, die Pioniere nach Rückzug oder Scheitern mit sich herumtragen, schneller heilen. Freundschaften und vertraute Arbeitsbeziehungen sind zerbrochen, man spricht von menschlicher Enttäuschung oder gar von Verrat. Es wird seine Zeit dauern, bis die Bereitschaft, anderen wieder zu vertrauen, groß genug ist, um sich erneut in einem Gruppenprojekt zu engagieren. Oder man sagt: Nie wieder, und man wird zum Einzelkämpfer, zum illusionslosen Selfmademan mit melancholischen Schüben. Oder man kämpft überhaupt nicht mehr, meckert nur noch, weiß, »daß man sowieso nichts machen kann«, und verbreitet, wo man geht und steht, die Duftstoffe des ewigen Opfers.

Wenn endlich alles gut wird, kommt der Teufel

Wie sich ausgerechnet dann, wenn alles gut wird, produktive Kräfte in zerstörerische Kräfte verwandeln, lesen wir im Märchen der Brüder Grimm »Das Mädchen ohne Hände«. Ein Müller wollte schlauer sein als der Teufel. Als ihm das nicht gelingt, hat er, um sich und sein Kind zu retten, der Tochter die Hände abgehackt. Ihre Tränen halten den Teufel auf Abstand, er kann nichts mehr ausrichten. Sie verläßt ihr Zuhause; sie geht verstümmelt, aber voller Gottvertrauen allein in die Welt. Ein Engel hilft der Müllerstochter, und tatsächlich – alles wird gut. Ein König verliebt sich in sie, er heiratet sie und schenkt seiner Frau silberne Hände. Während der König sich auf einer langen Reise befindet, bringt die Königin einen Sohn zur Welt. Die Mutter des Königs will ihrem Sohn die freudige Nachricht zukommen lassen – und genau hier schlägt der Teufel wieder zu. Er vertauscht die Botschaften, er verwandelt Gut in Böse, aus Glück wird Unglück. Der König liest, seine Frau habe einen Wechselbalg, also ein vom Teufel gezeugtes Kind zur Welt gebracht. Als Ehemann, der seine Frau liebt, reagiert er besonnen; er schreibt zurück, man solle bis zu seiner Rückkehr alles auf sich beruhen lassen. Aber wieder fälscht der Teufel einen Brief, und so erhält die Mutter des Königs den Auftrag: Laß meine Frau und das Kind töten!

Daß dann nach sieben langen, verwirrenden Jahren die Familie am Ende glücklich vereint ist, daß Gott sogar die Hände der jungen Frau wieder nachwachsen läßt – wie könnte es anders ausgehen in einem Märchen? Doch vergleichbare Geschichten der Heilung gibt es auch in der Realität. Es muß sie geben, andernfalls kämen Kollektive nach großen Katastrophen nie wieder auf die Beine. Aber es könnte sie häufiger geben, wenn sich herumspräche, daß für viele Menschen nicht die schwierigen Zeiten die eigentlich kritischen sind, sondern, im Gegenteil, die Wende zum Guten.

»Das ist fast regelmäßig der Fall«, bestätigt Maaz aus seiner Arbeit mit seelisch verletzten Patienten. »Wenn sie sich wirklich im Persönlichen bessere Verhältnisse erwerben, dann werden sie automatisch an die Defizite erinnert.« Eine Fallgeschichte: Jemand, der in seinen Gefühlen völlig unterversorgt durchs Leben gelaufen ist, verliebt sich zum ersten Mal, und seine Liebe wird erwidert. Aber er kann das Glück nicht genießen. Es wird für ihn unerträglich, so sehr, daß er in eine Depression fällt. Warum? Weil er eine Ahnung davon bekommt, was ihm bisher – vor allem in der Kindheit – versagt worden ist. Sein reduziertes Leben sollte ihn davor bewahren, an den frühen Mangel erinnert zu werden. Bevor also der Verliebte sich über eine herzliche, liebevolle Beziehung freuen kann, müßte er eigentlich erst einmal trauern über das, was er vorher nicht besaß. Das klingt logisch, aber die meisten Menschen wissen das nicht. »Das ist der Grund«, sagt Maaz, »warum sie das Gute, was ihnen widerfahren könnte, vermeiden oder es schnell wieder madig machen.«

Der Wiedervereinigung folgte die Depression

Als alles gut wird, als ein Zusammenschluß von jungen Beratern weiß, daß ihr Konzept Erfolg hat und daß sie endlich damit Geld verdienen werden, bricht die Gruppe auseinander.

Als alles gut wird, als der Krieg endlich aus ist, entwickelt ein achtjähriges Mädchen in einer zerbombten Stadt Lebensangst.

Als alles gut wird, als es sich in einem immer noch wohlhabenden Deutschland gut leben läßt – in einem demokratischen Staat, zum ersten Mal in seiner Geschichte nur von befreundeten Nationen umgeben –, als alles gut wird und das Land nach 40 Jahren Teilung endlich wiedervereinigt ist, stellen sich in der Bevölkerung Depressionen ein.

Halt! Darf man das? Ist es überhaupt seriös, ein Kollektiv anhand von Diagnosekriterien zu beschreiben, die für einzelne Patienten entwickelt wurden? Das läßt sich nicht leicht beantworten. Individuelles Verhalten auf die Gesellschaft zu übertragen, ist nur begrenzt möglich. Nur ein einzelner kann sich schuldig machen, ein Kollektiv nicht, weshalb der Begriff »Kollektivschuld« in Debatten über unsere Vergangenheitsbewältigung schon lange nicht mehr auftaucht. Andererseits wird nicht widersprochen, wenn von »den neurotischen Strukturen« im Nationalsozialismus die Rede ist.

In diesem Buch geht es um die Folgen eigentümlicher Sozialisierungsbedingungen in einem bestimmten Abschnitt deutscher Geschichte. Es geht um individuelle Prägungen als Massenphänomene, die sich auf soziales Handeln auswirkten. Ich meine deshalb, daß kollektive Rückschlüsse nicht nur erlaubt sind, sondern nötig. Was passiert, wenn wir auf psychologische Erklärungen verzichten? Was bleibt dann noch übrig, um gesellschaftliche Phänomene zu erfassen? Was sonst könnte unseren Blick schärfen? Dennoch, alle Psychotherapeuten, mit denen ich sprach, rieten zur Vorsicht. »Das Problem bei meiner Berufsgruppe ist«, sagte die Ärztin und Traumaexpertin Luise Reddemann, »wir sehen immer nur die Kranken. Wir sehen nicht die Gesunden.

Wir können nicht einfach das, was wir bei kranken Menschen sehen, auf alle anderen übertragen. Das kann nicht stimmen.«

Ähnlich zurückhaltend äußerte sich Helm Stierlin in Heidelberg. Der 80jährige, Mitbegründer der systemischen Familientherapie in Deutschland, war Luftwaffenhelfer in Stettin, später Soldat. Er erzählt mir von seinen Klassentreffen. Von ursprünglich 40 Gleichaltrigen leben noch zwölf. »Fünf oder sechs von ihnen«, sagt er, »haben es geschafft, mit ihren Kriegserlebnissen fertigzuwerden.«

Er hat lange Zeit in den USA gearbeitet. Haltbare und hochkarätige Freundschaften sind der Ertrag bis heute. Als wir uns kennenlernen, ist er gerade von einer Amerikareise zurückgekehrt. Ich setze große Hoffnungen auf ihn, auf seinen von außen gestützten Blick und auf seinen Blick nach innen, zumal er sich schon in den achtziger Jahren hellhörig für den Nachhall des Nationalsozialismus in Psychotherapien zeigte. Vor allem waren es die Angehörigen der Kindergeneration, die mit psychischen Beschwerden in seine Praxis kamen. Häufig ging es um die Verstrickung ihrer Eltern in die Verbrechen des NS-Regimes. Für die Nachkommen handelte es sich zunächst um unbewußt weitergegebene Altlasten, die erst nach und nach während der Therapie zutage gefördert wurden. Helm Stierlin versuchte ihnen den Zusammenhang von Familiengeschichte und deutscher Schuld nahezubringen. Er sprach von Aufträgen, die an die nächste Generation delegiert wurden, und er prägte für derartige Verschiebungen den Fachbegriff »Delegation«. Für einen seiner Patienten war die von seinem Vater übernommene Schuld offenbar so unerträglich, daß er sich umbrachte. Bis heute behandelt der Psychotherapeut jene, denen der Schriftsteller Ralph Giordano sein Buch »Die zweite Schuld«[27] widmete: »Den schuldlos beladenen Söhnen, Töchtern und Enkeln«. Es gehört zu den Standardwerken über verlogene Bewältigungsstrategien der Deutschen nach 1945.

Da war nicht nur die Last der Schuld, auch die Gewalt des Krieges hatte für Stierlin unübersehbar viele Kriegskindheiten überschattet, so daß die Folgen in das Erwachsenenleben hineinreichten. »Da ist das Beispiel einer magersüchtigen Patientin«, berichtet er. »Sie mußte als Siebenjährige auf der Flucht von Ostpreußen in einem überfüllten Zug auf ihre kleine Schwester aufpassen. Das Kind wurde zu Tode gequetscht. Das war für die Frau eine schreckliche Bürde, die ihr Leben fortan belastete und die sicher auch für ihre Krankheit mitverantwortlich war.« Aber gerade als Therapeut weiß er, wie vielfältig einerseits die Erlebnisse in der Kriegskindergeneration waren und wie ungleich andererseits die gleichen Erfahrungen, zum Beispiel unter Geschwistern, verarbeitet wurden. Hier kommen die unterschiedlichsten Faktoren ins Spiel, deren Wirkung auf die Psyche wie auch auf die gegebene Beziehung sehr verschieden sein konnte. Diese Faktoren, sagt er, gelte es zu berücksichtigen, um verborgene Ressourcen und Selbstheilungskräfte zu aktivieren.

Dieselbe Haltung, die ihn zum guten Psychotherapeuten befähigt – die außerordentliche Gabe zu differenzieren –, legt ihm nahe, vorsichtig zu sein bei Aussagen über ein Kollektiv. Er spricht ganz allgemein von einer Atmosphäre der Verunsicherung, der Lähmung, von der viel zu geringen Eigeninitiative in Deutschland. Aber danach schon beginnen die Zweifel: »Die Frage ist, wie weit hat das mit Erlebnissen dieser Generation zu tun? Wie weit spielen da andere Faktoren hinein? Da wäre ich dankbar, wenn ich das selbst besser verstünde, weil es ein so enorm großes Thema ist.«

Kornblum – ein kenntnisreicher Ausländer

Bei der Beschreibung ausländischer Phänomene gelten zumindest in den Medien derartige Hemmungen nicht. Wie oft schon wurde in der Vergangenheit behauptet, daß es sich im Nahost-Dauerkonflikt zwischen Israelis und Palästinensern um ein Aufeinanderprallen zweier traumatisierter Kollektive handelt. Journalisten und Nahostexperten fühlen sich dazu berechtigt, weil sie über einen distanzierten Blick verfügen, aber auch, weil ihr Urteil für sie selbst folgenlos bleibt, solange sie sich im sicheren Abstand, in ihrem Heimatland aufhalten und nicht gerade in Jerusalem. Dort würde ihnen womöglich handgreiflich widersprochen, und zwar von beiden Seiten. Wer glaubt, für eine gerechte Sache zu kämpfen, will nicht als krank abgestempelt werden; er will nicht hören, daß er ein unverarbeitetes Trauma mit sich herumschleppt oder es von den Älteren geerbt hat.

Wer wüßte das besser als John Kornblum. Der ehemalige US-Botschafter in Berlin während der Präsidentschaft Clintons hätte den Deutschen einiges zu sagen. Doch seine Erfahrungen als Bewohner eines Landes, in dem er seit Jahrzehnten mit Unterbrechungen lebt, in dem er gern lebt, wie er betont, und in dem er als Banker gute Geschäfte macht, haben ihn gelehrt, seine Worte abzuwägen.

Er ist Deutschlandchef der Investment Bank Lazard. Wir sind in seinem Büro am Pariser Platz verabredet, in der Nachbarschaft von Brandenburger Tor und Holocaust-Mahnmal. Berlin ist für ihn und seine Familie durchaus zur Heimatstadt geworden. Hier wachsen seine beiden noch schulpflichtigen Söhne auf. Seine Aufgaben in der amerikanischen Außenpolitik waren von wesentlichen Entwicklungen im Nachkriegseuropa geprägt. Die Stichworte heißen: Ostpolitik, Viermächteabkommen, NATO, KSZE-Gipfeltreffen in Helsinki und Wien, Krisenmanagement in Bosnien, Friedensabkommen von Dayton. Die Stadt Sarajewo würdigte seine Verdienste, indem sie ihn zum Ehrenbürger ernannte. 1965, mit 21 Jahren, kam er zum ersten Mal nach Deutschland, als Vizekonsul am amerikanischen Konsulat in Hamburg; 1969 wurde er in die politische Abteilung der amerikanischen Botschaft in Bonn entsandt. 1987 hielt der damalige US-Präsident Ronald Reagan bei einem Berlinbesuch eine Rede mit dem später vielzitierten Satz: »Mr. Gorbachev, tear down this wall!« Kornblum hatte ihn seinem Präsidenten ins Manuskript geschrieben.

Er ist Jahrgang 1943, vier Jahre älter als ich. Was, wenn er

Deutscher wäre? Vielleicht hätten wir gemeinsame Erinnerungen an Friedensdemonstrationen ausgetauscht. – Aber er stand auf der anderen Seite. Kornblum setzte sich wie sein damaliger Präsident und mein Bundeskanzler Helmut Schmidt für den sogenannten NATO-Doppelbeschluß ein – für die massive Drohung des Westens aufzurüsten. Er hat sogar maßgeblich an seinem Zustandekommen mitgewirkt. Natürlich macht es keinen Sinn, sich nach all den Jahren wegen der Friedensbewegung zu streiten. Ich kann mich allerdings nicht völlig zurücknehmen, und darum versuche ich, ihm meine heutige systemische Sicht der Dinge nahezubringen: daß erstens beides, der Doppelbeschluß und die Friedensbewegung, letztlich zu Abrüstung und Entspannung geführt haben und daß zweitens nicht so sehr die Proteste auf der Straße dazu beigetragen haben, sondern Tausende, vielleicht sogar Zehntausende bewußt herbeigeführte internationale West-Ost-Kontakte. Gern hätte ich ihn noch daran erinnert, wie es damals war, als noch ganz ohne Internet ein Netzwerk gegen die Angst geknüpft wurde – als Schriftsteller, Ärzte, Lehrer, Gewerkschafter, Journalisten, Hochschullehrer, Wissenschaftler, Filmemacher, Theaterleute, Musiker sich in einer so noch nie dagewesenen kulturellen Bewegung zusammenfanden mit dem Ziel, gegenseitige Vernichtungsängste abzubauen. Gern hätte ich ihm von Boris erzählt, einem Mig-Piloten, der auf dem Roten Platz von einer deutschen Touristin erfuhr, daß ihr Freund Alpha-Jets flog, woraufhin Boris ihr ein Hammer-und-Sichel-Abzeichen in die Hand drückte, mit dem Satz: »Geben Sie ihm das! Sagen Sie Ihrem Freund, daß auch wir Frieden wollen!« Kornblum sieht so aus, als habe er solche Diskussionen schon bis zum Überdruß geführt. Er bleibt dabei: »Die Friedensbewegung hat nichts, aber auch gar nichts gebracht.«

Vorbei ist vorbei. Wir haben Wichtigeres zu besprechen, und dabei kommen wir zu einer ähnlich lautenden Einschätzung: Vorbei ist noch lange nicht vorbei.

»Das Vergangene ist nicht tot ...«

Ein im Gedenkjahr 2005 zum Spruch gewordenes Zitat, das meistens Christa Wolf zugeschrieben wird, tatsächlich aber von William Faulkner stammt, lautet: »Das Vergangene ist nicht tot, es ist noch nicht einmal vergangen.« Das ist der Grund, warum wir zusammensitzen. Seit vielen Jahren versucht der ausgewiesene Deutschlandkenner die öffentliche Debatte in diesem Land in ihrer Unergiebigkeit zu verstehen. Schließlich ist er auf den Begriff »Trauma« gestoßen, hat einiges darüber gelesen, wie es entsteht und wie seine Langzeitwirkung aussehen kann.

Wenn Menschen unter sogenannten »posttraumatischen Belastungsstörungen« leiden, wie es in der Fachsprache genannt wird, neigen sie zu Vermeidungsstrategien; die echten Probleme werden nicht angesprochen, und alles Verstörende wird durch Überaktivität oder Banalitäten gebannt. Man beschäftigt sich endlos mit Nebensächlichkeiten, läßt keinen einzigen neuen Gedanken mehr zu, löst Kreuzworträtsel, zupft Unkraut. Oder das Verstörende wird durch Aggression in Schach gehalten. Man führt Krieg an allen Fronten, überwirft sich mit den Freunden, manchmal sogar mit den eigenen Kindern. Ein Traumatisierter hält sich nicht für krank. Die anderen sind schuld. Die Verhältnisse machen ihm das Leben schwer. Neuere Studien haben nachgewiesen, daß ein Trauma jahrzehntelang »ruhen« kann. Ein Mensch ist über diesen Zeitraum völlig beschwerdefrei und leistungsfähig – und irgendwann tauchen unerklärliche Symptome auf wie Ängste, Depressionen, Wahrnehmungsverzerrungen.

Soviel zum Wissen aus dem Fach Individualpsychologie, das Kornblum zu einem anderen Blick auf deutsche Zustände anregte. Kleinkarierter politischer Dauerstreit läßt eigentlich immer vermuten, daß unter der Oberfläche ganz andere Dinge brodeln. Was glaubt Kornblum, könnte dahinter stecken? »Man kann mindestens vorläufig zu dem Schluß kommen«, formuliert der Ex-Diplomat vorsichtig, »daß dieses Land immer noch unter einem ziemlich schweren Trauma leidet.« Es werde viel geredet, sagt Kornblum, aber wenig gesagt. »Es kommt von Politikern eine Lawine von Tatsachen, Details, Statistik, Programmen, aber wenn Sie das analysieren, ist nichts Greifbares dabei.« Im kurzen Wahlkampf von 2005 sah er seine Sichtweise erneut bestätigt: »Die Reden hatten nichts mit dem Zustand Deutschlands zu tun. Sie gingen an der Wirklichkeit vorbei. Sie hatten mit der Verbesserung und Verfeinerung des Status quo zu tun.«

Es fällt Kornblum schwer zu glauben, daß sich in der Großen Koalition in absehbarer Zeit etwas Entscheidendes ändern wird. Da der Politik die Gestaltungskraft fehle, so sagt er voraus, werde Deutschland am Ende durch den Markt reformiert werden. Eine Mahnung, die daran erinnert: Wer nicht beizeiten umdenkt und daraus die Konsequenzen zieht, ist dem Veränderungsdruck von außen hilflos ausgeliefert.

Deutschlands Problem heute: von Freunden umgeben

Kornblum blickt weiter in die deutsche Geschichte zurück, als es hierzulande in der öffentlichen Debatte üblich ist. Seiner Meinung nach war Deutschland auch vor dem Zweiten Weltkrieg nie eine Nation, der es wirklich gutging. Schlechte Monarchen, viel Krieg, viel Diktatur, viel Armut. Kein Wunder, daß die Deutschen so gern Luftschlösser bauen … »Die Realität war immer unbefriedigend«, stellt er fest. »Aber nun, zum ersten Mal in seiner Geschichte – und deshalb ist die jetzige Phase so faszinierend – sitzt dieses Deutschland mitten in einem gesicherten Europa, mit Freunden als Nachbarn, mit einer stabilen Demokratie und mit einer stabilen Wirtschaft, trotz allem. Deutschland wird mit einer guten Realität konfrontiert, zum ersten Mal in seiner Geschichte. Und das ist das Problem!«

Wenn die Dinge endlich gut werden … Ein Motiv wiederholt sich. Vor meinem inneren Auge reihen sich im Schnelldurchlauf Bilder des vereinten Deutschlands aneinander. Zwei davon bleiben hängen, jubelnde Menschen auf der Mauer und die Eier auf

Helmut Kohl. Als sich die unrealistischen Erwartungen an die Wiedervereinigung nicht erfüllten, folgte der Euphorie nicht Nüchternheit, sondern Lustlosigkeit im Westen und tiefe Enttäuschung im Osten. Unter beidem lag noch etwas anderes, etwas Gemeinsames, das man hätte teilen können, wenn es denn bewußt gewesen wäre: Es war Ratlosigkeit. Die politische Elite wollte nicht wahrhaben, daß sie überfordert war; daß sie nicht weiterwußte; daß der Milliardentransfer die Probleme nicht zu lösen vermochte; daß man hier versuchte, mit überholten Rezepten, die schon vor 1989 für die alte Bundesrepublik nicht mehr taugten, das Jahrhundertprojekt Wiedervereinigung zu stemmen. In den neuen Bundesländern wiederum wollte man nicht wahrhaben, daß der reiche Bruder, von dem man sich »blühende Landschaften« erhofft hatte, am Ende seines Lateins war. Man glaubte den fast ausschließlich im Westen sozialisierten Politikern nicht, wenn sie sagten, die Kassen seien leer. Wie sollte man auch? Das Jahr 1990 war so lange nicht her, als noch alles ganz anders geklungen hatte. Konnte eines der wohlhabendsten Länder der Erde in so kurzer Zeit verarmen?

Es folgte, was in festgefahrenen Situationen üblich ist. Man beschuldigte sich gegenseitig. Das ist ja auch einfacher, als in sich zu gehen und nach Irrtümern zu forschen. Die Ossis sagten: Im Westen sind sie arrogant und gnadenlos auf Konkurrenz aus. Die Wessis sagten: Im Osten sind sie undankbar und abhängig wie Kinder. Auf der einen Seite Ellenbogengesellschaft, auf der anderen Seite Sandmännchenschlaf. Nichts ist leichter, als sich auf pauschale Diffamierungen zu einigen, hinter denen sich vor allem eines verbirgt: Wir kennen euch nicht, und wir wollen euch um Gottes willen auch nicht kennenlernen! Zehn Jahre nach der Wende hatten die Beziehungen zwischen Deutschland-Ost und Deutschland-West einen Tiefstand erreicht. Fortschritte wurden nicht daran gemessen, wie die Zustände ausgesehen hatten, als es zum Zusammenbruch des alten Systems kam, sondern es zählte nur eines: Der Staat hatte sich als unfähig erwiesen, die Ostdeutschen mit ausreichend Arbeitsplätzen zu versorgen. Weder in der

Bevölkerung Ost noch in der Bevölkerung West wurde das ernsthaft als ein *gemeinsam* zu lösendes Problem gesehen. Zehn Jahre nach dem Mauerfall war von Freude keine Spur, von Dankbarkeit auch nicht. Kein Stolz auf das, was inzwischen erreicht wurde. Nur kleinkarierter politischer Streit. Nur gegenseitige Vorwürfe. Ein französischer Politiker sagte kopfschüttelnd: »Wir würden feiern. Und was macht ihr?« Wir schlagen uns verbal die Köpfe ein. »Ich kenne kein anderes Land«, sagt der in Frankreich geborene Ex-Manager Daniel Goeudevert, »dessen Bewohner sich selbst so wenig mögen – und sich selbst so wenig kennen wie die Deutschen.«[28]

Inzwischen haben sich die wirtschaftlichen Verhältnisse ein wenig verschoben. Die Konturen sind schärfer geworden. Es entstanden Boomzentren im Osten, wie etwa Leipzig, und Arbeitslosenhochburgen im Westen, wie Gelsenkirchen. Aber insgesamt gilt: Der Westen ist immer noch besser mit Arbeitsplätzen versorgt als der Osten. In puncto Jammern jedoch hat sich der Westen dem Osten angeglichen.

Der Verdacht, hinter dem Jammern könne sich Angst verbergen, German Angst, kam auch für Kornblum verspätet. »Ich hab das erst nach der Wende verstanden, nicht vorher«, gibt er zu. »Vorher waren wir alle, auch ich, im Kalten Krieg befangen. Aber nach der Wende war für mich offensichtlich, daß die Deutschen ihr großes Trauma nicht überwunden hatten. Denn sie saßen da mit dieser sehr guten Realität und wußten nicht, was sie damit anfangen sollten.«

Warten auf den Mißerfolg

Es scheint ein spezifisch deutsches Dilemma zu sein, daß man sich so schwertut, sich über Fakten zu einigen, so daß es zum Bewerten der Fakten erst gar nicht mehr kommt. Wenn man das könnte, dann wäre man nicht länger blockiert. Dann könnten neue, bahnbrechende Methoden ausprobiert werden – auf die

Gefahr hin, daß die Einschätzung der Wirklichkeit falsch war und der eingeschlagene Weg später korrigiert werden muß.

Darüber müßte geredet werden, meint Kornblum, darüber, daß die Vergangenheit immer noch eine große Belastung darstellt, darüber, daß untergründige Verunsicherungen zu einer verzerrten Wahrnehmung der Wirklichkeit führen, die man sich schönredet, oder umgekehrt, wenn Erfolge niedergemacht werden. Wenn bei einem neuen Großprojekt die ersten Hindernisse auftreten, dann kommt auffällig oft die Reaktion: Wir haben es ja immer gesagt. Das kann ja alles nichts werden. Streichen wir das ganze Projekt! Der Tonfall dabei ist nicht etwa bedauernd, sondern triumphierend.

Kornblum nimmt als Beispiel das Drama mit der Maut. Es dauerte seine Zeit – nicht übermäßig lange, wie er findet –, bis die neue Technologie ausgefeilt war. Wer mit Realitätssinn ausgestattet war, wußte vorher, es würde große Schwierigkeiten geben. So ist das nun mal, wenn man sich auf unvertrautes Terrain begibt. Doch eine solche Haltung kann sich in einem auf Katastrophen fixierten Land nicht durchsetzen. Stellt sich eine Untergangsstimmung nicht von selbst ein, dann wird sie eben produziert. Die Maut-Story zeigt, wie einfach das geht. Erst schürten die Hersteller unerfüllbare Erwartungen bezüglich der Reibungslosigkeit. Politik und Medien unterstützten sie. Es entstand der Eindruck, die neue Maut-Technologie würde Deutschland zum Weltmeister machen. Dann tauchten Probleme auf. Prompt wurde die Thematik in der öffentlichen Debatte derart hochgekocht, daß daneben kaum noch etwas anderes Platz hatte. Wieder einmal ging es darum, eines zu beweisen – wir kriegen in Deutschland nichts hin.

Der Amerikaner in Berlin kommt zu dem Schluß: »Ein Land, das in diesem psychologischen Zustand ist – himmelhoch jauchzend oder zu Tode betrübt – das kann mit anderen Ländern nicht mithalten.«

Später, wenn die Wogen sich geglättet haben, wird jedesmal gesagt, die Schwierigkeiten seien entstanden, weil der Sachverhalt

»nicht richtig kommuniziert« worden sei. Dann wird einer mangelhaften PR-Arbeit die Schuld gegeben. Irgend jemand muß ja schuld sein. Als bei der Expo in Hannover in den ersten zwei Wochen der Besucherstrom ausblieb, tauchte der Vorwurf auf, es sei den Veranstaltern nicht gelungen, bei den Medien Begeisterung zu wecken. Aber was war tatsächlich geschehen? Bei der Eröffnung der Expo hatten sich die Journalisten über die Höhe der Würstchenpreise aufgeregt. Daraufhin wurde das gesamte Projekt in Grund und Boden geschrieben. In den Beiträgen hätte auch anderes stehen können: Großartig! Viele tausend Ideen einer Weltkultur funkeln auf kleinstem Raum um die Wette. Selbst Menschen, die glauben, schon alles gesehen zu haben, lernen wieder das Staunen! – Dies sprach sich dann erst durch Mundpropaganda herum.

Nein, es ging darum, die Expo als Reinfall zu präsentieren. Im Unterschied zum Drama mit der Maut war hier tatsächlich auf Anhieb etwas Gutes gelungen. Aber das durfte eben nicht sein. Das galt es zu verhindern. Wie? Ganz einfach. Man bediente sich eines maßlosen Anspruchs: Was nicht perfekt ist, taugt nichts. Überhöhte Würstchenpreise. Katastrophe. Daumen runter. Völlig egal, wie gräßlich man sich damit als Gastgeberland aufführte, und unwichtig, daß man der Expo große finanzielle Verluste zufügte, für die letztlich der Steuerzahler aufkommen mußte.

Gegen einen solchen Zerstörungsdrang, der auf kollektive Bedürfnisse trifft, vermag Imagewerbung wenig auszurichten. Die »Du bist Deutschland«-Initiative konnte den nationalen Selbstwert und das Gemeinschaftsgefühl nicht grundlegend verbessern. Wenn man wirklich ein Umdenken erreichen will, dann müßten die großen deutschen Medienunternehmen, die an der Kampagne beteiligt waren, mit gutem Beispiel vorangehen und auf ihre eigene Lieblingstonart und ihre schwarze Pädagogik verzichten: auf moralische Empörung, Draufhauen, Daumen runter.

Das Gift des Mißtrauens

»Man erwartet einfach immer gleich das Schlimmste. Dann ist man am ehesten gegen Enttäuschung gefeit«, so äußert sich Daniel Goeudevert, der frühere Chef der Kölner Fordwerke, über die deutsche Mentalität. »Und von Besserung ist in all den Analysen und Kommentaren zumeist gleich gar nicht die Rede, ja, Besserung erscheint nicht einmal erwünscht, und wer dennoch darauf hofft, wird gern milde belächelt und als naiv abgestempelt.«[29]

Wenn in »Du bist Deutschland« ein wahrer Kern steckt, warum nicht wenigstens einmal hypothetisch den Gedanken »Du bist Teil des deutschen Traumas« hinzunehmen? Nicht mit der Konsequenz, daß wir uns Asche aufs Haupt streuen und nur noch gedämpfte Musik hören, sondern daß wir lernen, genau hinzuschauen. Jedem steht es frei, sich dabei der Erkenntnisse der Traumaforschung zu bedienen, zum Beispiel im Internet auf der Seite »www.Kriegskindheit.de«, wo Michael Ermann in dem bereits erwähnten Hörfunkmanuskript feststellt: »Das Mißtrauen ist der prägendste bleibende Charakterzug, den Traumatisierungen in die Persönlichkeit eingraben.« Damit reagiert die Persönlichkeit auf die Zerstörung des zentralen Sicherheitsgefühls. Das Mißtrauen ist laut Ermann der Versuch, sich der Wiederholung dieser Erfahrungen zu entziehen und Situationen zu vermeiden, die irgendwie an das Trauma erinnern könnten.

Auf uns Deutsche übertragen, sieht Vermeidung so aus: sich bloß nicht wünschen, schon gar nicht daran glauben, daß die Götter es gut mit uns meinen könnten, daß sie uns einfach einmal beschenken, daß wir etwas bekommen, ohne daß wir dafür – wie zur Zeit des Wirtschaftswunders – bis zur Besinnungslosigkeit arbeiten. Das könnten wir nicht ertragen, geschweige denn genießen. Nein, bloß das nicht. Lieber gar nichts erhoffen als falschen Hoffungen erliegen! Das hatten wir schon einmal: ein Volk, das sich heillosen Hoffnungen hingab, einer Euphorie, die 1933 begann und in Größenwahn und Massenmord endete.

Darum auch hier: nie wieder! – In der DDR wucherte eine andere Variante der Vergiftung durch Mißtrauen: Am besten, jeder überwacht jeden. Dann kann sich nie wiederholen, was geschah: ein Volk, das sich heillosen Hoffnungen hingab, einer Euphorie, die 1933 begann und in Größenwahn und Massenmord endete.

Siebtes Kapitel

Der Blick nach innen

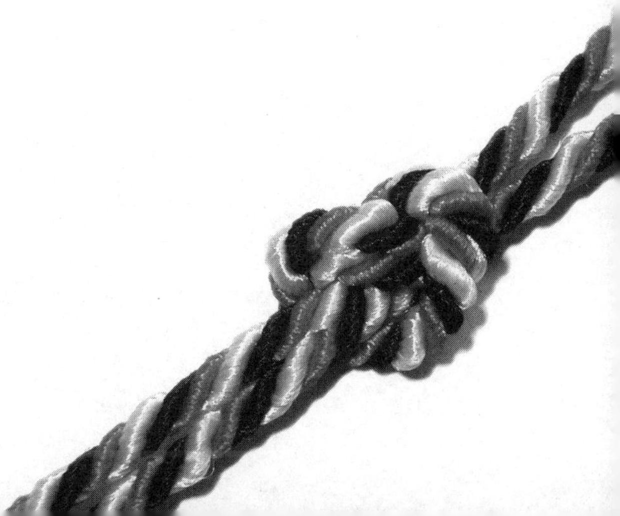

Darauf warten, daß etwas schiefgeht

Mißtrauische Menschen sind nicht in der Lage, sich vorzustellen, daß irgend etwas gut enden könnte. Es ist für sie leichter, das Schlimmste zu erwarten als ein erfolgreiches Voranschreiten in Betracht zu ziehen. Das Selbständigwerden ihrer Kinder zu segnen, fiele ihnen nicht ein. Gute Wünsche sind ihre Sache nicht, sondern Angst und Argwohn. Geht etwas schief, dann können sie sich gerade noch verkneifen zu sagen: Ich hab's ja gleich gewußt. »Das Mißtrauen ist ein Riesenmerkmal unserer Gesellschaft«, bestätigt der Hirnforscher Gerald Hüther. Er leitet in der Psychiatrischen Klinik der Universität Göttingen die Abteilung für neurobiologische Grundlagenforschung. Als ich seine Veröffentlichung »Biologie der Angst«[30] zum ersten Mal las, tat ich es, weil ich wissen wollte, was die Forschung inzwischen über die Funktionsweise unseres Gehirns weiß. Während meiner Recherchen über »German Angst« fiel mir der Longseller erneut in die Hand, und ich dachte, der Verfasser könnte ein idealer Gesprächspartner für den Blick nach innen sein. Er schaut den Leuten direkt in den Kopf, er interessiert sich für das Thema Angst, für den Zusammenhang von Hirnforschung und Gesellschaft, und er kann einen komplexen Sachverhalt anschaulich erklären. Der schmale Band ist auch für Laien leicht zu lesen. Er machte Gerald Hüther über seine Fachdisziplin hinaus bekannt und zum begehrten Referenten. Der Hirnforscher will Menschen ermutigen, Gefühle der Verunsicherung nicht abzuwehren, sondern zu sagen: Es ist in Ordnung, daß ich Angst habe; diese Angst will mir mitteilen, daß ich irgend etwas unternehmen muß.

»Im Fall von traumatisierten Menschen«, erklärt der Neurobiologe, »würde das heißen, daß die immer wieder aufflackernden Ängste eigentlich ein Aufruf sind, sich diesem Thema zu stellen, um es zu bearbeiten, um es – wie wir sagen – in der Suppe der im Leben gemachten Erfahrungen zu verrühren.« Denn das eine belege die Hirnforschung relativ eindeutig: Traumatische Erfahrungen sind dadurch gekennzeichnet, daß sie sich nicht mit den bisherigen Erfahrungen vereinbaren lassen, sondern im krassen Widerspruch dazu stehen. »Und weil dieser Widerspruch auftaucht, werden die Erlebnisse dann gewissermaßen im Hirn abgelegt, ja, man kann es fast so betrachten wie eine schwelende Wunde, die ein bißchen eingekapselt wird, sich aber immer wieder meldet.«

Irritationen und Belastungen gehörten aber, wie er betont, zum Leben dazu und könnten bisweilen sogar ein Stimulus sein, nach neuen Wegen zu suchen. Eine solche Einstellung wäre vor allem bei irrationalen Ängsten hilfreich, deren Hintergründe nicht zu erkennen sind – vorausgesetzt, sie werden als irrationale Ängste identifiziert. In Kollektiven, wo jeder jedem bescheinigt, seine Bedrohungsgefühle seien berechtigt, und wo die Medien kräftig zuarbeiten, können eingebildete Ängste ungestört ein langes Leben führen und von Generation zu Generation weitergetragen werden.

Der verdächtige Kuchen vom Kindergeburtstag

»Unsere bundesdeutsche Gesellschaft ist voll von Problemen, die aus mangelndem Vertrauen entstanden sind«, stellt Hüther fest. Deshalb muß alles juristisch abgesichert sein. Deshalb müssen Ärzte sich für eigentlich unnötige kostenintensive Verfahren entscheiden. Deshalb dürfen Kinder, wie er gerade von einem Kindergarten erfahren hat, wenn sie Geburtstag haben, von zu Hause keinen Kuchen mehr mitbringen, mit der Begründung, es entspreche nicht mehr den Hygienevorschriften: Salmonellengefahr. Hüther sieht genau hier ganz andere Gefahren: die für ein Gemeinwesen. »Es geht um Maßnahmen, die von einem Großteil der Eltern als richtig empfunden werden. Die Leute haben einen Blick für Hygiene, aber für Beziehungen eben nicht.« Man denkt nicht mehr darüber nach, was verlorengeht, wenn ein Kind etwas Gutes, das aus seiner Familie kommt, mit anderen nicht mehr teilen darf.

Die Angst, Kindern könnte etwas zustoßen, und der Wunsch, sie vor allem und jedem zu schützen, ist in Deutschland auf extreme Weise verbreitet. Die Maßstäbe für Gefahrenpotentiale sind, siehe Geburtstagskuchen, völlig aus dem Ruder gelaufen. Das drückt sich vor allem auch in der Angst vor Sexualmördern aus. Viele Eltern glauben, ihre Kinder am besten zu schützen, indem sie ihnen ein tiefes Mißtrauen gegenüber Fremden einschärfen. Das macht sie in der Tat wachsam, aber es schwächt ihr Vertrauen in die Welt. Es verunsichert Kinder grundsätzlich, es hemmt ihre Neugier und ihre Kontaktfähigkeit. Ihre intellektuellen und sozialen Fähigkeiten nehmen sichtbar Schaden. Der Preis ist hoch. Warum ist das so? Es wird in Deutschland kein Krieg gegen Kinder geführt. Die Zahlen der Opfer liegen so niedrig, daß Eltern eigentlich ein Grundgefühl von Geborgenheit und Dankbarkeit haben müßten. Vor 30 Jahren wurden in den alten Bundesländern jährlich 16 Kinder umgebracht. Diese Zahl ist auf vier Fälle zurückgegangen. Parallel dazu hat sich die Medienberichterstattung, wie der Kriminologe Christian Pfeiffer herausfand, um das Fünf- bis Sechsfache gesteigert. Weil das Böse fasziniert? Weil vor allem die privaten Fernsehsender sich darauf stürzen, die es vor 30 Jahren noch nicht gab? Wären wir ein Land, in dem der Optimismus blüht, würde ich dieser Erklärung sofort zustimmen. Also auch hier die Frage: Was wird durch eine Berichterstattung über Sexualmörder, die alle Proportionen sprengt, bedient? Es sind vagabundierende Ängste. So jedenfalls lautet eine Antwort der Psychologie. Es sind diffuse, auf nichts Konkretes gerichtete Gefühle des Bedrohtseins, die vor allem Traumatisierte in sich tragen. Weil Menschen sich aber dumm fühlen, wenn sie Angst spüren, ohne zu wissen, wovor sie sich eigentlich fürchten, klammern sich ihre Ängste an alles, was ihnen angeboten wird, wider alle Vernunft, wider alle Erfahrung. So gesehen hat das Konsumieren von Horrornachrichten eine beschwichtigende Komponente. Man muß sich nicht fragen, woher die sonderbaren, überzogenen Ängste kommen, nein, man selbst ist völlig in Ordnung – die Welt draußen ist schuld.

Dieses Phänomen tauchte auch bei meinen Lesungen auf, bei Veranstaltungen, die überwiegend von Angehörigen der Kriegskindergeneration besucht wurden. Da hieß es zum Beispiel, man dürfe bei aller berechtigten Rückschau auf die harte Vergangenheit nicht vergessen, welcher Gefahr die Kinder heutzutage ausgesetzt seien. »Denken Sie nur an die Sexualmörder!«

Der Hintergrund solcher Äußerungen war für mich leicht zu durchschauen. Unbehaglicher war mir anfangs eine ganz andere Kategorie von Aussagen, obwohl sie nur Positives enthielten. Die Situation trat ein, nachdem ich aus meinem Buch einige dramatische Fälle von Menschen mit unverarbeiteten Kriegstraumata vorgestellt hatte und der Austausch mit dem Publikum folgte. Die ersten, die sich zu Wort meldeten, waren in der Regel zwischen 1928 und 1932 Geborene. Sie sagten, man könne mir im wesentlichen nur recht geben, die Zeiten seien schrecklich gewesen, aber im Grund habe man dies alles sehr ordentlich gemeistert. Das heißt: Sie identifizierten sich in keiner Weise mit denen, deren Schicksal gerade zur Sprache gekommen war, und sie schilderten zur Bestätigung ihrer Aussage eigene dramatische Erlebnisse, immer mit dem Zusatz, man habe sie gut bewältigt. Problematisch wurde es, wenn der dritte Besucher gleichen Jahrgangs aufstand und eine ganz ähnliche Feststellung traf. Da konnte es geschehen, daß aus den hinteren Reihen drei Menschen die Veranstaltung verließen. Später wurde mir klar, wer sie waren und warum sie gerade diese Art der Wortmeldungen nicht ertragen konnten. Es handelte sich um die »jüngeren Geschwister«.

Gleichzeitig begriff ich, warum mich selbst während der ausführlichen und im Grunde doch erfreulichen Darstellung einer überwundenen Katastrophe eine innere Unruhe erfaßt hatte. Ich kannte die Altersgruppe der um 1930 Geborenen aus meinen Interviews. In der Regel waren sie sich ihrer Kriegserlebnisse bewußt, und sie konnten gut einschätzen, ob sie schwer oder leicht betroffen waren. Sie zeigten viel Verständnis für die Überlastung ihrer Eltern, aber kaum je für die ihrer jüngeren Geschwister, schon gar nicht, wenn es sich um Nachzügler handelte. Auffällig oft fiel ihr Urteil recht erbarmungslos aus. Die Jüngeren, hieß es dann, seien »labil« oder »wenig vernünftig«. Meine Nachfrage, ob hier seelischen Verletzungen aus der Kriegszeit zugrunde liegen könnten, wischten die Älteren schnell vom Tisch. Das konnte nicht sein, »denn schließlich haben wir ja alle dasselbe durchgemacht«. Es fehlte die Wahrnehmung dafür, daß es für die Kleineren weit schwerer war, mit einer Kette von furchtbaren Erlebnissen fertigzuwerden, weil die überforderten Erwachsenen nicht die Sicherheit und Nestwärme geben konnten, die Kleinkinder für den Aufbau ihrer psychischen Stabilität brauchen. Gerade sie, die in den letzten Kriegsjahren auf die Welt Gekommenen, hatten in ihren Familien nichts anderes gehört als die Bemerkung: Ihr habt es doch gut gehabt, ihr habt doch davon nichts mitbekommen.

Kleine Kinder merken nichts?

Der Traumaforscher Michael Ermann behauptet: In Deutschland herrscht immer noch ein Mythos von der Unverletzlichkeit der Kinder, von der Unschuld der Kinder – als bekämen Kinder das Schreckliche nicht mit, weil sie noch klein sind, und als mache es ihnen nichts aus.

Seine Aussage hatte ich im Hinterkopf, als ich Gerald Hüther, den Hirnforscher, nach den Folgen von Traumatisierungen in den ersten Lebensjahren fragte, wenn die Sprache noch nicht entwickelt ist. Seine Antwort widerspricht entschieden bestimmten Vorstellungen, wonach Kinder unter Erlebnissen, an die sie sich nicht erinnern, auch nicht leiden können. In Wirklichkeit graben sich bei ihnen Traumaerfahrungen in tiefere Schichten des Gehirns ein, als es bei Erwachsenen der Fall ist. Kleinkinder verankern sie in Bereichen, die für die Steuerung von Körperfunktionen zuständig sind. Auf diese Weise gewinnt das Trauma Einfluß auf die Körperhaltung. »Das sind die Gebückten«, sagt der Neurobiologe, »die in sich Zusammengefallenen, ebenso wie diejenigen, die ihre Schultern hochziehen.« Aber das Trauma kann genauso auf die zentralnervösen Mechanismen wirken, die für die Atmung, für die Herz-Kreislaufregulierung oder für die Steuerung der inneren Organe zuständig sind, mit der möglichen Folge einer psychosomatischen Erkrankung, beispielsweise ein »nervöses Herz«, Kurzatmigkeit und Asthma.

Diese Prozesse werden in erster Linie vom Stammhirn reguliert. Das über dem Stammhirn angesiedelte Limbische System gilt als die übergeordnete Instanz. Tiefe emotionale Erfahrungen, auch solche, die man in der frühen Kindheit erwirbt, beeinflussen das Limbische System, sie verändern dessen Arbeitsweise, und damit verändert sich die Regulierung körperlicher Prozesse. Das könne dann zeitlebens zu eigenartigen Körperhaltungen führen, sagt der Hirnforscher, oder daß sich bestimmte psychosomatische Fehlentwicklungen herausbildeten, die eine besondere Vulnerabilität, also eine Anfälligkeit für Krankheiten, mit sich brächten.

Welche Grundausstattung braucht ein Mensch, damit er Erlebnisse verkraftet, die ihm den Boden unter den Füßen weggezogen haben? »Es ist schlicht der Glaube daran, daß am Ende alles gut ausgehen wird«, sagt Gerald Hüther. Der Grundstein dafür werde in der Kindheit durch die Weitergabe von Traditionen und Überlieferung gelegt. Und er zählt auf, wo die stärkende und tröstende Seelennahrung zu finden ist: in Familiengeschichten, in Märchen, in biblischen Geschichten. Überwiegend handelt es sich dabei um Geschichten vom Überleben. Die immer wiederkehrenden Motive sind: in Not geraten und gerettet werden. Solche Botschaften setzen sich bei Kindern fest und werden durch Erfahrungen verstärkt, die genau das bestätigen. Ein Kind hat einen Unfall, kommt ins Krankenhaus und wird wieder gesund. Entsprechende Muster prägen sich im Gehirn ein. So werden Erfahrungen zu einem Erinnerungsschatz, der Kraft gibt.

Grausame Märchen wurden umgeschrieben

Wir wissen das alles, nur stellen wir uns nicht die Frage, wie denn wohl die geistig-seelische Ausstattung für Kinder aussah, die im Krieg oder im Jahrzehnt danach auf die Welt kamen. Hüther ist davon überzeugt: Sie sah schlecht aus. Nicht nur wegen des Schweigens, das entstand, weil Eltern in das NS-Regime verstrickt waren oder weil sie an eigenes Leid nicht erinnert werden wollten, weshalb häufig überhaupt keine Familiengeschichten mehr erzählt wurden, sondern auch, weil der tröstenden Kraft der Religion und der Märchen immer weniger zugetraut wurde. In der Kinderladenpädagogik, die aus der Studentenbewegung hervorging, wurden die Märchen der Brüder Grimm umgeschrieben, und das geschah in allerbester Absicht. Man wollte die Kinder vor grausamen Bildern schützen. Damit aber nahm man den Märchen die Kraft, auch ihre Heilkraft. Inzwischen ist das längst erkannt und revidiert worden.

Hüther erhebt keine Vorwürfe, er wirbt um Verständnis, vor allem für jene Eltern, die im Krieg bereits erwachsen waren. Wie sollten sie noch glauben, daß irgend etwas gut ausgehen könnte? Ich möge mir bitte vorstellen, sagt er, in welcher Lage diese Menschen waren: aus dem Krieg herauskommen und alles verloren, nicht nur das Materielle, sondern, eigentlich noch schlimmer, auch den Glauben an die Welt und an sich selbst. Welche Kinder waren es denn, die von den »gebrochenen« Eltern aufgezogen wurden? »Das sind die Jahrgänge von 1940 aufwärts«, sagt er. »Sie umfassen weit mehr als die von Ihnen erfaßte Generation der Kriegskinder.« Hier kann er sich selbst einreihen, er gehört zu den Fünfziger-Jahrgängen.

Er leuchtet die inneren Zustände von Menschen aus, die durch den Krieg den Glauben an sich selbst und an tragfähige Beziehungen verloren hatten. Für Erwachsene seien traumatische Erfahrungen deshalb so schwer zu verkraften, weil sie über ein gefestigtes Weltbild verfügen. Sie haben klare Vorstellungen davon, was menschenmöglich ist und was nicht, was richtig und was falsch ist. Wenn jemand in die Situation gerät, in der er Gewalt hilflos ausgeliefert ist oder in einer Weise Schuld auf sich lädt, wie er es in Friedenszeiten nie für möglich gehalten hätte – wenn es zum »Verlust der humanen Orientierung« gekommen ist, wie Ralph Giordano es nannte –, dann ist das Bewertungssystem auf katastrophale Weise erschüttert.

Hüther wuchs in der DDR auf, er erinnert an das Leid, das viele Heimkehrer in sich trugen, vor allem jene, für die der Krieg innerlich immer weiterging, weil sie damit rechneten, die Gewalt könnte jeden Augenblick wieder ausbrechen. Solche Menschen, gibt er zu bedenken, liefen mit einem Mißtrauen herum, das es in dieser Form in einer normalen Gesellschaft überhaupt nicht gebe. Für deren Kinder wirkt sich das so aus: In der Phase, in der ihr Selbstbild entsteht, in der ihre Beziehungsfähigkeit sich entwickelt und die komplexen Metafunktionen im Hirn reifen, leben sie mit Eltern zusammen, die kein Vertrauen mehr in die Menschheit und in die Zukunft haben. Diese Kinder werden nicht gestärkt, sondern verunsichert auf ihren Weg geschickt.

Auch Ermann spricht von »beschädigten Vätern«, die gebrochen waren und die ihre Lebenskraft und alle Lebenshoffnungen eingebüßt hatten. Die Kinder wurden die Tröster der Mütter, der Eltern, der älteren Geschwister, deren Verletzungen und Verwundungen sie nur ahnen konnten. »Wie sollten sich die Erwachsenen«, fügt er hinzu, »denen eine Welt zusammengestürzt war und die in ihrem eigenen Kummer befangen waren, in die Situation dieser schweigenden, verschlossenen, manchmal störrischen Kinder hineinfühlen?«

Hüther spricht im Fall der Kinder selten von Trauma, dafür um so häufiger von einer Bindungsstörung. Auch Hungersnot kann die Beziehung zwischen Eltern und Kleinkind schwächen, weil Bindung unter anderem über die zuverlässige Versorgung gestärkt wird. Wenn Eltern ihr Kind nur mangelhaft ernähren, dann erlebt es diese als inkompetent, wie sich der Hirnforscher ausdrückt, und das wiederum kann die Bindung beeinträchtigen. »Solche Kinder werden Spezialisten fürs Überleben, wie es die

Straßenkinder auf der ganzen Welt sind. Aber das geht auf Kosten – und das ist wieder hirntechnisch wichtig – der Breitenausbildung von vielfältigen Kompetenzen. Spezialisten fürs Überleben sind bestimmt keine besonders beziehungsfähigen Menschen, weil sie eine Fokussierung haben auf das, was ihnen in ihrer Kindheit gefehlt hat. Alles andere ist für sie zweitrangig.« Menschen mit Bindungsstörungen entwickeln in der Regel ein tiefes Bedürfnis nach Sicherheit, das ihnen, weil es nie gestillt wurde, im Erwachsenenleben Schwierigkeiten bereitet. Diese frühen Entwicklungsstörungen, so Hüther, müßten dann mit Geldverdienen, Leistung und Anerkennung kompensiert werden. Was an Kraft aus dem Inneren fehle, müsse durch äußere Symbole der Macht ersetzt werden.

Partnerersatz für die Mutter

Psychotherapeuten erleben Patienten mit Bindungsstörungen oft als »parentifiziert«, also mit einer Prägung von Überverantwortlichkeit, die häufig vorkommt, aber in Kriegszeiten geradezu wuchert, weil die Ehemänner fort sind und die Mütter sich dann besonders stark an die Kinder binden. Diese wiederum fühlen sich als Ersatzpartner. Sie glauben, sie seien zuständig dafür, die Mutter zu trösten, ihr Lebensgefühl aufzuhellen und ihr so wenig Kummer wie möglich zu bereiten. Deshalb stellten diese Kinder eigene Belastungen und Bedürfnisse nicht in den Vordergrund. Das alles kann dazu führen, daß sie wichtige Entwicklungsschritte unterlassen und letztlich ein eigenständiges Leben versäumen. Ihre Versuche, sich zu trennen, sind von so starken Schuldgefühlen begleitet, daß ihnen der entscheidende Schritt zur Ablösung nicht gelingt. Immer lautet das Argument: Das kann ich doch der Mutter nicht antun. Als Erwachsene sind sie deshalb anfällig für psychosomatische Erkrankungen. Häufig brauchen sie Hilfe von außen, um sich aus solchen Bindungen zu lösen.

Ein Krieg produziert also in großer Zahl Kinder, die »unsicher gebunden« sind. Das mag ein Grund dafür sein, warum in den letzten Kriegsjahren und in den schweren Nachkriegsjahren häufig gerade ältere Kinder sich als unbegrenzt belastbar zeigten und warum sogar extrem gefährliche Situationen – zum Beispiel Beschuß durch Tiefflieger – auf sie keinen Eindruck machten. Sie erzählen heute von den tiefbesorgten Erwachsenen, die von weitem den Angriff beobachteten, aber ihnen selbst habe das alles nichts ausgemacht.

Die Tiefflieger tauchten auf, als Deutschland die Kontrolle über den Luftraum verloren hatte. Sie griffen die Bevölkerung vor allem auf dem Land und in Kleinstädten an. Sie beschossen Eisenbahnen und Flüchtlingstrecks, übrigens nicht nur im Osten, sondern auch im Westen. Eine Frau berichtete: »Als wir ausgebombt waren und zu Fuß von Bonn nach Göttingen gingen, Mütterchen und ich, da habe ich einen Tieffliegerangriff bei Leverkusen erlebt. Da könnte ich fast heute noch drüber heulen, daß Leute oben in einem Flugzeug unten Menschen sehen, die ja auf jeden Fall keine Soldaten sind, sondern Kinder und Frauen mit Gepäck – daß man darauf schießen kann!«

Ein Mann, Jahrgang 1930, erzählte mir von der Endphase des Krieges in der Kleinstadt Euskirchen. Nur wenige Kilometer entfernt, in der Eifel, verlief über ein halbes Jahr die Westfront. Ein halbes Jahr lang mußten die Bewohner diesseits der Front tagsüber mit Tieffliegerbeschuß rechnen. »Wir haben ständig den Himmel beobachtet. Wirklich sicher waren nur Zeiträume von zehn Minuten. Also, wenn man zur Oma wollte, die acht Minuten entfernt wohnte, das ging.« Der Mann fügte noch hinzu, ein älteres Mädchen habe ihn ausgelacht, weil er bei einem Angriff in panischer Angst Deckung gesucht habe. Dann brach er das Gespräch ab.

Da erst fing ich an zu begreifen, wieviel Angst, aber auch Scham noch heute die Tieffliegerangriffe des 60 Jahre zurückliegenden Krieges auszulösen vermögen. Ich sprach darüber mit Hans Koschnick in Bremen. »Kenn ich«, bestätigte er. Dann erzählte er von seiner Ehefrau, die damals auf dem Land wohnte. Die größte Katastrophe dieses Krieges erlebte sie nach der Bombardierung und Zerstörung der Möhne-Talsperre, die eine Überschwemmung mit Tausenden von Toten verursachte. Als junges Mädchen hatte sie zusehen müssen, wie die Leichen geborgen wurden. Was das hieß, davon haben wir seit der Tsunami-Tragödie deutliche Bilder im Kopf. »Und dennoch«, meinte Koschnick, »schlimmer ist für meine Frau eine Angst, die ihr die Tiefflieger – damals, 1945, fast täglich – eingebrannt haben. Die ist sie nie ganz losgeworden.«

Wie auch?, frage ich mich, wenn Kinder erlebten, daß sie wie die Hasen abgeknallt werden sollten … Es waren immer die gleichen Sätze, die ich hörte: »Ich konnte den Piloten sehen! Wie ist das möglich, daß Männer auf Kinder schießen?«

Dazu sagte Koschnick: »Sehen Sie, solche Sätze, die lassen Menschen ein Leben lang nicht los.« Und aufgrund seiner Erfahrungen als Bosnienbeauftragter ergänzte er: »Noch schlimmer ist der Bürgerkrieg. Wenn man seine Feinde nicht nur sieht, sondern auch noch persönlich kennt, weil man noch vor kurzem friedlich nebeneinander gelebt hat, dann fragt eine Frau, die vergewaltigt wurde: Warum hat der Nachbar das getan? Ich glaube, es braucht zwei Generationen, bis diese Frage weggeht.«

Bei meinen Lesungen wurde häufig das Drama von Dresden angesprochen. Dann wurde berichtet: »Am Tag nach der Zerstörung haben wir Überlebenden uns auf den Elbwiesen gesammelt. Da sind wir von Tieffliegern angegriffen worden. Heute behaupten die Historiker: ›Es gab diese Tiefflieger nicht.‹ Wie kann das sein? Wir haben sie doch erlebt!«

Ich weiß nicht, welche Partei recht hat. Unbestritten ist, daß in den Tagen vor der Zerstörung Dresdens Tiefflieger die Flüchtlingsströme beschossen, die sich der Stadt näherten. Ich halte es für möglich, daß hier die kollektive Erinnerung zwei ursprünglich nicht zusammenhängende Ereignisse miteinander verknüpft hat und daß die eigentliche Botschaft lautet: Noch schlimmer als Flucht und Entbehrung, noch schlimmer als die Zerstörung einer

Stadt sind die Zerstörungen, die von den Tieffliegern in unseren Seelen angerichtet wurden.

Was Generationen erben können

»Erst heute machen wir uns klar«, sagt Luise Reddemann, »daß diese Kinder extrem traumatisiert waren. Kumulativ. Sie hatten nicht ein, sondern viele traumatische Ereignisse erlitten. Sie lebten zusammen mit Erwachsenen, die ihrerseits extrem traumatisiert waren.«[31]

Die Psychotherapeutin, Jahrgang 1943, ist die bekannteste deutsche Ausbilderin in der Traumabehandlung. Wenn sie von den Auswirkungen von Traumata im späteren Leben spricht, nennt auch sie in erster Linie Mißtrauen und den Verlust des Sicherheitsgefühls. Für sie besteht kein Zweifel, daß auch nachfolgende Generationen davon belastet werden. Als ich sie kennenlernte, leitete sie noch die Klinik für Psychosomatik und Psychotherapie in Bielefeld. Sie überraschte mich mit der Einstellung, man müsse eigentlich bei jedem Menschen, der Schwierigkeiten habe, nachfragen: Wie war das bei Ihnen zu Hause? Und was war mit Ihren Eltern im Krieg? Und was war mit Ihren Großeltern? Wo waren sie? Was haben sie gemacht?

Reddemann verweist auf die amerikanische Traumaforscherin Rachel Yehuda[32] und deren wegweisende Arbeiten mit Kindern von Holocaust-Überlebenden. Sie hat herausgefunden: Wenn ein Elternteil an einer posttraumatischen Störung leidet, dann taucht eine solche Belastung bei 50 Prozent der Kinder wieder auf. Sind beide Eltern lebenslang traumatisiert, dann überträgt sich diese Störung auf 80 Prozent der Kinder. Seit den Angriffen des 11. September 2001 ist die Forscherin maßgeblich an den Programmen zur Traumabehandlung von Opfern und Helfern beteiligt. Sie und ihre Kollegen untersuchten Frauen, die als Schwangere die Anschläge überlebten. Hatten sie in der Folge eine posttraumatische Belastungsstörung entwickelt, enthielt ihr

Speichel im Unterschied zu nicht belasteten Frauen nachweisbar weniger Cortisol. Ferner fand sich bei den einjährigen Kindern der betroffenen Frauen ein niedrigerer Spiegel des Anti-Streßhormons. Ein besonders ausgeprägter Befund zeigte sich, wenn die Mütter zum Zeitpunkt der Anschläge im ersten Schwangerschaftsdrittel gewesen waren.

Das Phänomen des niedrigen Cortisol-Spiegels war bereits in früheren Forschungen aufgetaucht, bei erwachsenen Kindern von Überlebenden des Holocaust. Damals hatte man den Befund überwiegend auf das Aufwachsen mit einem traumatisierten Elternteil zurückgeführt. Die neueren Untersuchungen bei Einjährigen lassen den Schluß zu, daß die transgenerationale Weitergabe von Belastungen bereits im Mutterleib beginnt.

Posttraumatische Belastungsstörungen (PTBS) sind bei Menschen unterschiedlich stark ausgeprägt. Sie entwickeln sich abhängig von Schwere und Art der Traumatisierung: 2–5 Prozent nach Verkehrsunfällen, bis zu 50 Prozent nach Vergewaltigungen und anderen Kapitalverbrechen. Bei Untersuchungen nach der Tsunami-Katastrophe ergab sich in Sri Lanka folgendes Bild: Im Süden sind nur etwa 15 Prozent der Kinder anhaltend traumatisiert; im Norden dagegen, im Bürgerkriegsgebiet, haben bis zu 50 Prozent eine Belastungsstörung entwickelt. Ihre Auswirkungen zeigen sich auf vielfältige Weise – als weitreichende Persönlichkeitsveränderung, die mit Depressionen und starkem Mißtrauen einhergeht, als Beziehungsstörung und als psychosomatische Beschwerden. Solange Katastrophen sich nicht in Alpträumen oder aufdringlichen Erinnerungen zurückmelden, werden diese Leiden nur selten mit dem Traumaereignis in Verbindung gebracht. Häufig entwickeln Menschen ein Vermeidungsverhalten, das im Falle eines Tsunami-Überlebenden so aussehen könnte, daß er nicht mehr baden geht und überhaupt versucht, den Kontakt mit Wasser zu meiden.

Darüber hinaus gibt es Patienten, die unter sogenannten »flashbacks« leiden. Sie werden immer wieder von den Schrekkensbildern überschwemmt, die Zeitorientierung ist aufgehoben, sie empfinden das Vergangene als Jetztzeit. Ein weiteres Merkmal ist eine vegetative Übererregbarkeit.

Hoffnungssignal Währungsreform

Die Grundvoraussetzung dafür, daß Traumatisierte sich erholen können, sind normalisierte Verhältnisse. Die Gefahr ist vorbei. Die Menschen haben ein Dach über dem Kopf. Es gibt genug zu essen. Die Versorgung ist zuverlässig. Kinder übernehmen die Signale von Entwarnung und Entspannung von den Erwachsenen. Luise Reddemann sagt: »Die Währungsreform war ein solches Hoffnungssignal – es hat die Eltern beruhigt.« Wenn die Erwachsenen wieder Hoffnung und Mut schöpfen, erholen sich die Kinder in der Regel verblüffend schnell, so schnell, daß heute manchmal der Eindruck entsteht, das Leben in den Trümmern hätte nicht Elend bedeutet, sondern Abenteuer und Freiheit. Das soll hier nicht kritisiert werden. Sich an guten Erinnerungen festzuhalten ist allemal besser als sich den Schrecken der Vergangenheit ausgeliefert zu fühlen. Solche Schilderungen erwecken allerdings häufig bei Nachgeborenen Unbehagen, weil sie spüren, daß nur die eine Hälfte der Wahrheit erzählt wird.

Der Schriftsteller Dieter Forte zeigt in seinem Roman »In der Erinnerung« die andere Hälfte – eine Großfamilie als Bettler und Zerlumpte, das Vegetieren in Ruinen, zwischen ausgebrannten Mauern, ohne Dach. Erzählt wird aus der Perspektive eines kranken, bettlägerigen Zehnjährigen.

> Auch die Familie erwachte jeden Morgen von den Toten, stellte fest, daß sie noch lebte, daß sie in der Eiseskälte der ungeheizten Wohnung nicht erstarrt war, daß der Körper sich meldete, sie zwang aufzustehen, sich aus den alten Mänteln und Militärdecken, unter denen sie auf dem Boden oder in den beiden anderen Bettgestellen abwechselnd lagen, herauszuwinden, unansehnliche Lebewesen, die

> aus unansehnlichen Kokons krochen, erst auf allen vieren, dann stöhnend und sich ins Kreuz fassend, gebeugt, sich mit einer Hand an der Wand abstützend, dann aufrecht in ihren Kleidern, die sie immer anhatten, Gewohnheit aus Mangel und Fluchtinstinkt, geradestehend, wach genug, um Regen, Sonne, Wind des neuen Tages zu registrieren, die Überlebenspläne des Tages zu erfinden.[33]

Wir wissen nicht, wie viele Säuglinge und Kleinkinder in den ersten Jahren nach Kriegsende an Epidemien starben. Es gibt keine verläßlichen Angaben über die Zahl gestorbener Zivilisten, denn es wurden praktisch nur Militärstatistiken geführt. Was weiß man über die kranken Trümmerkinder? Nicht viel. Für besonders Bedürftige gab es Erholungskuren. Sie wurden zum Beispiel nach Langeoog geschickt, wo zwischen 1946 und 1950 insgesamt 12 500 Kinder untersucht wurden. So entstand die sogenannte »Langeoog-Studie«[34], in der die erschütternde körperliche und auch seelische Verfassung vor allem in den Jahren 1946 bis 1948 dokumentiert ist. Ab 1949, also im Jahr nach der Währungsreform, ging es den Kindern dann wesentlich besser. Es fällt auf, daß es eine sprunghafte und keine langsame Veränderung war.

Luise Reddemann ermuntert Patienten, auch davon zu erzählen – von den Zeiten der Hoffnung, als es endlich wieder aufwärtsging. In ihren Fortbildungsveranstaltungen für Psychotherapeuten betont sie immer wieder, wie wichtig schöne Erinnerungen im Verlauf einer Traumabehandlung sind, weil sie die Psyche stärken.

Kinder können sich selbst mit den schrecklichsten Umständen arrangieren. Das Entsetzen ist groß, wenn man hört, daß kleine Kinder aus Flüchtlingsfamilien später im Lager »Frau komm!« spielten, im Erinnern an den Befehl sowjetischer Soldaten, dem eine Vergewaltigung folgte. Spielen hilft, Ängste zu bewältigen und Hunger vorübergehend zu vergessen. Das sind zentrale Überlebensstrategien.

Ein anderer Weg, das Unerträgliche des Traumas abzumildern, führt dazu, Denken und Fühlen zu spalten. Der Fachbegriff heißt »Dissoziieren«. Diese Spaltung ist eine Verleugnung der tatsächlichen Dramatik, der Ängste und Schrecken der Ereignisse. Sie bildet den Hintergrund, wie Michael Ermann es erklärt, wenn die Kriegserlebnisse in immer gleicher Wortwahl als lustige, abenteuerliche Geschichten erzählt werden und die Erschütterung keinen Platz hat. »Und dennoch«, fügt der Traumaforscher hinzu, »werden diese Geschichten immer wieder erzählt, weil sie Teil des eigenen Selbst geworden sind, aber auch in der stillen Hoffnung, sie darüber loszuwerden, vielleicht auch in der unbewußten Illusion, dieses Mal einen glücklichen Ausgang zu erleben.«

Im Falle einer Dissoziation sind häufig auch andere Gefühle reduziert, nicht nur solche, die mit dem Kriegserlebnis verknüpft sind. Sie kann dazu führen, daß Menschen bestimmte Bereiche des Erlebens nicht mehr im Bewußtsein haben. Das Verstörende ist auf diese Weise gebannt, doch der Preis kann sehr hoch sein. Wenn der Zugang zu den eigenen Gefühlen blockiert ist, wirkt die ganze Persönlichkeit wie erstarrt.

Das Drama der Erziehung

Der Krieg ist bei der Kindergeneration leider nicht die einzige Ursache für spätere körperliche Beschwerden oder Unlebendigkeit. Dazu kommt das Drama der Erziehung. Angesichts der gegenwärtigen pädagogischen Herausforderungen, der Schwierigkeit vieler Eltern und Lehrer, Kindern Grenzen zu setzen, Konflikte auszuhalten und ihnen Orientierung zu geben, wird immer wieder beklagt, von einem gesellschaftlichen Konsens könne in der Erziehung schon lange keine Rede mehr sein und daran sei die 68er-Generation schuld. In der öffentlichen Debatte wird nur selten erwähnt, daß es eine Zeit vor der Studentenbewegung gab, die in pädagogischer Hinsicht ausgesprochen düster aussah. So düster, daß man dafür in der Zeit der Kinderladen-Projekte angemessene Worte mied und lieber den völlig blutleeren Begriff »repressive Erziehung« benutzte. Sie sollte abgeschafft werden. Doch wieviel Gewalterfahrung in der eigenen Kindheit für Eltern und Erzieher entscheidend dafür war, daß sich eine experimentierfreudige Pädagogik ausbreitete, ließ sich von außen nicht erkennen. Als junge Journalistin hatte ich gelegentlich über Kinderläden und die damit verbundenen Streitigkeiten zu berichten, aber ich kann mich nicht erinnern, von den Gründervätern und -müttern je gehört zu haben, es müsse ein für allemal Schluß sein mit dem Verprügeln von Kindern, mit dem Wegsperren in dunkle Keller, mit den ständigen Abwertungen und Drohungen: Du kannst nichts, du taugst nichts, du bist stinkfaul, das werden wir dir schon austreiben.

Erst seit wenigen Jahren wird offener darüber gesprochen. »Gewalt war normal«, teilte Uwe Timm, der Schriftsteller der 68er, über seine frühen Jahre mit. »Überall wurde geprügelt, aus Aggression, aus Überzeugung, aus pädagogischem Ermessen, in der Schule, zu Hause, auf der Straße.«[35] In der deutschen Literatur, die sich mit der Familiendynamik in der NS-Zeit und deren psychischen Folgen beschäftigt, hat auch die Literaturwissenschaftlerin Aleida Assmann unübersehbare Spuren der privaten Gewalt gefunden. Die Erinnerung an schwere körperliche Strafen, schreibt sie, geistere durch fast alle Erinnerungsbücher der Generationenliteratur, und die Bereitschaft zum Schlagen erscheine relativ unabhängig von sozialer Schicht und persönlichem Charakter als eine kulturelle Disposition.[36]

»Ich habe es ja selbst erlebt, es gab in der Schule ständig Backpfeifen oder noch den Rohrstock«, bestätigt der bekannte Heidelberger Psychotherapeut Helm Stierlin. »Und dann der Kontrast heute: ein besonders behutsamer Umgang mit Kindern, behutsam auch im Grenzensetzen, das sehe ich selbst bei meinen Enkelkindern.« Was ihn am meisten erstaunt, ist die Radikalität des gesellschaftlichen Wandels. Es dauerte nur die Zeitspanne einer Generation, um eine jahrhundertealte Erziehungstradition abzuschaffen. Die schwarze Pädagogik war nicht auf Deutschland beschränkt, aber die Billigung elterlicher Gewalt hatte hier nach dem Krieg womöglich schlimmere Folgen als anderswo, weil es so viele Eltern in dem von Hüther und Ermann eindrücklich beschriebenen desolaten Zustand gab – Eltern, die nicht in der Lage waren, ihre Wutanfälle zu unterdrücken, zum Beispiel, wenn sich ihr Zorn auf Zwölfjährige entlud, die nachts ins Bett machten oder andere merkwürdige Verhaltensweisen zeigten, die eindeutig auf eine innere Verstörung hinwiesen.

Ich kann mich nicht erinnern, bei meinen Besuchen in Kinderläden jemals den Namen »Johanna Haarer« gehört zu haben. Aber gerade diesen Namen muß man sich merken, weil ein Großteil der Ende der dreißiger Jahre und in den vierziger Jahren Geborenen als Kleinkinder nach ihren Ratschlägen dressiert wurden. Ihr Buch trug den Titel »Die deutsche Mutter und ihr erstes Kind«. Sich heute mit Haarers Anleitungen zu Säuglingspflege zu beschäftigen, hilft, besser zu verstehen, warum Menschen der Kriegskindergeneration häufig so unauffällig waren, warum sie sich selbst nicht wichtig nahmen, warum sie ihre Kindheit selbst Jahrzehnte danach noch als »etwas ganz Normales« empfinden konnten.

Verständnis für elterliche Gewalt

Haarer sah Babys dann optimal versorgt, wenn sie im wesentlichen sich selbst überlassen waren, weshalb sie nicht müde wurde, den Wert der »Ruhe« zu betonen. Gleichzeitig warnte sie vor einem Zuviel an Zärtlichkeit. »Vor allem mache sich die ganze Familie zum Grundsatz, sich nie ohne Anlaß mit dem Kinde abzugeben. Das tägliche Bad, das regelmäßige Wickeln des Kindes und Stillen bieten Gelegenheit genug, sich mit ihm zu befassen, ihm Zärtlichkeit und Liebe zu erweisen und mit ihm zu reden.« Darüber hinaus zeigte sie viel Verständnis für Eltern, die glaubten, sich nicht anders als mit Gewalt durchsetzen zu können. »Manchmal verfängt eben nichts anderes mehr als eine ‚fühlbare' Strafe, und aus dem abschreckenden Klaps werden ein paar nachdrücklichere Schläge.«

Der Erfolg ihres Bestsellers zeigt, wieviel Zustimmung ihre Lehre in der Bevölkerung fand. Haarer hatte das Erziehungsziel der Nazis aufgegriffen, wonach der Deutsche hart zu sich selbst und zu anderen sein sollte, aber auch opferbereit. Die schwarze Pädagogik war viel älter als das Gedankengut der Nationalsozialisten, wurde aber von ihnen im ganzen Land propagiert, indem sie eigens einer Ärztin die Rolle der Missionarin zuwiesen, Johanna Haarer eben. Ihr Ratgeber erhielt durch die »Reichsmütterschulung« institutionelle Förderung. Die Kurse wurden im Laufe der Jahre von Millionen jungen Frauen besucht. Auch in den Einrichtungen des »Bundes Deutscher Mädchen« galt Dr. Haarer im Fach Säuglingspflege als die maßgebende Autorität.

Ihre natürlichen Feinde sah sie in Zeitgenossen, die sich an den frühen Erkenntnissen der Psychologie und der Psychoanalyse sowie an der Reformpädagogik orientierten. Sie stand somit in der vordersten Linie einer Propagandaschlacht, die schließlich von den Gegnern der Schwarzen Pädagogik verloren wurde.

Ihre Ratschläge an junge Eltern – seit 1934 in 700 000 Exemplaren verbreitet – förderten einen Menschentypus, dessen Beziehungsfähigkeit wenig ausgeprägt war. Genauer, er erzog zur Bindungslosigkeit, wie Sigrid Chamberlain in einer Analyse des Erziehungsbuches feststellte. Sie sieht in den Handlungsanweisungen von Haarer vor allem »die Verhinderung von Liebesfähigkeit«; den Müttern sei nahegelegt worden, ihren Neugeborenen »das Antlitz zu verweigern«.[37] Tatsächlich wird auf vielen Abbildungen im Buch das Baby sonderbar steif gehalten, was wenig Blickkontakt und kaum körperliche Berührung erlaubt. So wurde zu Beginn des menschlichen Lebens die Bindungs-, Beziehungs- und Liebesfähigkeit verhindert. Chamberlain fragt auch, ob das Schweigen der Eltern über die Nazivergangenheit und die selbstgerechte Anklage vieler ihrer Kinder nicht einfach auch Ausdruck der Bindungslosigkeit zwischen Eltern und Kindern gewesen sein könne. Möglicherweise, gibt sie zu bedenken, hatte ja das Kommunizieren von Anfang an nicht stattgefunden.[38] Vielleicht war es nie zu einem ehrlichen Austausch in den Familien gekommen.

Wenn man genau hinschaut, kommt viel zusammen an Belastungen für die Kriegskindergeneration. Auch Luise Reddemann überlegt, ob heutige gesellschaftliche Probleme mit unverarbeiteten Belastungen in dieser Bevölkerungsgruppe zusammenhängen könnten. »Warum ist diese Generation wider besseres Wissen und meist auch wider ihre konkrete soziale Situation so bedürftig? Wieso kleben zum Beispiel die Abgeordneten dieser Generation an ihren ersten Plätzen auf den Listen? Warum gibt es kaum jemanden, der das Konzept der Altersteilzeit frühzeitig in Frage stellte?« Inzwischen sei allen klar, daß dies ein sozial unverträgliches Konzept sei. Aber die Kriegskindergeneration habe davon sehr fleißig Gebrauch gemacht und tue es noch. Warum? »Soll nun endlich die Wiedergutmachung erfolgen? Will man jetzt endlich gesehen werden mit seiner Erschöpfung, die vielleicht damit zu tun hat, daß man über Jahrzehnte vieles unterdrückt hat?«

Wichtig ist ihr, daß in der Gesellschaft erkannt wird, wo die Angehörigen dieser Generation etwas verschieben, wo sie Gratifikationen erwarten, die eigentlich das Kind gebraucht hätte. Luise Reddemann vertritt den Standpunkt: »Das Sicherheitsbedürfnis dieser Generation darf nicht länger zum Maßstab der gesellschaftlichen Zukunftsplanung gemacht werden.«[39]

Achtes Kapitel

Können Vaterlose führen?

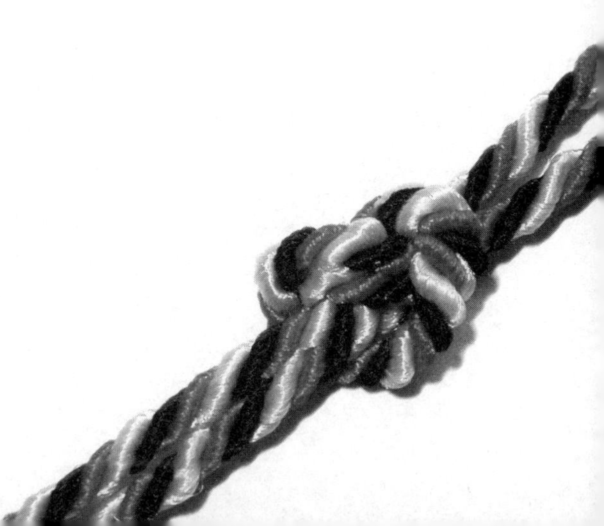

Am Grab eines Fremden

Auf Gerhard Schröders Schreibtisch im Kanzleramt stand eine alte Fotografie. Sie zeigte einen jungen Gefreiten mit Stahlhelm – seinen Vater, der am 4. Oktober 1944 in Rumänien gefallen war. Es ist das einzige Bild, das Schröder von dem Fremden besitzt, dem er sehr ähnlich sieht. Das Foto ist erst nach der Wende aufgetaucht, als in Thüringen ein neuer Verwandtschaftszweig entdeckt wurde. Schröders Vater hatte in seinem letzten Brief an seine Frau geschrieben: »Ich freue mich für dich, daß es diesmal ein Junge ist.«[40]

In seiner Kindheit, sagte Schröder, sei es ihm nie so recht bewußt gewesen, vaterlos aufgewachsen zu sein. Er habe diesbezüglich nichts vermißt. Im Spätsommer 2004 stand er im rumänischen Ceanu Mare zum ersten Mal in seinem Leben am Grab seines Vaters. Als das Foto des trauernden Kanzlers veröffentlicht wurde, löste es in seiner Altersgruppe der Vaterlosen tiefe Erschütterung aus; viele werden es aufbewahrt haben. Das Bild dokumentiert einen seelischen Zustand, der in Worten kaum auszudrücken ist. Gerhard Schröders Trauer ist jung – so jung wie das Gefühl einer Bindung, das der Sohn nach so vielen Jahrzehnten erstmals empfindet.

Als ich den Zeithistoriker Jürgen Reulecke besuchte, kam er schnell auf den vaterlosen Kanzler zu sprechen. Nicht nur der Mann am Grab rührt an eigene Erfahrungen und Defizite, sondern auch der Hintergrund des Fotos: ein Friedhof, der den spätsommerlichen Reichtum eines Gartens zeigt, mit Blumen und einem Baum voller Äpfel. Reulecke hat ebenfalls einen Garten. Er brauche eine Umgebung, in der Eßbares wachse, verrät er mir. Und nicht nur das – er habe die Angewohnheit, in fremde Grundstücke hineinzuschauen, auf der Suche nach Obstbäumen und Gemüsebeeten. Das ist geblieben vom Hunger seiner Kindheit.

Zu Reuleckes Forschungsschwerpunkten gehörte, wie er es ausdrückt, das »Kommen und Gehen der Generationen im 20. Jahrhundert«. Es ist Teil seines Handwerks, schriftliche Quellen so objektiv und kritisch wie möglich einzuordnen und Zeitzeugenaussagen in ihrer Subjektivität in größere Zusammenhänge zu stellen. Seine persönlichen Erfahrungen und Prägungen ließ er außen vor. Daß er 1940, also Anfang des Krieges, geboren wurde, daß der Vater in Rußland fiel, daß er und sein jüngerer Bruder in einer »engen weiblichen Umgebung«, sprich nur mit Mutter und Großmutter, aufwuchsen, das alles spielte in seiner Arbeit keine Rolle. Dachte er. Dann aber mit Ende Fünfzig machte er eine Entdeckung: Er war ja selbst ein Zeitzeuge. Auch ohne sein bewußtes Zutun waren Blickrichtungen, Deutungsentwürfe und Denkstrategien, die sich aus seiner Biographie speisten, in seine Forschung eingeflossen. Nur hatte er es nicht zur Kenntnis genommen. Nichts Besonderes in seinen Kreisen, wie er sagt, sondern eine Haltung, die er mit 95 Prozent seiner Kollegen teilte. Heute sagt er: »Wenn ein Historiker sich über eine Zeit äußert, in der er selber Zeitzeuge war, wenn er darüber reflektiert, dann darf er die eigene Person nicht unterschlagen.«

Aber wie hätte er seine Motivation erkennen sollen, solange er selbst wie so viele Kriegskinder keinen emotionalen Zugang zu seinen wichtigsten Prägungen hatte? Ein Mensch wie er fühlte sich nicht als Ausnahme. Die Kindheit ohne Vater war in seiner Altersgruppe ein Massenschicksal. 16 Prozent wurden durch den Krieg Halbwaise, und 40 Prozent hatten bis in ihre Jugend hinein nur ihre Mutter. Dazu kommen jene Kriegskinder, die, wie der Psychotherapeut Peter Heinl[41] es nannte, von »emotionaler Vaterlosigkeit« betroffen waren, weil sie ihre Väter nach dem Krieg als schwach und gebrochen erlebten und nie eine tiefe, lebendige Beziehung zu ihnen entwickelten.

Wir sprechen hier von Jahrgängen, die noch häufig in gesellschaftlich verantwortungsvollen Positionen zu finden sind. Deshalb ist es mir wichtig, der gesamten Problematik einige Fragen voranzustellen. Können Vaterlose führen? Können sie Orientierung geben? Sind sie als Regierungschefs, als Manager von Großkonzernen, als mittelständische Unternehmer, als Leiter von Sendeanstalten, Kliniken und Universitäten in ihren Entscheidungen überzeugend? Gelten sie als berechenbar? Sind sie in der Lage, Spannungen und Konflikte in Gruppen auszuhalten, selbst dann, wenn Lösungen nicht in Sicht sind? Können sie Visionen entwikkeln und sich verändernde Bedingungen so frühzeitig erkennen, daß sie davon nicht überrollt werden, sondern gestaltend darauf Einfluß nehmen?

Jürgen Reulecke gehörte zu den Mitveranstaltern des ersten großen Kriegskinderkongresses im April 2005. Am letzten Tag moderierte er ein Podium, wo nach den gesellschaftlichen Folgen der verdrängten seelischen Verletzungen gefragt wurde. Der Historiker Reulecke sagte, es gebe den Vorwurf, diese Generation habe in den vergangenen Jahrzehnten keine Visionen entwickeln können und sei grundsätzlich sehr zögerlich gewesen. Die angespannte Stille im Saal ließ ahnen, daß sich der Kongreß auf einen kritischen Punkt zubewegte. Da legte der Moderator nach: »Es gibt sogar den bösen Vorwurf des Sich-Durchhampelns aufgrund ihrer Unsicherheit im Umgehen mit sich selbst und mit der sie umgebenden Gesellschaft.« Es war das Deutlichste, was dazu in diesem Rahmen gesagt wurde. Die Gäste auf dem Podium wollten das Thema nicht so recht anpacken. Ich kreuzte seinen Namen auf meinem Tagungsprogramm an und notierte daneben: »Er weiß mehr. Unbedingt anrufen!«

Eine Schockreaktion auf Panzer

Als ich mit Jürgen Reulecke in seinem Haus in Essen zusammensitze, erfahre ich von ihm eine sehr persönliche Geschichte. »Dazu gehört eine Vorgeschichte, die ich lange Zeit nicht verstand«, schickt er voraus. Der damals Fünfzigjährige fuhr mit dem Auto durch das hessische Bergland. Plötzlich tauchte Polizei auf und veranlaßte ihn, rechts heranzufahren. Kurz darauf kamen amerikanische Panzer hinter einer Häuserfront hervor. Und da geschah es: Der Mann, der am Straßenrand in seinem Auto wartete, brach zusammen. Er weinte und weinte. »So etwas hatte ich bis dahin noch nie erlebt«, erzählt er. »Ich kriegte einen Heulkrampf und konnte mir nicht erklären, warum. Und so komisch mir das heute vorkommt: Ich habe es danach einfach weggesteckt und versucht, nicht mehr daran zu denken.«

Sieben Jahre danach ereignete sich, was er als ein Schlüsselerlebnis bezeichnet. Zusammen mit einem amerikanischen Kollegen saß er im Kino und schaute sich »Das Leben ist schön« an. Der italienische Regisseur Roberto Benigni, der für seinen Film einen Oscar erhalten hatte, sagte später einmal in einem Interview, er habe eine Geschichte über die Liebe eines Mannes zu seinem Sohn erzählen wollen. Dies sei seine Ausgangsidee gewesen. Erst später sei ihm der Gedanke gekommen, als Ort der Handlung ein Konzentrationslager zu wählen, wo es dem Vater wider alle Wahrscheinlichkeit gelingt, sein Kind vor den Nazis versteckt zu halten. Dem Fünfjährigen sagt er nicht: Wir beide sind in größter Gefahr, sondern: Es geht um ein Spiel, um ein sehr spannendes Spiel. Deshalb darfst du unter keinen Umständen auffallen, während ich tagsüber fort bin. Du mußt dich völlig still verhalten. Aber wenn wir gewinnen – und das werden wir! –, wird unser Preis ein Panzer sein. Am Schluß des Films löst das KZ sich auf. Der kleine Sohn kann nicht sehen, wie sein Vater von Wachen abgeführt und hinter einer Mauer erschossen wird. Irgendwann ist das Lager leer. Die Nazis und die Insassen sind fort. Der kleine Junge klettert aus seinem Versteck heraus und geht an einer längeren Häuserwand vorbei. »An dieser Stelle hört man im Film ein massives Rasseln«, erzählt Reulecke. »Und da war ich alarmiert! Da biegt ein Panzer um die Häuserecke, und oben drauf sitzt mit baumelnden Beinen ein GI, der eine Zigarette raucht. Er hält an und holt den Jungen zu sich hoch. Der schreit glücklich: ›Wir haben gesiegt!‹ – Diese Szene hat mich selbst ziemlich umgeworfen. Ich war verwirrt, aufgewühlt, den Tränen nah, und das merkte auch mein Kollege aus Amerika, der Psychoanalytiker und Historiker ist, als wir das Kino verließen.«

Behutsam begleitete ihn der Amerikaner auf dem Weg der Erinnerung zurück in seine Kindheit. Als Vierjähriger hatte Jürgen Reulecke erfahren, daß sein Vater gestorben war und nicht mehr heimkommen würde. Aber für ein Kind in diesem Alter ist der Tod noch keine Kategorie. Seine Mutter hatte zu diesem Zeitpunkt mit ihren beiden kleinen Söhnen das zerstörte Wuppertal verlassen. Sie lebten in einem Dorf im Sauerland, wo sie als Fremde mit Zurückhaltung aufgenommen worden waren. Wenn der Jüngste nicht einschlafen konnte, forderte die Mutter den um ein Jahr älteren Jürgen auf, ihm eine Geschichte zu erzählen.

Daran erinnert sich Reulecke nach 60 Jahren noch ganz genau. »Meine Standardgeschichten war: Unser Vati ist nicht tot, wie die Mutti es sagt, sondern der kommt eines Tages mit den ganz tollen Autos über die Straße, die da oben über den Berg zu uns ins Tal führt. Und dann bringt er uns viele schöne Sachen mit!«

»Vati kommt nie mehr zurück«

Das Kriegsende brachte Tiefflieger und einzelne Gefechte. Das Dorf im Sauerland wurde besetzt, die Amerikaner gingen von Haus zu Haus. Dann galt der Ort als befriedet, und die Kinder durften endlich wieder vor die Tür. »Und da höre ich das wilde Rasseln«, fährt Reulecke fort, »es erscheint ein großer Panzer, und oben drauf sitzt jemand mit baumelnden Beinen und raucht, ein Schwarzer. Er springt runter und schenkt uns Schokolade. Und mein amerikanischer Kollege, dem ich das im Anschluß an unseren Kinobesuch alles erzählte, meinte dann: Gerade deshalb, weil der Fahrer des Panzers kein Weißer, sondern ein Schwarzer war, muß ich plötzlich gewußt haben, daß der Vati nie mehr zurückkommt.«

Es war der Augenblick, in dem der Verlust des Vaters zur Realität wurde – aber nicht der Moment, der bei dem kleinen Jürgen

Trauer auslöste. Das geschah erst über 50 Jahre später, als er den Film »Das Leben ist schön« sah. Es fehlten in seiner Kindheit die Rituale, die Beerdigung, die Trauerfeier in Gemeinschaft, die Jahresgedächtnisse. Und damit war er keine Ausnahme. »Der Tod des Vaters, das war ja in so vielen Familien der Nachbarschaft der Fall, so daß man kein großes Aufhebens davon machte«, stellt er fest. »Es gab ein Grundgefühl allgemeiner melancholischer Einstimmung, aber eine dezidierte Art emotionalisierter Trauer war das nicht.« Dazu kam, daß seine Mutter nicht zur Dorfgemeinschaft gehörte. Während alle anderen Witwen für ihre gefallenen Männer in der Kirche kleine Kreuze an die Wand hängten, wurde dies der jungen Frau aus Wuppertal verwehrt, weil der Tote nicht katholisch war. Das Kreuz, das sie damals eigens hatte anfertigen lassen, gab sie als alte Frau an ihren Sohn weiter.

Was hätte ihm geholfen, den Verlust seines Vaters tatsächlich zu verarbeiten? Ich bitte ihn, sich einmal eine große Trauerfeier vorzustellen, vielleicht im Jahr 1950, und zwar für alle Kinder, die ihre Väter verloren hatten. Man hätte ihm dabei vermittelt, wie groß der Verlust sei. Man hätte ihm erklärt: Zwar haben sehr viele Kinder wie du den Vater verloren, aber das heißt nicht, daß jeder einzelne von euch deshalb weniger schwer daran trägt. Was, frage ich Reulecke, wenn er das als Zehnjähriger erlebt hätte? »Ja, das wäre vielleicht ein stabilisierendes Grunderlebnis gewesen«, meint er. »Allerdings, als Historiker sage ich, das war überhaupt nicht denkbar.«

Er kommt zu einem weiteren Gedanken, der ihm sehr wichtig ist. Gleich zweimal im 20. Jahrhundert hat eine Männergeneration die Erziehung ihrer Kinder meist noch recht jungen Frauen überlassen, die häufig selbst ohne sichere Vater- und konkrete Männlichkeitsbilder aufgewachsen waren. Woher, so fragt er sich, erhielten speziell die Jungen ihre Vorstellungen von dem, was es hieß, Mann zu werden und Mann zu sein?

Inzwischen geht Reulecke mit seiner Biographie in seinem beruflichen Umfeld offen um. Er ist an einem interdisziplinären Forschungsprojekt »Kindheit im Zweiten Weltkrieg – Lebensgeschichtliche und politisch-kulturelle Bedeutung von Kriegserfahrung und Generationalität in Europa« beteiligt. Zudem veröffentlichte er zusammen mit dem Schriftsteller Hermann Schulz und dem Psychoanalytiker Hartmut Radebold das Buch »Söhne ohne Väter«.

Erst seit wenigen Jahren suchen Männer, noch immer zögerlich, Psychotherapeuten auf, um auszuleuchten, wie und warum sie so geworden sind und woher ihre Unsicherheiten, ihre Neigung zur Melancholie kommen. Die Vaterlosigkeit oder genauer: das Ignorieren der Folgen von Vaterlosigkeit bringt sie dazu, sich erstmals beunruhigende Fragen zu stellen. Woher hatten sie ihre Bilder von Männlichkeit? In welcher Weise sind ihre Karrierevorstellungen davon geprägt gewesen? Wie gehen sie mit ihren eigenen Söhnen um? Was folgte aus der intensiven Beziehung zur Mutter? Viele grauhaarige vaterlose Söhne sagen: Ich bin erst frei von meiner Mutter, wenn sie tot ist – solange sie lebt, bedeutet das eine Bürde für meine Ehe. Häufig fühlen sie sich wider alle Vernunft der Mutter oder anderen mütterlichen Frauen ausgeliefert. Sie wirken resigniert, oder sie sind ruhelose Partner. Sie haben Bindungsangst und neigen zu Fluchtstrategien. Diese sehr persönlichen Themen hat Reulecke, wenn es sich ergab, in den vergangenen Jahren in seinen Historikerkreisen angesprochen. Natürlich waren es immer nur einzelne, die darauf eingingen. »Und dennoch, unter meinen Kollegen sind verblüffend viele vaterlos aufgewachsen. Es wächst ganz allmählich die Zahl derer, die sich dem Thema öffnen.«

Die Sehnsucht nach einem vergessenen Helden

Eines Tages fiel ihm in der »Frankfurter Allgemeinen Zeitung« eine Todesanzeige auf: »Zum Gedächtnis an meinen vor sechzig Jahren gefallenen Vater – in Liebe Dein Sohn.« Aus einem Impuls heraus tat Reulecke etwas, womit er sich selbst überraschte. Er rief diesen Sohn an, und es entwickelte sich ein langes und bewegendes Telefongespräch zwischen zwei Männern gleichen Alters, die sich überhaupt nicht kannten. »Der Mann war überwältigt, weil er noch nie erlebt hatte, daß man darüber in einer Wir-Form sprechen kann«, erzählt der Historiker. »Bis dahin hatte er sich als Einzelnen gesehen.«

Das Beispiel von der Todesanzeige machte in nicht vorauszusehender Weise Schule. Inzwischen haben so viele Söhne in der Zeitung ihrer gefallenen Väter gedacht, daß sich bei Reulecke Unbehagen einstellte, zumal auf einem großen Teil der Anzeigen ein Eisernes Kreuz abgebildet war. »Als es hundert wurden, habe ich es als Problem gesehen«, sagt er. »Es ging das Gerücht, es sei von soldatischen Kreisen angestoßen worden.«

Sein Kollege, der Zeithistoriker Klaus Naumann[42], hat die Gedenkanzeigen ausgeschnitten und gesammelt. Seiner Ansicht nach soll hier nicht nur nicht vergessen werden, sondern die Tatsache des Nichtvergessens selbst werde unterstrichen. Ginge es den Betroffenen einfach nur um das private trauernde Gedenken, dann hätte auf das unübersehbar plazierte Eiserne Kreuz verzichtet werden können. So aber werde ein »öffentlicher Tod« angezeigt, der eine Gemeinschaft durch einen indirekten Appell daran erinnern soll: Diese Männer sind nicht nur Opfer im landläufigen Sinne, sie haben auch ein Opfer gebracht, und dafür verdienen sie endlich Respekt und Anerkennung. Dieses an die Öffentlichkeit gerichtete Verlangen wird in den Anzeigen mitunter mit Sinnformeln betont, wenn in einer Zwischenzeile von »Pflichterfüllung«, »Deutschland« oder vom »Vaterland« die Rede ist.

Naumann ist sich des Massenschicksals der in Deutschland vaterlos aufgewachsenen Kinder und des damit verbundenen gesellschaftlichen Schweigens bewußt, und ihn berührt die späte Trauer um Väter, die man nie kennengelernt hat. Aber gerade diese Seite der Totenklage, stellt er fest, die Klage der Weiterlebenden über ihr eigenes beschädigtes Schicksal, bleibe in den martialischen Anzeigen verdeckt.

Was bedrückt diese Söhne? Ich vermute, der gemeinsame

Subtext lautet so: »Wir leiden noch heute darunter, daß wir, im Unterschied zu gleichaltrigen Engländern, nicht stolz darauf sein durften, daß unsere Väter Helden waren.«

Das klingt kindlich, aber dahinter steckt das Einklagen einer Integrität. Es geht um die Frage: Wenn die Gesellschaft dem eigenen gefallenen Vater die Anerkennung verweigert, wenn es politisch korrekt nicht sein darf, daß er »sein Leben für einen höheren Sinn hingab«, was bedeutet das für seine Würde? Ist damit nicht auch die Integrität seines Sohnes beschädigt?

Psychotherapeuten sprechen vom unterversorgten »inneren Kind«, das für seine Entbehrungen endlich Kompensation erwartet. In einer Gruppentherapie würde ihm mit Verständnis begegnet. Aber anstatt die Tür zur persönlichen Trauer zu öffnen und sich darin von einer Gemeinschaft unterstützen zu lassen, gerinnt in mancher Gedenkanzeige der Schmerz über das, was man nicht gehabt hat, zur Ideologie. Die öffentlichen Bekenntnisse wecken komplizenhafte Bestätigung, oder sie provozieren Abneigung. Die in die Jahre gekommenen Kinder der gefallenen Väter haben aber Besseres verdient – Mitgefühl.

Peter Härtling, der große Bruder

Wer auf dem großen Kriegskinderkongreß in Frankfurt miterlebte, mit welcher Zuneigung der Schriftsteller Peter Härtling, Jahrgang 1933, empfangen wurde, bekam eine Ahnung davon, wie groß die Sehnsucht nach emotionalem Beistand gerade bei den Vaterlosen ist. In Frankfurt wurde Härtling von ihnen als der große Bruder begrüßt. Seine Bücher ermöglichten Männern einen Zugang zu ihren eigenen Verstörungen, während der andere große Bruder in der Literatur, Martin Walser, ein verunsichertes Lebensgefühl und den beschädigten Nationalstolz thematisierte. Härtling hatte in seinem bereits 1980 erschienenen Buch »Nachgetragene Liebe«[43] seine Vatersuche beschrieben, die gleichzeitig eine Identitätssuche war.

Der Vater wurde gegen Kriegsende interniert und starb, als Härtling 13 Jahre alt war. Ein Jahr später nahm sich seine Mutter nach einer Reihe von Vergewaltigungen das Leben. Über ihr Sterben, das sich über mehrere Tage hinzog – der Sohn allein mit ihr in der Wohnung –, hat Härtling in seiner frühen Erzählung »Janek«[44] geschrieben. Es gelang ihm, was es in der deutschen Nachkriegsliteratur sonst kaum gibt: der stumme Schrei eines Kriegskindes, den man nie, nie wieder vergißt.

In »Nachgetragene Liebe« beginnt die Annäherung an eine schwierige Beziehung so: »Mein Vater hinterließ mir eine Nickelbrille, eine goldene Taschenuhr und ein Notizbuch, das er aus grauem Papier gefaltet und in das er nichts eingetragen hatte als ein Gedicht Eichendorffs, ein paar bissige Bemerkungen Nestroys und die Adressen von zwei mir Unbekannten. Er hinterließ mir eine Geschichte, die ich seit dreißig Jahren nicht zu Ende schreiben kann. Ich habe über ihn geschrieben, doch nie mit ihm sprechen können.«

»Nachgetragene Trauer« nennt die Literaturwissenschaftlerin Aleida Assmann den Prozeß, in dem der Schriftsteller zu einer Umdeutung der kindlichen Erinnerungen im Lichte späterer Einsichten kommt. Sein Buch über den Vater endet mit den Sätzen: »Ich muß die Spuren lesen, die du mir hinterlassen hast. Ich fange an, dich zu lieben. Ich bin älter als du. Ich rede mit meinen Kindern, wie du nicht mit mir geredet hast, nicht reden konntest. Nun, da ich Zeit verbrauche, die dir genommen wurde, lerne ich, dich zu verstehen. Kehrtest du zurück, Vater, wie der Mann aus dem Bergwerk von Falun, könntest du mein jüngerer Bruder sein.«

Als er sich schreibend auf die Suche begab, hatte er noch keine Gefühle der Liebe für seinen Vater. Im Gegenteil, es war viel Haß in seinen Erinnerungen. Assmann verweist darauf, Härtling habe noch einmal dem prügelnden Vater und seiner eigenen Wut und seiner Empörung begegnen müssen, bevor sich das belastende Vaterbild auflöste[45]. Daß der Schriftsteller sich nach einer Latenzzeit von »nur« 30 Jahren auf die Suche nach seinem Vater begab, die ihn schließlich an sein Grab führte, ist vermutlich auf die Erinnerung an gemeinsam verbrachte Jahre zurückzuführen. Wenigstens sie besaß Härtling. 50 Jahre oder länger dauerte es bei Gerhard Schröder oder der Journalistin Wibke Bruns[46], die mit dem Vater nichts verbanden, weil sie ihn nicht kennengelernt hatten. Aber irgendwann war dann auch für sie – wie es vielen Menschen in ihrem letzten Lebensdrittel ergeht – die Zeit reif, sich für die eigenen Wurzeln zu interessieren und damit für die Frage: Wer war dieser Mann, dem ich die Hälfte meiner Gene verdanke?

Blinde Flecken in der Psychotherapie

Das vorangegangene Desinteresse ist nicht ausschließlich damit zu erklären, daß Menschen nur das vermissen, was sie kennen. Es hat auch mit den Gewichtungen in der Psychotherapie und in der psychosomatischen Medizin zu tun. Der Fokus der Behandlungen lag früher eindeutig auf der Mutterbindung. Wenn es da ein Problem gab, wurde nicht weiter nachgeprüft, ob womöglich der zweite Elternteil auch daran beteiligt war. In der humanistischen Psychologie, in der man sich von Freuds Vaterfixiertheit gelöst hatte, war der Einfluß der Väter nur von geringem Interesse – es sei denn, es handelte sich um extrem gewalttätige Exemplare. Daß die Abwesenheit der Väter der Entwicklung von Kindern schaden könnte, wurde nach dem Zweiten Weltkrieg nicht in Betracht gezogen. Sie tut es aber – wie die Langzeituntersuchung einer Forschungsgruppe, die sogenannte Mannheimer Kohortenstudie[47], herausfand. Befragt wurden Angehörige der Jahrgänge 1935, 1945 und 1955, und es stellte sich heraus: Menschen, die während der ersten sechs Lebensjahre längere Zeit ohne Vater gewesen waren, litten als Erwachsene häufiger unter psychogenen Beeinträchtigungen, als solche, die in einer kompletten Familie gelebt hatten. Eine weitere Studie aus dem Jahr 2003, ein Forschungsprojekt der Universitäten Leipzig und Kassel[48], dem eine repräsentative Befragung bei zwischen 1930 und 1945 Geborenen zugrunde lag, ergab: Bei den überwiegend vaterlos Aufgewachsenen zeigten sich auch mehrere Jahrzehnte später noch erhebliche psychosoziale Belastungen. Elmar Brähler aus Leipzig, Professor für Medizinische Psychologie und Medizinische Soziologie, teilte dazu mit: »Insgesamt wurden bei vaterlos Aufgewachsenen stärkere soziale Einschränkungen und eine negativere Befindlichkeit als bei nicht vaterlos Aufgewachsenen festgestellt.« Wie Hartmut Radebold[49] anmerkte, bedingt eine lang anhaltende oder dauerhafte väterliche Abwesenheit in der Kindheit eine eingeschränkte und verunsicherte Identität, mit der Folge von Bindungs- und Beziehungsstörungen. Dagegen ist es für die Entwicklung günstig, wenn gute Beziehungen zu einem anderen Mann aufgebaut werden können, zum Beispiel zum älteren Bruder, Onkel, Stiefvater oder Großvater.

Oft habe ich gehört oder gelesen, daß Menschen, die ohne Väter aufgewachsen sind, sich geradezu vom Schicksal begünstigt sahen, wenn sie ihre Situation mit denen der Freundinnen oder Freunde in intakten Familien verglichen, wo Väter entweder herumbrüllten oder ihre dumpfen Tage auf dem Küchensofa verschliefen.

In seinem Buch »Ich wußte nie, was mit Vater ist« fragte sich Wolfgang Schmidbauer, geboren 1941, ob die »Verrohung« der Kriegsheimkehrer, von der so viel die Rede war, tatsächlich die dominierende Folge eines Massentraumas war. Andere Störungsbilder, meinte der Psychoanalytiker, könnten bedeutsamer sein. »In diesen Fällen ist die Spur, die ein Traumatisierter in der Familie hinterläßt, nur durch Erlebnisse herauszufinden, daß etwas fehlt. Die faßbaren Störungen scheinen eher in der Unzufriedenheit, Klagsamkeit, Erbitterung und Überforderung der Mutter aufzutreten. Sie hat in diesen Familien die überbelastete Omnipotenz. Der Vater ist nur ruhebedürftig, ihm ist alles zuviel, er liegt auf dem Sofa, ist krank, reagiert nicht, spritzt sich Opiate, trinkt, nimmt Schlafmittel. Er hat keine Meinung, keinen beruflichen Ehrgeiz, kann nur mit Mühe oder gar keinen Arbeitsplatz behalten. Wenn er einmal etwas sagt oder sich in irgendeiner Weise auf das Kind bezieht, ist dieses verblüfft, als sei es in ein Sterntaler-Märchen geraten.«[50]

In einer Erzählung mit dem Titel »Wenn Vater seine von uns allen gefürchtete gute Laune bekam« zeichnet Bernd Schroeder das tragische Bild eines Versagers und Trinkers aus den fünfziger Jahren. Im Mittelpunkt steht ein unerträglicher Wichtigtuer, der auf Familienausflügen die Biergärten ansteuert, wo er Runde um Runde wirft, um vor einem größeren Publikum herumzuschwadronieren, während seine anwesenden Kinder jedesmal vor Scham im Boden versinken möchten und die Mutter wie versteinert dabeisitzt.

> Mit vielsagenden Blicken hatte sie sich mit anderen, ebenfalls schweigend neben ihren trunkenen Hähnen sitzenden Frauen verständigt und solidarisiert. Sie saßen da wie Denkmäler, schauten verächtlich dem Treiben der Männer zu und dachten an die Kriegsjahre, in denen sie ohne sie ausgekommen waren. Und sie träumten von der Zeit, da sich die Beschäftigung mit ihren Ehehälften auf Grabbesuche beschränken würde, da sie über ihre Zeit, ihren Körper, ihr Geld selbst verfügen konnten. Denn daß sie diese vom Krieg angeschlagenen Wracks, die sich da alkoholgetränkt verausgabten, überleben würden, daran hatte wohl keine von ihnen Zweifel.[51]

Die Heimkehrer: deprimiert und kriegsversehrt

Jürgen Reulecke erinnert daran, in seiner Kindheit sei das Männerbild auf der einen Seite von alten, oft kranken oder deprimierten Männern geprägt gewesen, von Großvätern und Großonkeln, von alten Lehrern, Pastoren und von den aus dem Krieg heimgekehrten Kriegsinvaliden. Auf der anderen Seite wollten viele deutschen Söhne so sein wie die jungen alliierten Soldaten, die, mit einer Zigarette im Mund, lässig im Jeep oder auf einem Panzer sitzend durch die Straßen fuhren und gelegentlich den Kindern Kaugummi schenkten. Reulecke selbst fand als Kind und Jugendlicher seine »emotionale Heimat« in der sogenannten bündischen Jugend, also in den politisch unabhängigen und nicht konfessionellen Jugendgruppen. Die Gemeinschaft hielt zusammen durch Zeltlager und Fahrtenlieder, durch Lagerfeuerromantik, Singabende und Erzählrunden. Das äußere Symbol war die Lederhose. Die Gruppen galten als unpolitisch, jugendgemäß und unbelastet. Vor allem die Vaterlosen, sagt der Historiker, seien dort überproportional vertreten gewesen. Gerade ihnen hätten die Zusammenkünfte und Fahrten Halt gegeben und die Möglichkeit, männlich-kameradschaftliche Verhaltensweisen kennenzulernen. Wegen des intensiven Kontakts mit Gleichaltrigen habe er damals seinen Vater nicht vermißt.

Reulecke verweist auf einen Artikel, den er in einer Ausgabe der evangelischen Zeitschrift »Jungenwacht« von 1958 fand. Darin war zu lesen, die Väter seien müde und nervös, und da sie nicht mehr viel an Lebensmut ausstrahlten, könnten sie ihren Kindern oft keinen verläßlichen Weg mehr zeigen und keine gültigen Antworten mehr geben. Der Historiker sieht hier eine mögliche Verbindungslinie zu dem Phänomen der »Halbstarkenkrawalle« Ende der fünfziger Jahre. Darauf hatte schon der Soziologe Helmut Schelsky in seiner Veröffentlichung von 1957 hingewiesen, weshalb er an den Schluß seines Buches »Die skeptische Generation« das Gedicht eines unbekannten Jugendlichen setzte, das sich an die damaligen Erwachsenen richtete. Darin heißt es:

Weil ihr schwach seid, habt ihr euch
von uns Ruhe erkauft.
Solange wir klein waren, mit Kinogeld
und Eis.
Nicht uns habt ihr damit gedient,
sondern euch und eurer Bequemlichkeit.

Weil ihr schwach seid.
Schwach in der Liebe, schwach in der Geduld, schwach in der Hoffnung, schwach im Glauben.

Geschwächte Erwachsene tragen die Verantwortung für ihre halbstarken Kinder – so sieht es der namenlose Dichter und Sohn, der am Schluß fordert:

Zeigt uns für jeden von uns, der Lärm macht,
einen von euch, der im stillen gut ist.
Laßt, anstatt mit Gummiknüppeln zu drohen,
Männer auf uns los, die zeigen,
wo der Weg ist.
Nicht mit Worten, sondern mit ihrem Leben.[52]

Schwache Väter, abwesende Väter, gefallene Väter – alle drei Gruppen formten das Bild einer gesellschaftlichen Vaterlosigkeit, die »kollektiv verdrängt« wurde, wie der Berliner Kinderpsychiater Horst Petri[53] beklagt. Alexander Mitscherlich hatte mit seinem Buch »Auf dem Weg zur vaterlosen Gesellschaft«, das 1963 erschien, ein damals vorherrschendes Bedürfnis bedient, nämlich haarscharf an wesentlichen Kriegsfolgen vorbeizuschauen. Gemeint war mit »vaterloser Gesellschaft« etwas ganz anderes, als man heute vermuten würde. Mitscherlich klammerte in seiner sozialpsychologischen Analyse die reale Vaterlosigkeit ausdrücklich aus und leitete die »Unsichtbarkeit« der Väter allein von den industriellen Arbeitsbedingungen ab. Viele Kinder sahen ihre Väter nur noch selten, weil diese entfernt in einer Fabrik arbeiteten und nicht wie bisher im Stall oder in einer Werkstatt nebenan.

Von der Vaterlosigkeit zur Kinderlosigkeit

Auch Horst Petri sah es jahrzehntelang als nicht weiter bedenkenswert an, daß sein Vater, von kurzen Fronturlauben abgesehen, sechs Jahre lang abwesend war. In seinem Buch »Das Drama der Vaterentbehrung« schlägt er den Bogen von der damaligen zur heutigen Vaterlosigkeit: »So blieb auch unreflektiert, daß es die real vaterlose Nachkriegsgeneration war, die in der 68er-Bewegung der traditionellen Familie ideologisch und faktisch ›den Krieg erklärte‹ und damit wiederum eine Kindergeneration gezeugt hat, von der große Teile ihre Väter diesmal nicht durch einen militärischen, sondern durch den Krieg der Geschlechter verloren haben. Diese vaterverlassenen Kinder von Vätern ohne Vater stellen Teile der heutigen jungen Vätergeneration dar.« Und er fügt hinzu, in der Traumaforschung nenne man eine solche Tradition die »unbewußte Weitergabe eines Traumas von Generation zu Generation.«

Inzwischen herrscht allgemeine Übereinstimmung darüber, daß Kinder, die vaterlos aufwachsen, für ihre Zukunft schlechtere Karten haben. In den USA, wo Vaterentbehrung häufig mit krasser Armut gekoppelt ist, zeigt sich dramatisch, in welchem Ausmaß das Alleinerziehen von Kindern gescheitert ist. So weit will man es in unserem Land, wenn man den jüngsten Beteuerungen zur Familienpolitik glauben will, nicht kommen lassen. Doch wie viele gutgemeinte Vorschläge werden Papier bleiben, weil wieder einmal die Themen Familie und Kinder in der aufgeregten ideologischen Ecke landen? Selbst dann, wenn beteuert wird, man wolle sich auf einen maßvollen, lösungsorientierten Weg einigen, bekämpfen sich untergründig zwei Extreme: auf der einen Seite eine christlich-konservative Gesinnung, wonach die Familie alles heilen soll, was die Gesellschaft nicht hinbekommt bzw. was den ökonomischen Bedingungen geopfert wurde – und auf der anderen Seite jene linken Gruppierungen, die dem »Gebrochenen« grundsätzlich mehr zutrauen als dem Traditionellen, weil sie vom Althergebrachten nichts Gutes erwarten.

Als der Wirtschaftswissenschaftler Paul Kirchhof im Wahlkampf 2005 den eigentlich banalen Satz äußerte, Kinder gehörten zu einem erfüllten Leben dazu, löste er einen Sturm der Entrüstung aus, der bis in die Feuilletons hineinreichte. Wie das? Wie konnten Menschen, die ohne Kinder leben wollen, sich davon diskriminiert fühlen? Hätte Kirchhoff einen ähnlichen Sturm entfacht, wenn er gesagt hätte: »Ein Auto gehört zu einem guten Leben dazu«?

Die Angst, man könne als ein solcher verstanden werden, der andere diskriminiert, gehört zu den häufigsten Vorwänden, um selbst nicht genau hinschauen zu müssen. Warum wurde so lange nicht registriert, daß alleinerziehende Mütter selbst bei bestem Willen und Bemühen nicht alle Entwicklungsbedürfnisse ihres Kindes erfüllen können? Warum hat der Zustand, daß die Hälfte der Väter ihre bei der Mutter lebenden Kinder kaum oder gar nicht zu sehen bekommt, keinen Alarm ausgelöst? Warum ist man erst so spät auf den Gedanken gekommen, der hohen Kinderlosigkeit in Akademikerkreisen könne mehr noch als ein Gebärstreik ein Zeugungsstreik zugrunde liegen?

Wenn es stimmt, daß in der Bundesrepublik die Studentenbewegung wie auch die Frauenbewegung zu radikaleren Positionen geführt hat als anderswo – warum haben sich familienfreundliche Arbeitsbedingungen in Deutschland nicht durchgesetzt? Ende der siebziger Jahre war ich fest davon überzeugt, es müsse nach weiteren 15 Jahren über Geschlechtergerechtigkeit in Familie und Beruf nicht mehr geredet werden. Die Lösung sahen Feministinnen und pragmatische Politikerinnen in Strukturen, wie sie sich in Skandinavien zur Zufriedenheit der Eltern und des Staates etabliert haben – mit der Folge einer Geburtenrate, die sich sehen lassen kann.

Womit ich in keiner Weise gerechnet hatte, war das, was sich dann in den achtziger Jahren abzeichnete: die Passivität der jüngeren Frauen bezüglich ihrer ureigensten Interessen, ihr Sich-Abfinden mit einer familienfeindlichen Arbeitswelt und einem Mangel an Einrichtungen zur Kinderbetreuung. Ich begriff nicht, warum ihnen eine gute Ausbildung so wichtig war und warum sie gleichzeitig hinnahmen, als Mütter so wenig davon zu profitieren. Ich fand es seltsam, daß sie privat meckerten, aber öffentlich nicht mehr den Mund aufmachten und daß man ihnen immer noch mit dem Begriff »Rabenmutter«, den es im Französischen überhaupt nicht gibt, ein schlechtes Gewissen machen konnte. Es gab einen alle Fraktionsgrenzen sprengenden Frauenkampf, der Ende der siebziger Jahre zu einem neuen Ehe- und Familienrecht führte. Warum verlor er an Kraft, als es darum hätte gehen müssen, eine zeitgemäße Familienpolitik zu etablieren?

Der Faktor Zukunftsangst

Die Süddeutsche Zeitung stellte einen Zusammenhang zwischen Zukunftsangst und Kinderlosigkeit her, als sie behauptete: »German Angst macht unfruchtbar. Jedenfalls sprechen viele Indizien dafür, daß die Politiker und Medien mit ihren Bedrohungsszenarien alle potentiellen Eltern verprellen.« [54] Hier stellt sich erneut die Frage, ob die Medien einer Bevölkerung Zukunftsangst überhaupt einreden können. Oder ist es nicht vielmehr so, daß sie kollektive Ängste aufgreifen und sie dadurch verstärken?

Die Jahrgänge, die am stärksten zum Geburtenrückgang beigetragen haben, sind die Kinder der Kriegskinder – eben jener verunsicherten Generation, von der schon viel die Rede war. Warum sollte gerade die Generation der Kriegskinder in der Lage gewesen sein, die eigenen Kinder mit einem ausreichenden Vertrauen ins Leben auszustatten? Ist es nicht sehr viel wahrscheinlicher, daß genau dies in vielen Familien versäumt wurde? Kann es sein, daß der so häufig gegeißelte »Egoismus« der Kinderlosen in Wahrheit einer tiefen Lebensverunsicherung entspringt?

Der Ausgangspunkt dieses Kapitels war die kriegsbedingte Vaterlosigkeit – ein Thema, das dann zu meiner eigenen Überraschung auch Fragen zur heutigen Kinderlosigkeit aufwarf. Doch es gab noch einen zweiten Aspekt, den ich nicht erwartet hatte. Wer im Internet mit Stichworten wie »Söhne ohne Väter« oder »Vaterlose Söhne« auf die Suche geht, wird reich bedient, aber bei »Töchter ohne Väter« oder »Vaterlose Töchter« tendiert das Ergebnis gegen null. Es kann aber nicht sein, daß der fehlende Vater bei Männern ein Riesenproblem ist und bei Frauen so gut wie gar nicht. Natürlich sind die Schwierigkeiten allgemein bekannt, die fehlende Rollenvorbilder später bei der Partnerwahl bereiten.

Aber soll das die einzige Erklärung dafür sein, warum so viele ältere Frauen, mit denen ich über die Auswirkungen ihrer Kriegskindheit sprach, allein lebten? Zunächst dachte ich, es entspräche ihnen und es gehe ihnen gut damit. Als dann unsere Gespräche vertrauensvoller wurden, offenbarten fast alle ihre Sehnsucht nach einem Partner – mit Ausnahme der Witwen, die eine gute Ehe geführt hatten.

Es handelte sich überwiegend um Frauen, die ihren Beruf erfolgreich gemeistert hatten und mit Begeisterung von ihren Enkeln und ehrenamtlichen Aufgaben erzählten. Sie führten also immer noch ein interessantes Leben. Warum, fragte ich, paßt dort kein Mann hinein? Warum die Scheidungen? War für einen Partner kein Platz? Die häufigste Antwort lautete: Männer fühlen sich nicht wohl an der Seite einer erfolgreichen Frau. – Da ist natürlich etwas dran, einerseits. Aber andererseits: Warum eigentlich gerade in diesen Jahrgängen? Die meisten Männer, denen in Kindheit und Jugend der Vater fehlte, kennen erfolgreiche Frauen – nämlich ihre eigenen Mütter. Vielleicht kamen diese wegen der damaligen Lebensumstände beruflich nicht weit, aber daß sie tüchtig waren und einen heute kaum mehr vorstellbaren schweren Alltag ohne männliche Unterstützung meisterten, davon reden fast alle Söhne von Kriegerwitwen und im Krieg alleingelassenen Frauen mit Anerkennung.

Schwierige Ehen

Grundsätzlich summieren sich in der Kriegskindergeneration die Belastungen, mit der Folge, daß sie auch in eine Ehe hineinwirken. Von Selbstunsicherheit, Mißtrauen und diffusen Vorstellungen von der Geschlechteridentität war schon die Rede wie auch von den Schuldgefühlen, also der von der Elterngeneration übernommenen »deutschen Schuld«.

Frauen, die in ihren Herkunftsfamilien zu früh Verantwortung übernehmen mußten, lernten vor allem eines: Auf ihre eigenen Bedürfnisse kam es nicht an; sie hatten sich selbst nicht wichtig zu nehmen. Das waren gute Voraussetzungen, um bei entsprechenden Bildungschancen reichlich berufliche Kompetenz und damit soziale Anerkennung zu erwerben. Aber es waren schlechte Voraussetzungen für Zufriedenheit in einer Ehe. Wenn zudem der eigene Vater schwach war, erwarteten diese Frauen womöglich auch vom eigenen Mann nicht allzuviel. Ich habe mich früher oft gefragt, und ich frage mich heute noch, warum gerade durchsetzungsfähige Frauen als Familienmütter so schnell aufgeben, wenn der Zeitpunkt gekommen ist, die Hausarbeit gerecht zu verteilen, warum sie sagen, es gehe schneller, wenn sie es selbst machen – als hätte es nie eine Diskussion über unzeitgemäße Rollenverteilung gegeben!

Worum geht es ihnen? Wollen sie Konflikte vermeiden, ausgerechnet sie, die im Beruf ihre Interessen gut vertreten können? Glauben sie, in der Familie bricht das Chaos aus, wenn sie selbst nicht alles und jeden kontrollieren? Solche Frauen werden auch in Zukunft die Hauptlast der Hausarbeit übernehmen, anstatt so lange zu kämpfen, bis die Aufgaben gerecht verteilt sind. Oder sie werden nicht aufhören, ihre Männer erziehen zu wollen. In diesem Fall werden sie ihnen zeigen, daß sie alles besser wissen, aber nicht, daß sie ihre Männer wirklich brauchen. Ich wage die Behauptung: Ein Mann, der weiß, daß seine Frau ihn braucht, wird nur vorübergehend von ihren Erfolgen irritiert sein, nicht aber grundsätzlich.

Heute denke ich darüber nach, ob die Frauen, die kriegsbedingt nur durch Mütter und Tanten sozialisiert wurden und sich so früh durch Fleiß und Tüchtigkeit auszeichneten, schon allein deshalb in ihren späteren Beziehungen Pech hatten, weil sie als Kinder und Jugendliche von niemandem verwöhnt wurden – weil sie nicht wußten, wie das ist: sich bedienen zu lassen, beschenken zu lassen, einfach so, ohne Gegenleistung. Natürlich sind das Pauschalierungen; es gibt immer Ausnahmen. Aber nach dem konventionellen Rollenverständnis sieht es in Familien nunmal so aus, daß die Mutter den Sohn verwöhnt und der Vater die Tochter. Womöglich werden ältere Leserinnen und Leser hier bestürzt Widerspruch einlegen, weil sie »verwöhnte Kinder« mit »verzogenen Kindern« gleichsetzen. Doch ich bestehe darauf, es ist etwas Wunderbares, wenn der Vater seiner Tochter spontan ein Kleid kauft, obwohl das Geld knapp ist; wenn sie ihm ihren Lieblingsort an einem Bach zeigen kann, obwohl er dafür eigentlich keine Zeit hat; wenn er große Mühe darauf verwendet, eine Schallplatte mit ihrem Lieblingssänger zu ergattern, obwohl er selbst diese Musik schauderhaft findet. Und ganz gewiß brauchen junge Mädchen Väter, die ihnen zeigen, wie stolz sie auf die hübsche Tochter sind, und nicht solche, die sie nur wegen ihrer Schulnoten loben. Verwöhnende Väter sind in der Regel verwöhnende Ehemänner. Vaterlosen Söhnen fehlt auch in dieser Hinsicht das männliche Vorbild.

Töchter, die verwöhnt wurden, entwickeln später ein Gespür für Männer, die verwöhnen können, und wenn sie unter Gleichaltrigen nicht zu finden sind, dann wählen sie häufig einen älteren Partner. Männer, die gern verwöhnen, fühlen sich von Frauen angezogen, die eben dies von ihnen erwarten. Keine Frage, es gibt unzählige Gründe, warum Beziehungen scheitern können. Warum ich gerade den Mangel an Verwöhntwerden herausgreife? Weil darüber kaum in dieser Weise gesprochen wird und weil sich auch hier wieder bestätigt: Es gehörte zur Sozialisation vieler Kriegskinder, daß sie zu kurz kamen, und es konnte gravierende Folgen haben, wenn sie dieser Tatsache im späteren Leben zu wenig Beachtung schenkten.

Wahrscheinlich würde Cornelia Schmalz-Jacobsen es nicht als »Trauma« bezeichnen, daß sie ihren Vater verlor, aber daß es ein Schmerz war, der in ihr, als sie ihr Leben bilanzierte, unerwartet große Trauer auslöste, dem würde sie zustimmen. Ihre aktive Rolle in der Politik hat sie schon seit einer Reihe von Jahren hinter sich. Die wichtigsten Stationen ihrer Laufbahn in der FDP, in die sie im Jahr 1968 eintrat, sind die der Generalsekretärin, der stellvertretenden Bundesvorsitzenden, der Senatorin für Jugend und Familie in Berlin, der Ausländerbeauftragten in der Regierung von Helmut Kohl.

Ein Buch über mutige Eltern

Sie wurde 1934 als Cornelia Helmrich in Berlin geboren. Die Geschichte ihrer Eltern veröffentlichte sie in einem Buch, »Zwei Bäume in Jerusalem«. Das erste Kapitel beginnt in Yad Vashem. In der »Allee der Gerechten« erinnern Bäume an Menschen, die verfolgten Juden das Leben retteten. Vor einem großen Baum steht auf einem Schild »Eberhard Helmrich« und nur 30 Meter davon entfernt unter einem kleineren der Name »Donata Helmrich«. Tochter Cornelia hat den Baum für ihre Mutter gepflanzt. Bei der anschließenden Feier waren zwei kleine Mädchen mit den Worten an sie herangetreten: »Vielen Dank, daß Ihre Eltern unsere Großmutter gerettet haben.«

Das Ehepaar Helmrich konnte damals gar nicht anders handeln, und es legte dabei eine unglaubliche Kaltblütigkeit an den Tag. Lange wurde in Deutschland übersehen, daß es auch sie gab: Menschen, die mit tausend Tricks und großem Improvisationstalent Juden versteckten, sie mit Essen und falschen Papieren versorgten und für sie Fluchtmöglichkeiten ins Ausland ausfindig machten. »Der Mythos, es habe zwischen Gehorchen und Tod keinen dritten Weg gegeben, ist durch die Jahrzehnte hindurch wirkungsstark geblieben«, schreibt die Tochter der Helmrichs 60 Jahre später. »Für die Mitläufer und Wegschauer ist es bequem und auch beruhigend, sich an der Überzeugung festzuhalten, daß es wohl eine kleine Minderheit an Helden und Märtyrern gab, die für ihre Taten aber ausnahmslos mit dem Leben bezahlen mußten.«[55]

Cornelia war sechs Jahre alt, als sie ihrer Mutter feierlich versprach, sie werde nie und nimmer mit irgend jemandem außerhalb der Familie darüber sprechen, was sie zu Hause hörte. Die Mutter hatte ihr kurz vor der Einschulung auf einem längeren Spaziergang folgendes erklärt: Ein böser König habe sich Deutschlands bemächtigt, der keinen Widerspruch dulde und seinen Untertanen drohe, ihnen würde der Kopf abgehackt, falls sie ihm nicht gehorchten. Selbstverständlich seien ihre Eltern Gegner von König Hitler, und das sei hochgefährlich. Cornelia sei ja nun Schulkind und damit alt genug, sich entsprechend vorsichtig zu verhalten.

Das kleine Mädchen war maßlos stolz auf seine Eltern, ja, es fühlte sich sogar der Lehrerin überlegen, wenn diese ihre Verehrung für den Führer ausbreitete. Allerdings wurden die Rettungsaktivitäten der Mutter in Berlin und die des Vaters, der sich kriegsbedingt in Galizien aufhielt, der jüngsten Tochter verheimlicht. Cornelias Vater – in ihrer Erinnerung ein riesiger, sanfter Mann – war im Generalgouvernement in der Nähe von Lemberg in der heutigen Ukraine als sogenannter Kreislandwirt für die Abteilung Ernährung und Landwirtschaft zuständig. In der Region lag der Anteil der jüdischen Bevölkerung bei 40 Prozent. Fast alle wurden umgebracht.

Eberhard Helmrich war ganz auf sich allein gestellt. Er operierte ähnlich wie Oscar Schindler. Ein kriegswichtiger Betrieb – in seinem Fall eine Gartenfarm für frisches Gemüse und Obst – lieferte den Vorwand, dort 250 Arbeitskräfte unterzubringen und sie auf diese Weise so lange wie möglich vor dem Transport in die Vernichtungslager zu bewahren. Donata Helmrich half Verfolgten in Berlin und wurde dabei von einem größeren Freundeskreis unterstützt.

Der Vater wanderte aus

Die Mutter hatte ihrem Mann eine kühle Rechnung aufgemacht: »Wenn wir beide zwei Menschenleben retten, sind wir quitt mit Hitler, und jedes zusätzliche Leben ist ein Reingewinn.« Und es fiel der Satz: »Besser, die Kinder haben tote Eltern als feige Eltern.«[56] Die Helmrichs konnten zum Zeitpunkt der Entscheidung nicht überblicken, wie lange und wie gründlich das Morden im Schatten des Krieges weitergehen würde. Sie hatten gehofft, die ganze Familie würde eines Tages zu einem normalen Leben zurückfinden. Auf den Vater traf das nach dem Krieg nicht zu. »Zur Wahrheit gehört«, schreibt Cornelia Schmalz-Jacobsen, »daß auch er ein Rädchen in der Maschinerie der Mörderbesatzer gewesen ist, so wie alle anderen Retter im Osten auch: Sie griffen der Mordmaschine in die Speichen, und es gelang ihnen, ihr ein paar hundert Menschenleben zu entreißen. Um den Preis des Nicht-vergessen-Könnens, auch um den Preis des späteren Scheiterns. So hat mein Vater, so haben andere nach dem Krieg nicht wieder den beruflichen Anschluß im normalen Leben gefunden.«[57]

Die Ehe der Eltern ging in die Brüche. Sie konnten nach dem Krieg nicht mehr an die Zeit anknüpfen, bevor ihr risikoreiches getrenntes Leben begonnen hatte. Der Druck der Verhältnisse war zu stark gewesen. Eberhard Helmrich wanderte in die USA aus. »Er hat Deutschland nicht mehr ausgehalten, es hatte ihn zerbrochen«, erklärt seine Tochter. In New York lebte er in sehr bescheidenen Verhältnissen und starb 1969.

Sie betont häufiger, ihre Eltern hätten sich keineswegs als Helden gesehen, sondern das, was sie taten, als »normal« empfunden. Als Kind tröstete sie sich mit Gedanken wie diesem: Irgendwann ist der böse Hitler tot, und alle, die ihm geholfen haben, werden bestraft werden. Das war dann nicht so. »Damals hatte ich mir vorgestellt, daß meine Eltern, auf die ich so maßlos stolz war, nach dem Krieg sozusagen ›ganz groß rauskommen‹ würden und wir Geschwister mit ihnen. Das hatte sich dann schnell als Hirngespinst erwiesen, weil Widerstand und Rettung von Verfolgten keinen Menschen in Deutschland interessierte.« Nach dem Krieg hatte Cornelia eine Mitschülerin um deren dicke Pausenbrote beneidet, und Donata Helmrich erklärte ihr, das Mädchen habe deshalb so reichlich zu essen, weil seine Familie als »Opfer des Faschismus« nun endlich verdientermaßen bevorzugt werde. Die Tochter fragte: »Und was ist mit uns?« – »Na hör mal, wir sind doch nicht verfolgt worden!«

Als ich ihr Buch las, dachte ich: Offenbar konnten die Eltern nicht erfassen, was sie ihren Kindern damit zumuteten. Das ist ihnen nicht vorzuwerfen. Sie haben sich diese perverse Zeit nicht ausgesucht. Sie konnten das NS-Regime nicht anders überstehen als in der Weise, wie sie es taten. Es steckt eine erschütternde Wahrheit in den von der NS-Zeit lebenslang beeinflußten Biographien: Die Bürde, die später die Kinder zu tragen hatten, war nicht davon abhängig, ob es sich bei den Eltern um Täter, Opfer, Widerständler, Profiteure oder Retter handelte. Das spätere Leben war nicht deshalb leichter, weil die Eltern auf der moralisch richtigen Seite gestanden hatten.

Es ist nicht normal, und es hinterläßt Spuren, wenn ein Kind gezwungen wird, seine Unbefangenheit aufzugeben und allen Menschen außerhalb der Familie mit Mißtrauen zu begegnen. Familiengeheimnisse sind extrem belastend für ein Kind, das nichts Genaues weiß, aber viel mitbekommt – ein Kind, das zufällig hört, der Vater arbeite in einem Land, in dem Babys von Lastwagen geworfen werden, aber sich nicht traut, ihn darauf anzusprechen. Und gewiß ist es für eine Neunjährige, die allein aufs Land zu Verwandten geschickt wird, traumatisch, wenn sie am Himmel immer wieder Bomberverbände in Richtung Berlin fliegen sieht, wo ihre Familie wohnt. Fast drei Jahre lang lebte Cornelia von Mutter, Vater und den Geschwistern getrennt.

Es bedeutete mir viel, nach der Lektüre des Buchs Cornelia Schmalz-Jacobsen persönlich kennenzulernen und ihr meine Sichtweise mitteilen zu können. Sie sagte, sie sei erst als ältere Frau auf die Idee gekommen, über die Folgen ihrer Verluste genauer nachzudenken.

Sie verlor den Vater an den Krieg – da war sie sechs Jahre alt –, und sie verlor ihn ein zweites Mal nach dem Krieg, nun unwiderruflich. Der Hunger habe noch lange Spuren hinterlassen, erzählt sie mir, darunter ihre ständige Sorge, sie werde ihre Söhne nicht satt bekommen. Als sie etwa 40 Jahre alt war, fragte eine Freundin, der es ähnlich ging: »Hast du eigentlich immer noch Angst zu verhungern?« Kurzes Nachdenken. Dann schüttelte sie den Kopf. Da erst wurde ihr bewußt, daß das in Notzeiten eingebrannte Gefühl sie verlassen hatte.

In einem Brief des Vaters aus Amerika stand, er betrachte es als eines der wenigen gelungenen Dinge in seinem Leben, »in einer Zeit einer überwältigenden Diktatur dazu beigetragen zu haben, daß vier Kinder in einer menschlichen und freiheitlichen Atmosphäre aufwachsen konnten«. Dafür war die Tochter zeit ihres Lebens dankbar, und sie fühlte sich in ihrer politischen Arbeit vom Geist ihrer Eltern unterstützt. Aber auf der andere Seite: »Ich hatte immer sehr viel Angst. Dagegen habe ich ständig ankämpfen müssen, und es gelang mir auch.« Es waren heftige irrationale Ängste. Lange Zeit wußte Cornelia Schmalz-Jacobsen nicht, woher sie kamen. Eines Tages wurde sie von jemandem mit einer vergleichbaren Kindheit gefragt, was sie wohl glaube, was die Eltern, die ständig ihr Leben riskiert hätten, ihr vererbt hätten. Da hörte sie sich zu ihrer eigenen Überraschung mit Bestimmtheit sagen: »Es ist die Angst!«

Neuntes Kapitel

Der vergiftete Boden

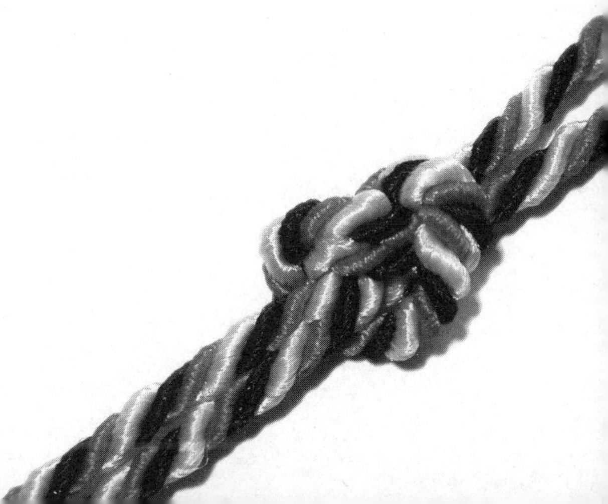

Kinder als Zeugen von Gewalt

Es gibt ein Erinnerungsmotiv, das sich durch fast alle Gespräche mit Angehörigen der Kriegskindergeneration zieht: Sie waren Zeugen von nationalsozialistischer Gewalt gewesen. Als Kinder hatten sie gesehen, wie Zwangsarbeiter gedemütigt wurden, wie jüdische Nachbarn auf einen Lastwagen steigen mußten, wie Trupps von Kriegsgefangenen und KZ-Häftlingen vorbeizogen – und wie erbarmungslos sie behandelt wurden, wie verhungert sie aussahen. Einige erzählten, sie seien von der Mutter losgeschickt worden, um dem einen oder anderen Brot zuzustecken. Begründung: »Kindern verzeiht man das eher. Für uns wäre das zu gefährlich.« Doch die meisten Eltern sagten: »Guck da nicht hin«. Gerade den damals kleineren Kindern, deren Gerechtigkeitsgefühl noch nicht von den Untermenschenkategorien der Nationalsozialisten verbogen war, haben sich die Szenen von Entrechtung und brutaler Mißhandlung tief ins Gedächtnis eingebrannt.

Was mir aber erst heute auffällt: Nicht nur die Eltern haben damals, 1968, geschwiegen oder behauptet, sie hätten »von nichts gewußt«, sondern auch die Altersgruppe der älteren Geschwister, die im Unterschied zu den in den letzten Kriegsjahren Geborenen durchaus Erinnerungen an die NS-Zeit hatten. Ihnen, die als Kinder nicht hinschauen und erst recht nicht über die Verbrechen reden sollten, ihnen, die dafür nie eine Sprache gefunden hatten, war auch noch 25 Jahre später der Mund versiegelt. Daß sie erst heute als alte Menschen darüber reden können, bewegt mich sehr, und es scheint mir eine Erklärung dafür zu sein, warum bei ihnen Scham und Schuldgefühle noch stärker ausgeprägt waren als bei den Jüngeren.

Das trifft auch auf die Politikerin Cornelia Schmalz-Jacobsen zu, die stolz auf ihre Eltern sein kann, weil sie sich dem Regime widersetzten und Juden das Leben retteten. Aber die Tochter ist eben nicht nur Kind ihrer Eltern, sondern auch Kind dieses Landes.

Mißtrauen gegenüber den eigenen Landsleuten

Bei ihren frühen Auslandsaufenthalten wurde für sie unübersehbar, daß die Scham eines Kollektivs auf ihr lastete. Gleichzeitig herrschte in der jungen Bundesrepublik ein tiefes Mißtrauen gegenüber den eigenen Landsleuten. Solange Schweigen über den NS-Verbrechen lag und an Stammtischen Sprüche der Selbstbeschwichtigung geklopft wurden, konnte niemand sicher sein, ob nicht doch noch im verborgenen der Faschismus blühte und auf seine zweite Chance wartete.

Das Gefühl wurde im Laufe der Jahrzehnte schwächer, verschwand aber nie ganz und konnte durch bestimmte gesellschaftliche Entgleisungen wieder neu angefacht werden. Als nach der Wiedervereinigung die Gewalt gegen Ausländer eskalierte, als in Rostock eine Unterkunft in Brand gesteckt wurde und die Nachbarn Beifall klatschten, als diese Tat dann Nachahmer fand und außerhalb Deutschlands die Sorge groß war, machte sich die Ausländerbeauftragte Schmalz-Jacobsen mit einer heiklen Mission auf den Weg. Im Rahmen einer Vortragsreise wollte sie der amerikanischen Öffentlichkeit erläutern, wie die Ausländerfeindlichkeit und vor allem die jüngsten Szenen der Gewalt zu bewerten seien. Am größten war ihre Unruhe, als es darum ging, vor einem überwiegend jüdischen Publikum zu sprechen. »Man gehört als Deutsche eben dazu, da kann man sich drehen und wenden, wie man will, und Rechtfertigungsversuche sind unangebracht«[58], schrieb sie und erinnerte an den Bundespräsidenten Theodor Heuss, der dafür das Wort »Kollektivscham« prägte.

Eine wirkliche Entlastung kann sie nicht einmal bei den Jüngeren feststellen: »Landauf-landab sagen Leute meines Alters oder noch Ältere zu den Jungen: Ihr habt keine Schuld. Ihr habt eine Verantwortung. Aber die Jüngeren fühlen sich nicht frei, weil sie wissen, da ist irgendwo Schuld. Da kann man ihnen hunderttausendmal sagen, es ist nicht eure Schuld – sie selbst wissen, sie stehen in dieser Linie.«

Reflexe des Unbehagens auf deutsche Symbole

Die deutsche Schuld ist seit Jahrzehnten immer und immer wieder öffentliches Thema, was aber nicht zu einer kollektiven Befreiung geführt hat. Einen Grundkonsens im Nationalgefühl gibt es nicht, sondern es haben sich drei Haltungen herausgebildet: Die erste Bevölkerungsgruppe, vor allem Ältere, wird ihr Unbehagen an der deutschen Kultur und ihr Mißtrauen gegenüber der deutschen Mentalität nicht los – also waren und sind sie auch völlig ungeeignet, nachrückenden Generationen ein positives Verhältnis zu ihrem Land zu vermitteln. Cornelia Schmalz-Jacobsen und Luise Reddemann bekennen offen, deutsche Symbole lösten bei ihnen reflexhaft ungute Gefühle aus. »Die Fahne«, sagt Reddemann, »hat für mich keine Bedeutung – das ist zu negativ besetzt. Ich glaube nicht, daß ich ein Nationalgefühl habe.« Und Schmalz-Jacobsen gibt zu, sie müsse dreimal schlucken, wenn irgendwo das Deutschlandlied gesungen werde. »Ich singe dann mit, ich kann auch den Text, aber es fällt mir so schwer!«

Eine zweite Gruppe, darunter vor allem viele Junge, sagt trotzig: »Ich bin stolz, Deutscher zu sein«, und sie stellt deutsche Symbole gern zur Schau. Dies wiederum provoziert die bereits erwähnten Älteren, die in einer Ansammlung von schwarz-rot-goldenen Fahnen nichts Gutes erkennen können, obwohl sie eigentlich durch Sportereignisse im Fernsehen daran gewöhnt sein müßten.

Und dann gibt es eine dritte Gruppe, die meint, es sei für sie völlig unwichtig, sich mit Fragen der nationalen Zugehörigkeit auseinanderzusetzen, weil sie sich ohnehin nicht als Deutsche sähen, sondern als Europäer oder Weltbürger. Der Hirnforscher Gerald Hüther hält eine solche Einstellung für fatal. »Man sagt: Ich identifiziere mich nicht mit diesem Land. Das führt dazu, daß man die eigene Geschichte, auch die Kulturgeschichte negiert. Damit aber reißt der Faden der Tradierung, und damit reißt das, was diese Gesellschaft im Grunde zusammenhält.«

Bei den jungen Erwachsenen dominiert die Haltung: Ich will mit der NS-Geschichte und ihren Verbrechen nichts zu tun haben. Wir haben in der Schulzeit eine Überdosis bekommen. Es reicht. Was habe *ich* damit zu tun? Und es gibt die entgegengesetzten Stimmen in der Altersgruppe von 30 Jahren aufwärts, zum Beispiel die der Berliner Journalistin Eva-Maria Bohle, die über ihre Versuche, das NS-Regime zu begreifen, schrieb: »Es war unheimlich, daß dieses ›Dritte Reich‹ Wirklichkeit gewesen war. Es war wie ein dunkler Keller unter dem Gebäude meines Lebens.«[59] Sie erinnere sich an keinen einzigen Erwachsenen, der ihr während der Schulzeit Begeisterung für die Demokratie oder Stolz auf die Bundesrepublik vermittelt hätte; der Unterricht habe die Zeit nach 1945 ohnehin nur selten berührt.

»Sei bereit, dein Land zu verlassen«

Die Schriftstellerin Juli Zeh, Jahrgang 1974, spricht von einer ähnlichen Sozialisation. Als Zwölfjährige wurde sie im Unterricht erstmals mit einer, wie sie es nennt, »sehr routinierten Vergangenheitsaufarbeitung« konfrontiert, und die Themenfelder Holocaust und Faschismus tauchten danach regelmäßig in den verschiedenen Schulfächern auf, bis zum Abitur. In der Jugendzeit wurde ihr vermittelt: Die größten Verbrechen der Menschheit werden von staatlichen Systemen begangen. Das führte bei ihr zu krassen Vorbehalten. »Mir ist beigebracht worden: Wenn du auf eines achten mußt, dann auf dies: Wie ist das System beschaffen, in dem du lebst? In welche Richtung gehen die Veränderungen? Ich sage nicht: Vater Staat, beschütze uns vor sämtlichen Lebensrisiken, sondern bei mir ist die Haltung entstanden: Sorge immer selber dafür, daß du klarkommst, und mach dich unabhängig – und sei bereit, dein Land zu verlassen, wenn es sein muß.«

Auch Tanja Dückers gehört zu jener Altersgruppe, die, wie sie sich ausdrückt, »noch mit den Ausläufern des gesellschaftlichen 68er-Projekts aufgewachsen ist«. Die Schriftstellerin spricht durchaus wohlwollend von der Generation ihrer Eltern und Lehrer, und sie glaubt, Gleichaltrige würden ihr überwiegend zustimmen. »Die sind im großen und ganzen recht zufrieden mit ihren Eltern und spotten nur über gewisse ästhetische Entgleisungen.« Sie sagt, sie habe es eigentümlich gefunden, erst mit Anfang Dreißig von der Flucht der Tante und des Onkels aus Westpreußen erfahren zu haben. Warum nicht eher? Gerade weil diese Geschichte im Familienalbum nicht aufgetaucht war, weckte sie ihr Interesse. In ihren Essays, vor allem aber in ihrem Roman »Himmelskörper«[60], verfaßt aus dem Blickwinkel der Enkel, ist sie den Spuren der Vergangenheit gefolgt. Fast in jeder Familie, glaubt sie, sei davon etwas aufzufinden – selten das große Drama, sondern die üblichen Begleiterscheinungen solcher gesellschaftlichen Ausnahmezustände. »Mein Großvater zum Beispiel«, sagt Dückers, »ist Kriegsinvalide gewesen, und das hat unsere Familie unglaublich geprägt.«

Ihr jüngster Roman »Der längste Tag des Jahres«, ein Familienporträt, zusammengesetzt aus den jeweiligen Perspektiven von fünf Geschwistern, handelt von den Kindern der Kriegskinder. In einer Rezension hieß es: »Tanja Dückers zeichnet ein rabenschwarzes Bild von dem Versuch nachwachsender Generationen, der psychischen Narbe des Zweiten Weltkriegs zu entkommen. Unter ihren Ausbruchsversuchen verbirgt sich biedermeierliche Lebensangst.«[61]

Sie sieht sich in einer Generationenkette und verfolgt mit großem Interesse, aber auch mit Skepsis das öffentliche Auftreten der deutschen Kriegskinder. »Mittlerweile habe ich das Gefühl, es gibt mehr Berichte über deutsches Leid als über deutsche Schuld«, sagt die Schriftstellerin. Undifferenzierte Sichtweisen sind ihre Sache nicht. Weder mag sie eine Stilisierung als Opfer noch ein pathetisches »Mein Vater war der Schlimmste« – was der Philosoph Hermann Lübbe »den Sündenstolz« nannte. Dückers interessiert, wie persönliche Schuld verarbeitet wurde und wie das Leid. Wie gingen Menschen mit der Ambivalenz um, Täter und Opfer gewesen zu sein? Sie bedauert den Mangel an ehrlichen Äußerungen von ehemaligen Wehrmachtangehörigen, im Sinne von: Jetzt bin ich alt und reflektiere darüber, was ich als junger Mann getan habe.

Sie würde gern wissen, wie ein Mensch mit dem Abstand von vielen Jahrzehnten darüber denkt, daß er in einem überfallenen und besetzten Land Partisanen tötete. Welche Folgen hatte es für das spätere Leben, wenn der erste sexuelle Kontakt mit einer Frau eine Vergewaltigung war? »Das ist doch etwas, wofür man in normalen Zeiten zehn Jahre in den Knast wandern würde. Wie denkt ein solcher Mann später darüber? Ob sich vielleicht doch Scham einstellt?« Gelegentlich hört sie Kritik von Älteren. Dann heißt es, sie sei zu jung, um diese Zeit beurteilen zu können.

Am 8. Mai 2005 erschien in der »Welt« ein Artikel, in dem Tanja Dückers sich gegen die Vorstellung wehrt, NS-Vergangenheit und Krieg seien für jüngere Bürger »kein Thema« mehr. Ihre Generation, stellt sie fest, sei von keinem Ereignis auch nur annähernd so geprägt wie vom Zweiten Weltkrieg, seinem Ende und seinen Folgen. Ein Blick auf die Straße, ein Blick ins Familienalbum, ein Gespräch mit Verwandten und eine Auslandsreise reichten, um diese Thematik stets monolithisch riesenhaft aufragen zu lassen, was »gerade wegen der nicht vorhandenen authentischen Erfahrungen ihre eigene Dramatik« besitze.

Die jungen »Unverkrampften«

Tanja Dückers äußert sich ferner über die politische Unbedarftheit der Jüngeren, und sie überlegt, was wohl hinter ihrem angeblich »unverkrampften« Bild von Deutschland stecken mag. Bei ihnen sieht sie einen Paradigmenwechsel, der sich bis zu wachsender Affinität zur rechten Szene äußert: Die Berliner Band Mia singt in schwarz-rot-goldenem Outfit »Fragt man mich jetzt, woher ich komme, tu ich mir nicht mehr selber leid«; Jugendmagazine prangern »die deutsche Selbstverleugnung« an. Zudem verweist Dückers auf modische Labels wie »Patriot«, »Werwolf«, »Walhalla« und »Masterrace«. Darin steckt nicht nur die pure Lust an der Provokation. An dieser Entwicklung, sagt die Schriftstellerin selbstkritisch, sei ihre eigene Generation nicht ganz unbeteiligt, eine Generation, der sie als Merkmal »eine Art grelles Biedermeier« zuschreibt.

> Ein Biedermeier, das selbstverständlich keine Schwulen, Lesben, Polygamen etc. ausgrenzt, also kein sexuelles Biedermeier wie in den fünfziger Jahren, auch kein ethnisches, das Ausländerfeindlichkeit propagiert, aber dennoch – bei allen lärmenden, bunten und hedonistisch-experimentellen Aspekten – eines des enorm verengten Blickfeldes: Privatismus und Stagnation. Diese an sich harmlose Generation hat das Individuell-Verschiedene, Schlaglichtartige in Abgrenzung zum penetranten Wir-Gefühl der Älteren geradezu zum neuen Kult erhoben und politische, also die Allgemeinheit betreffende Fragen so unbeantwortet gelassen. Dadurch hat sich hier ein Vakuum für die noch Jüngeren, denen aber zunehmend der ethisch-moralische Background der 68er-geschulten pc-Partygänger der Achtziger und Neunziger fehlt, aufgetan.

Als die Schriftstellerin Julia Frank im Jahr 2004 den Marie-Luise-Kaschnitz-Preis entgegennahm, überraschte sie in ihrer Dankrede mit einer Deutung der derzeitigen deutschen Befindlichkeit, wobei sie vor allem die Angst ansprach. »Es ist Verlustangst, die uns Deutsche umtreibt, als ginge es um den letzten Brocken Brot.« Julia Frank wurde 1970 in Ostberlin geboren, kam als Achtjährige mit ihrer Familie in die Bundesrepublik, zunächst in ein Notaufnahmelager für Flüchtlinge – eine Erfahrung, die sie in ihrem Erzählband »Lagerfeuer«[62] verarbeitete. In ihrer Rede bedauerte sie, daß man in Deutschland weder mit einer Trauer über Verluste und Schuld noch mit Scham und Schande wirklich offen umgegangen sei. »Wir haben einen maßgeblichen Teil unserer Gesellschaft erst ausgeschlossen, ihn dann von uns abgespalten und schließlich zerstört. Aber geweint wurde nicht.« Die versäumte Trauer hatte heftige Nebenwirkungen. Julia Frank spricht von einer »sozialen Verstrahlung«.

> Die deutsche Geschichte, aus der heraus es mich als Kind einer mütterlichen Familie jüdischer Herkunft gar nicht geben dürfte, wirkt in Form einer allgemeinen und diffusen Angst bis heute nach. Eine Verstrahlung durch die Tötungsgeschichte also, die keineswegs allein die Opfer und ihre Nachfahren, sondern ebenso die sogenannten Täter und ihre Nachfahren betrifft. Naturgemäß beachtet eine Strahlung nicht den Unterschied von Täter und Opfer. Hier wirken verdrängte Schuld und Scham und Trauer, woraus unter anderem Mutlosigkeit, Selbsthaß und ängstliche Verzweiflung resultieren.[63]

Die blinden Flecken der Mitscherlichs

Es liegt nahe, hier noch einmal auf das Buch von Alexander und Margarete Mitscherlich »Die Unfähigkeit zu trauern« zurückzukommen. Im nachhinein sieht es so aus, als sei in dem Standardwerk, das 1967 erschien, ein Massenphänomen nicht nur benannt, sondern gewissermaßen für alle Zeiten festgeschrieben worden. Der Mangel an Trauerempfinden wurde zu einem Mentalitätsmerkmal der Deutschen. »Die Unfähigkeit zu trauern« entwickelte sich zu einem Schlagwort mit Beschwichtigungscharakter, vor allem wenn es um die über Jahrzehnte nur mühsam vorangehende Vergangenheitsbewältigung ging: Wir Deutschen können eben nicht trauern – das ist unser Schicksal.

Das alles ist den Autoren nicht anzulasten, aber vielleicht etwas anderes, und zwar vor dem Hintergrund, daß es sich bei ihnen um Psychoanalytiker handelte. Von »Beschuldigungsforschung« spricht in diesem Zusammenhang Luise Reddemann, und sie führt aus: »Der Klassiker ›Die Unfähigkeit zu trauern‹ beschuldigt, daß im Nachkriegsdeutschland nicht getrauert wurde, ein paar Hypothesen werden formuliert, aber im großen Ganzen bleibt es doch bei einer wenig empathischen Anklage.« Das Buch ignoriere damit die Grundvoraussetzung eines heilsamen therapeutischen Prozesses: »Jeder Psychotherapeut weiß, das er nicht hilfreich ist, wenn er nicht Empathie für seinen Patienten aufbringt und dieser sich nicht verstanden und angenommen fühlt.«[64]

Die Mitscherlichs waren genauso Kinder ihrer Zeit wie ihre Leser. Auch sie hatten blinde Flecken. »Aus heutiger Sicht gehören solche Bücher zu den Selbstbewältigungsstrategien der bundesrepublikanischen Gesellschaft«, urteilt der Historiker Jürgen Reulecke. »Man kann sie als Folie nehmen für die Frage, warum in einer bestimmten Zeit die damalige Intelligenzija darauf abgefahren ist.«

Die Kölner Psychotherapeutin Irene Wielpütz erinnert sich, »Die Unfähigkeit zu trauern« als selbstgerecht empfunden zu haben. Und dennoch sei das Buch für die Juden im Ausland überaus wichtig gewesen, sagt Wielpütz, die selbst aus einer jüdischen Familie stammt. »Man hat im Ausland gehofft, in der Bundesrepublik bewegt sich etwas. Endlich fangen die Deutschen an, ihre Schuld wahrzunehmen. Aber ich wußte ja, daß das nicht stimmt.«

Vor allem störte die damalige Studentin, daß die Mitscherlichs mit dem Finger auf »die Deutschen« zeigten; daß sie über ein Kollektiv schrieben, dem sie selbst angehörten, aber über ihre persönlichen Erfahrungen – und erst recht über ihre Gefühle – schwiegen. »Das sollte wohl den Eindruck erwecken, sie selbst hätten alles bewältigt. Wäre doch mal interessant gewesen zu erfahren, wie sie das geschafft haben …« Wie Wielpütz es einschätzt, haben die Mitscherlichs der unruhigen Jugend den Weg gewiesen, wie die Anklage gegen die Elterngeneration vorzubringen sei. »Die 68er«, stellt sie fest, »haben ja dann nichts anderes gemacht. Sie haben über ihre eigenen Gefühle der Scham und der übernommenen Schuld geschwiegen und ›die Deutschen‹ beschuldigt.«

Irene Wielpütz kam 1947 als zweite Tochter von jüdischen Emigranten in Kolumbien auf die Welt. Ihre Eltern hatten sich im Exil kennengelernt. Deren Familien waren Ende der dreißiger Jahre aus Köln und aus Hamburg nach Südamerika ausgewandert. Ihre Mutter habe die Verfolgung durch die Nationalsozialisten verstört, sagt Wielpütz, den Vater aber nicht. Für ihn sei die Zeit in Kolumbien Herausforderung und Abenteuer gewesen. Er wurde ein erfolgreicher Geschäftsmann. Darüber hinaus verdienten die Eltern und ein Großvater ihr Geld als Musiker. Die Männer beherrschten eine ganze Reihe von Instrumenten, die Mutter sang und spielte Klavier. Die Eltern waren jung, sie führten ein Haus, in dem Gäste stets willkommen waren. Der Freundeskreis bestand überwiegend aus Künstlern, die gern feierten und Hausmusik machten. Dazu kam die Landschaft, die Wärme, das schöne Haus mit Garten, ein indianisches Kindermädchen, das magische Geschichten erzählte. »Es herrschte ein entspanntes Lebensgefühl«, erinnert sich Wielpütz. »Die Eltern waren mit uns Kindern großzügig, wir durften mit dabei sein, wenn sie feierten. Ich habe mich frei und geborgen gefühlt und war sehr zufrieden mit der Welt.«

Irene besuchte eine Schweizer Schule und bekam Ballettunterricht. Über die grausamen Bestrafungsgeschichten des »Struwwelpeter« wurde bei ihr zu Hause nur gelacht. Erst als Psychotherapeutin in Deutschland erfuhr sie, in welchem Ausmaß das Bilderbuch Kinder in Angst und Schrecken versetzen konnte. In ihrer Familie dagegen war Daumenlutschen gar nicht beachtet worden. »Ich tat es doch selbst«, erzählt sie. »Daß man deswegen die Daumen abgeschnitten bekommt, fand ich so absurd wie die struppigen Haare und die überlangen Fingernägel des Struwwelpeter. Ich glaube, es gab in unserer Familie diese Kategorie von bösen und guten Kindern überhaupt nicht.«

Konfrontation mit einem grauen Land

Als Irene zehn Jahre alt war, geschah der Bruch. Ihre Mutter hielt es in Kolumbien vor Heimweh nicht mehr aus. Also entschlossen sich die Eltern zur Rückkehr nach Deutschland. Schlimmer hätte für die Tochter der Kontrast zu der Umgebung, in der sie aufgewachsen war, nicht sein können. Sie kam in ein sonnenarmes Land, zu Menschen, die sie als merkwürdig unterkühlt empfand. Niemand hatte ihr erklärt, was in diesem Land vorgefallen war und weshalb ihre Eltern es 20 Jahre zuvor verlassen hatten. Erst sehr viel später erfuhr sie vom Drama der Familie, vom Schicksal der Eltern und Geschwister ihres Großvaters, die nicht hatten auswandern wollen und dann von den Nationalsozialisten umgebracht wurden. Der Großvater kehrte nie mehr zurück, er starb in Kolumbien.

»Die ganze Atmosphäre in Deutschland war wie erstarrt«, erinnert sich die Familientherapeutin. »Als Farbe würde mir immer Grau einfallen. Das war wirklich ein Trauma für mich. Ich habe mich wie eingemauert gefühlt.« In der Schule sickerte schnell durch, daß sie jüdischer Herkunft war. Lehrer und andere Erwachsene legten ihr gegenüber eine überwiegend distanzierte Haltung an den Tag, die sie sich nicht erklären konnte. Auch sei es für sie ein Schock gewesen, wie die Eltern in Deutschland mit ihren Kindern umgingen: das ständige Abwerten, die schnelle

Ohrfeige. »Im Grunde störten Kinder nur, sie waren einfach nicht wichtig!«

Ihr Vater stieß nach seiner Rückkehr in Köln auf viel verdeckte Ablehnung, die den Neubeginn erschwerte. Er fing als Vertreter an, zog von Tür zu Tür. In Kolumbien hatte er ein großes Büro geführt. Ursprünglich wollte er in die Vereinigten Staaten auswandern, aber dazu konnte er seine Frau nicht bewegen. Irene Wielpütz ist sich sicher, für alle Familienmitglieder wäre ein Leben in den USA die bessere Alternative gewesen, denn auch ihre Mutter wurde in Deutschland nicht mehr heimisch. Sie war häufig deprimiert und gegen Ende ihres Lebens dauerhaft schwermütig. Es gab keine soziale Gruppe, der sich die Kölner Familie zugehörig fühlte, auch keine Anbindung an die jüdische Gemeinde. Der Vater war Freimaurer.

In der Studienzeit versuchte Irene Wielpütz, sich Gleichaltrigen anzupassen, »besonders nett« zu sein, aber sie blieb eine Fremde, eine verschlossene junge Frau, mit der die anderen nichts anzufangen wußten. »Als ich dann als Psychologiestudentin anfing nachzudenken«, sagt sie, »kam ich zu dem Schluß: Allein, daß ich existiere, stört. Es ist für die Bewohner dieses Landes unerträglich, daß wir Deutsche sind. Unsere Anwesenheit macht ihnen bewußt: Die Deutschen haben Deutsche umgebracht und nicht irgendwelche Fremden.« Später, als sie in der Lage war, darüber Witze zu machen, interpretierte sie den stummen Vorwurf so: Wir haben es schon schwer genug – jetzt auch noch Juden begegnen zu müssen, das muß ja wohl nicht sein.

In einer Serie von fiktiven Briefen hat Irene Wielplütz dem verstorbenen Großvater anvertraut, was sie als junge Frau bewegte. »In mir wird deutlich, was wirklich geschehen ist, daß es kein Religionskrieg war oder ähnliches. Man hat die eigenen Landsleute ausgestoßen und ermordet. Und an Deiner Familie wird das am deutlichsten. Ihr lebtet nicht in einer jüdischen Gemeinde. Ihr wart damals schon mehr Weltbürger. Bei Euch gab es schon lange sogenannte Mischehen, sie wurden nur nicht so genannt, eben weil es dieses Denken nicht gab.«[65]

Die Studentenbewegung Ende der sechziger Jahre machte ihr erstmals Hoffnung dazuzugehören, und sie überwand ihre Schüchternheit. Das ist meine Generation, dachte sie, wir haben ein gemeinsames Thema. Es stellte sich als ein Irrtum heraus. Man wollte von ihr Zustimmung hören und nicht ihre Kritik an Krawallen, Agitationen und pauschalen Angriffen auf die Eltern. Sie fragte im Einzelfall genauer nach: Weißt du denn überhaupt, welche Rolle dein Vater in der Nazizeit gespielt hat? Antwort: Interessiert mich nicht – das ist die Generation, die sich schuldig gemacht hat, und das reicht mir. Das Schlimmste war, wenn sie ihnen vorwarf: Ihr seid genauso ideologisch wie eure Eltern. Da hieß es wütend: Du hast ja keine Ahnung …

»Ich war dann schnell wieder sehr still«, erzählt sie. »Ich dachte: Du bist eben ein Exot, keiner mag dich, und vielleicht bist du nicht reif genug, nicht aggressiv genug, um mit ihnen streiten zu können.« – Sie schrieb ihre Diplomarbeit über die Studentenunruhen. Darin stand, die Gegner und die Aktivisten seien nichts anderes als zwei Seiten einer Medaille. »Meine Prognose war: Sie werden in der Gesellschaft nichts Entscheidendes verändern, weder die eine noch die andere Seite, weil sie nur agieren und sich nicht wirklich in die Themen vertiefen. Es war von mir natürlich alles nur angedacht, aber eines hatte ich begriffen: Es herrschte Krieg zwischen den Generationen.«

Die jüdische Herkunft störte

Irene Wielpütz wurde Psychotherapeutin und machte sich früh als Ausbilderin einen Namen. Sie hatte eine enge Beziehung zu der Amerikanerin Virginia Satir, der Begründerin der Familientherapie. Mit ausländischen Therapeuten und solchen, die lange im Ausland gelebt hatten, war die Verständigung leicht. Ganz anders erlebte sie die Situation mit den Kollegen im Inland. Auch hier wurde ihr schnell bewußt: Sie störte. Ähnlich wie John Kornblum besaß sie aufgrund einer anderen Sozialisation einen distanzierten Blick auf die Gesellschaft. Sie stellte andere Fragen, weil so vieles für sie nicht nachvollziehbar war. Doch sie konnte sich mit dem, was sie wahrnahm, nicht verständlich machen, zum Beispiel, wenn sie sagte: Ihr seid furchtbar hart mit euch selbst und mit anderen, und ich vermute, das stammt noch aus der Nazizeit und dem Krieg. – Nein, das sah niemand so wie sie. Die Familientherapeutin glaubt, hinter ihrem Rücken hätten sich Kolleginnen und Kollegen darüber geeinigt, daß sie eben neurotisch sei. Und damit war die Sache erledigt. Man wollte sich offensichtlich nicht mit ihrem jüdischen Hintergrund auseinandersetzen.

Zunehmend empfand Wielpütz eine ungerechte Verteilung der psychischen Kräfte. Die Auseinandersetzung mit ihrer eigenen Familiengeschichte erwies sich – wie hätte es anders sein können? – als energieraubend. Aber ihr blieb keine Wahl, sie mußte sich dem stellen. Ihre nichtjüdischen Kollegen und Altersgenossen dagegen sahen keinen Anlaß, die Rolle ihrer Eltern während des Dritten Reichs zu recherchieren. Gelegentlich war von reaktionären Sprüchen im Elternhaus die Rede – was aber eigentlich dahintersteckte, interessierte nicht. Manchmal dachte Irene Wielpütz bitter: Da ist es natürlich leicht, bei Kraft und guter Laune zu bleiben. Die Psychotherapeuten in ihrem Umfeld verhielten sich nicht anders als der Rest der Gesellschaft.

In den achtziger Jahren änderte sich der öffentliche Umgang mit der Vergangenheit. Einige Kinder prominenter Nationalsozialisten outeten sich. Parallel dazu wurden Fernsehdiskussionen und öffentliche Veranstaltungen Mode, die stets die gleiche Aufteilung präsentierten: Juden traten als Zeitzeugen des Holocaust auf oder berichteten von der Leidensgeschichte ihrer Familie. Nichtjüdische Teilnehmer beteiligten sich in der Rolle als Experten des Themas. Sie bemerkten nicht einmal die Schieflage, die sich daraus ergab. Allein durch die Tatsache, daß man sich in der Öffentlichkeit akademisch mit dem Massenmord auseinandersetzte, sah man sich auf der richtigen Seite. Da mußte man nicht auch noch die Psyche des eigenen Vaters ausleuchten, der womöglich die NS-Diktatur nach allen Kräften unterstützt und sich Mobiliar aus dem Haushalt deportierter Juden unter den Nagel gerissen hatte.

Keine echte Empathie für die Überlebenden

Irene Wielpütz empfand, daß den Holocaustüberlebenden keine echte Empathie entgegengebracht wurde. Eher sah sie in den öffentlichen Ritualen Ausdruck einer »moralischen Verpflichtung«, wie Micha Brumlik es später einmal ausdrückte.

Selbst Virginia Satir, die aus einer von den Nationalsozialisten verfolgten Familie stammte, hatte während ihrer Kurse in Deutschland den wunden Punkt der NS-Vergangenheit ausgeklammert. Sie erwähnte es nie, auch nicht gegenüber Irene Wielpütz. Diese stand lange Zeit mit ihrer Wahrnehmung allein da, und als sich die Psychologie zögerlich des heiklen Themas annahm, hatte sie ihren einsamen Kampf bereits aufgegeben und sich auch als Ausbilderin zurückgezogen.

Seitdem kümmert sich die Psychotherapeutin um die seelischen Schwierigkeiten derjenigen, die im Krieg noch Kinder waren. Sie sagt, sie habe ihnen die Leiden, die Ängste, die Zerstörung durch NS-Zeit und Krieg und die jeweiligen Folgen in ihren Familie nahegebracht – und auch das Trauern darüber. Dies sei auch der Weg gewesen, sich von falschen Schuldgefühlen zu lösen, ein Phänomen, das durchaus eine Funktion habe: Offenbar sei es für viele Menschen leichter zu ertragen, sich schuldig zu fühlen, als sich die totale Hilflosigkeit einzugestehen, der sie als Kinder ausgeliefert waren. Falsche Schuldgefühle helfen, das eigene Leid auf Abstand zu halten.

Irene Wielpütz wendet sich in ihrer Arbeit jenen Menschen zu, die im Nachkriegsdeutschland »auf vergiftetem Boden« aufwuchsen. »Es kam mir immer so vor, als habe man diese Kinder auf einen vergifteten Acker gestellt und sie dann aufgefordert: Nun wachst mal schön, werdet groß und stark, blüht und gedeiht.«

Das Gelingen der Psychotherapie setzte Familienforschung voraus, und hier fiel ihr eine sonderbare Lücke auf. Anstatt ganz einfach den eigenen Stammbaum zu befragen – anhand dessen jede deutsche Familien ihre arische Herkunft hatte nachweisen müssen –, unterzog man sich der mühevollen Suche nach anderen Quellen. Auch die Eltern wußten häufig nicht, wann oder wo die nächsten Verwandten geboren waren. Wielpütz bekam nie eine Antwort auf die Frage, ob die Angehörigen der Kriegsgeneration den Stammbaum mit »Ariernachweis« vernichtet oder ihn nur besonders gut versteckt hatten, so daß sie selbst nicht mehr wußten, wo sie danach hätten suchen müssen, oder ob sie ein Dokument, das bei ihnen Scham hätte auslösen können, nicht mehr in die Hand nehmen wollten.

»An Aufklärung über diese Zeit fehlt es heute nicht«, urteilt sie. »Aber es mangelt immer noch an emotionaler Aufarbeitung. Nur das, was uns tief in unseren Gefühlen erreicht, kann befreien. Weil das nicht ausreichend geschah, sind auch die wichtigen Impulse der 68er weitgehend steckengeblieben.« Ich spreche sie darauf an, ob sie bei ihnen ein extremes Sicherheitsbedürfnis erkennt, und sie stimmt mir zu. Natürlich hat es niemand so benannt, aber Tatsache ist, daß »der lange Marsch durch die Institutionen« punktgenau in die Arme des öffentlichen Dienstes führte – in die Schulen und Universitäten, in die öffentlich-rechtlichen Sendeanstalten und in psychiatrische Kliniken.

»Suchte die Revolution ein gutes Ende?«

Je länger die Zeit der Studentenbewegung zurückliegt, desto differenzierter sind die Einschätzungen derer, die sich ernsthaft mit der Thematik auseinandersetzen. Der Historiker Klaus Naumann geht davon aus, daß man erst heute genauer erkennt, welche Konstellation Elterngeneration, Kriegskinder und Protestler verbindet. »War es in der Studentenrevolte nicht darum gegangen, auch im Dagegensein dazugehören zu können?« fragt er. »Suchte die Revolution mehr nach einem guten Ende als nach einem neuen Anfang?«[66] Naumann zitiert den Soziologen Heinz Bude[67], wenn er von einem inneren Zwang und »Auftrag« spricht, einen Familienroman positiv zu vollenden, den die Eltern aus Scham, Schuld oder Verzweiflung nicht beenden konnten.

Konnten die Eltern nicht oder wollten sie nicht? In der Traumaforschung, die in Deutschland erst Ende der achtziger Jahre Fuß faßte, wird häufig darauf hingewiesen, daß die Opfer von Gewalt, ebenso wie die Täter, die Gewalt ausübten, anhaltend traumatisiert sein könnten. Ferner heißt es, Traumatisierte könnten häufig erst Jahrzehnte später – oder nie – darüber reden. Richtig ist, daß in der deutschen Bevölkerung die Konzentration traumatischer Erfahrungen besonders hoch war, aber richtig ist auch, und es wird ebenfalls durch die Traumaforschung belegt, daß nur eine Minderheit lebenslange Folgen davonträgt, etwa zwischen 5 und 30 Prozent. Hier stellt sich eine entscheidende Frage: Wenn 70 Prozent recht gut davongekommen sind, was hat ihnen dann, als sich längst stabile Lebensverhältnisse eingestellt hatten, immer noch den Mund verschlossen? Vermutlich ist die einfachste Erklärung gleichzeitig die plausibelste. Die meisten Menschen, die in Hitlerdeutschland gelebt hatten, wollten schlicht nichts mehr damit zu tun haben, und sie sahen sich keineswegs verpflichtet, um der Zukunft ihrer Kinder willen über ihren Schatten zu springen und ehrlich Rechenschaft abzulegen.

In einem Interview, das ich dazu mit Ralph Giordano führte, sagte der heute über 80jährige Publizist: »Die ungeheure Aufbauleistung hängt selbstverständlich mit der Verdrängung unmittelbar zusammen. Die Energien, die da nutzbar hätten gemacht werden können, was die moralische und ethische Aufarbeitung betrifft, sind in die materielle Aufarbeitung gegangen. Dadurch ist ein Defizit, ein Vakuum entstanden, ein ethisches, moralisches, ein politisches Vakuum, mit der irreparablen Tatsache, daß die Täter davongekommen sind. Das ist die Vergiftung der Gesellschaft. Umsonst kamen ja nicht die 68er. Das war auch ein

Versuch des intelligentesten moralischen Teils der Nachgewachsenen, mit der verlogenen Verdrängergesellschaft fertigzuwerden – ungeachtet vieler Irrtümer, die sie selber verkörperten.«[68]

In den Feuilletons lese ich so richtige Sätze wie: Wer sein Verhältnis zu Leid und Schuld geklärt hat, kann auch selbstbewußt mit der deutschen Geschichte umgehen. Aber wer hat das schon getan? Wer hat seine eigene Familie genügend durchleuchtet, um sich nicht nur vom Leid seiner Eltern und Großeltern eine Vorstellung machen zu können, sondern auch von deren schuldhaften Verstrickungen in die NS-Zeit? Es gibt einige Autoren, die in diesem Sinne über ihre toten Väter geschrieben haben. Ein solches literarisches Vorhaben ist immer ein Risiko. Der Streit der Rezensenten darüber, ob ein bestimmtes Werk als gelungen, sprich in seiner Rechtschaffenheit als überzeugend anzusehen sei oder ob nicht ein milder fauler Friede mit den Toten im Vordergrund stehe, verweist auf eine Lücke: Die meisten Autoren verschwinden hinter der ausführlichen Vater- oder Familienbiographie. Sie berichten nicht von ihren persönlichen Belastungen und ihren Konsequenzen aus dem Ererbten. Dies ist auch dem Historiker Naumann aufgefallen, weshalb er bei den schreibenden Kriegskindern Informationsbedarf anmeldet.

Er will wissen, warum sie an den Studentenunruhen beteiligt waren oder was sie mit dem kulturellen Aufbruch der 60er Jahre sympathisieren ließ und warum sie ihre rebellische Seite heute so auffällig verstecken. »Bisher fehlt die Stimme, die frühes Leid und späte Revolte zusammenfügt«, stellt er fest. »Das Lebensbild der Kriegskinder ist noch unscharf. Mehr Tiefenschärfe wäre wichtig, nicht nur für sie selbst. Die Ambivalenzen und Identifikationen des eigenen Lebensentwurfs sichtbar zu machen, das sollte vor jenen Vereinnahmungsversuchen schützen, die die Kriegskinder zu Zeugen kollektiver Opferschaft ausrufen möchten.«

Schuldgefühle – in eigener Sache

Ich vermute, es sind derzeit zahlreiche ältere Literaten damit beschäftigt, ihre eigene Biographie im Kontext der deutschen Vergangenheit wahrzunehmen und mit den unterschiedlichen Lebensgefühlen und den gesellschaftlichen Realitäten seit Kriegsende zu verknüpfen. Es geht um das Erkennen von Irrtümern und Zwangsläufigkeiten. Solche Prozesse brauchen ihre Zeit – ich weiß, wovon ich rede. Ich weiß, was es heißt, sich jahrzehntelang mit übernommenen Schuldgefühlen herumzuschlagen. In meinem Fall gab es keine konkreten Hinweise in meiner Familiengeschichte, derer ich mich hätte schämen müssen. Ich spürte weit mehr, als ich wußte, und schlimmer als meine Ahnungen konnte die Realität kaum sein. Auch ich hatte meine Eltern mit einer wütenden Anklage konfrontiert: »Warum habt ihr nichts gegen die Nazis unternommen?« Das war, wie mir schon damals hätte klar sein müssen, ziemlich töricht, denn bis zur Katastrophe von Stalingrad hatten auch sie von einem großdeutschen Reich geträumt. In den sechziger Jahren, abends beim Wein, zog gelegentlich ein wehmütiges »Wenn wir den Krieg gewonnen hätten ...« durchs Wohnzimmer.

Im Zusammenhang mit seiner Entnazifizierung hörte ich meinen Vater erzählen, wie raffiniert er die Prüfer hinters Licht geführt hätte. Das ließ nichts Gutes ahnen, doch ich beruhigte mich damit, daß er grundsätzlich ein Aufschneider war. Am meisten machte mir sein Antisemitismus zu schaffen, zumal er einzelne Juden davon ausnahm, was ich erst recht nicht begriff. Meine Eltern galten in ihrem Bekanntenkreis als noch immer angebräunt, was mit Nachsicht quittiert wurde, während mein Vater die Ansicht vertrat, im Grunde dächten doch alle so wie er. Nur trauten sie sich nicht, es laut auszusprechen.

Das Ende der Verdrängung

Meine Eltern waren Anfang des Krieges vom Westen in den Osten gezogen, in eine Industriestadt in Oberschlesien. Sie gehörten als Reichsdeutsche zu jener Gruppe, die schon bald gesellschaftlich und politisch den Ton angab. Mein Vater leitete dort einen Rüstungsbetrieb. Er war erst Anfang Dreißig, als sich ihm unerwartet dieser Karrieresprung bot. Meine Eltern müssen sich als junge Leute wie Yuppies gefühlt haben. Das gute Leben im Osten verdankten sie eindeutig dem »Führer«. Die Region war nach dem Ersten Weltkrieg polnisch geworden. Mit der Besetzung Polens wurde sie im Herbst 1939 wieder zu deutschem Gebiet erklärt.

Zwischen 1942 und 1944 bekam meine Mutter drei Kinder. Auf meine Frage: »Was habt ihr im Krieg gemacht?« kam von ihr stets die Antwort, sie sei immer nur schwanger gewesen und habe deshalb vom Krieg kaum etwas mitbekommen, und mein Vater sagte dazu nichts. Lange Zeit habe ich mir vorgeworfen, überhaupt nicht auf die Idee gekommen zu sein, ihre Lebensumstände in Oberschlesien zu recherchieren. Immerhin war ich schon in jungen Jahren Journalistin geworden. Was hatte mich gehindert, mein Handwerk zu nutzen?

Ich war Ende Dreißig und mein Vater schon zwölf Jahre tot, als ich in der Gedenkstätte Dachau vor einer Karte stand, in die alle Konzentrationslager eingezeichnet waren. Da traf es mich wie ein Schlag in die Magengrube. Neben dem Ort, wo meine Eltern während des Krieges gewohnt hatten, stand: »Außenlager des KZ Auschwitz«. Bis zu diesem Zeitpunkt war es mir nicht ein einziges Mal in den Sinn gekommen, anhand einer historischen Karte herauszufinden, wo genau Auschwitz lag. Ich hatte auch nicht beiläufig davon erfahren. Der Name »Oswiecim« auf polnischen Landkarten war ohne Bedeutung gewesen.

Wie das so ist, wenn Verdrängung sich lockert – endlich war ein Faden sichtbar geworden, an dem das Familiengeheimnis hing. Ich zog daran, und es tauchte eine Erinnerung auf – an einen jüdischen Geschäftsfreund meines Vaters, einen älteren Herrn, den ich später einige Male in New York getroffen hatte. Er sprach immer sehr herzlich von meinem Vater, vor allem schwärmte er von einer gemeinsamen Dienstreise nach Mexiko. Der amerikanische Jude hatte keine Probleme, mit einem Deutschen befreundet zu sein, der Hitleranhänger gewesen war. Er erklärte es damit, daß es in seiner ganzen Verwandtschaft keine Ermordungen gegeben hätte. Und was Deutschland betraf – für ihn gab es keine Kollektivschuld.

Als mein Vater einige Jahre tot war, erfuhr ich von dem New Yorker folgendes: Vor vielen Jahren war mein Vater bedrückt zu ihm gekommen. »Meine Kinder werden erwachsen«, sagte er, »und sie stellen Fragen. Sie wollen wissen, was ich bei den Nazis getan habe. Jetzt weiß ich nicht, was ich machen soll.« – Der Freund: »Sag deinen Kindern die Wahrheit.« – Mein Vater: »Das kann ich nicht!«

Ich weiß nicht, wie der ältere Herr reagiert hätte, wenn ich gefragt hätte: »Wenn Sie es wissen, dann sagen Sie mir bitte: Was ist damals passiert?« Ich stellte diese Frage nicht, und die einzige Erklärung, die ich dafür habe, lautet, daß ich zu diesem Zeitpunkt die Wahrheit nicht wissen wollte, oder genauer, daß ich sie nicht von *ihm* wissen wollte. Von meinem Vater hätte ich die Wahrheit angenommen, da bin ich mir sicher.

Zehn Jahre nach der versäumten Chance in New York ergab sich also in Dachau eine zweite Spur, und ich beschloß, ernsthaft zu recherchieren. Noch immer herrschte der Kalte Krieg, in dem wenig Interesse bestand, sich mit dem Identifizieren von Naziverbrechern zu befassen. Deshalb war an Akten über NS-Täter nur mit großer Mühe heranzukommen. Der Normalbürger hatte überhaupt keinen Zugang zu den wichtigsten Archiven. Schließlich bat ich einen Kollegen mit guten Beziehungen um Hilfe. Wenige Tage später drückte er mir eine Telefonnummer in die Hand und sagte, ein Mitarbeiter des Archivs sei auf Unterlagen meines Vaters gestoßen. Der Mann dürfe aber nur mir persönlich eine Auskunft geben, weil es sich um ein kriminelles Delikt handele. Der Mann werde erst nach nach der Mittagspause wieder erreichbar sein.

Ein kriminelles Delikt! Natürlich rechnete ich mit dem Schlimmsten. Zwei Stunden mußte ich auf die Auskunft warten. Es waren die längsten Minuten meines Lebens. Noch nie hatte ich mich so allein gefühlt. Ich dachte: Wenn das stimmt, was du denkst, wirst du für den Rest deines Lebens allein sein. Du wirst nie wieder glücklich werden.

Die Auflösung des Dramas drang wie ein übler Scherz an mein Ohr: Es ging gar nicht um meinen Vater, sondern um einen Namensvetter. Und das kriminelle Delikt? Dieser Mann hatte die Parteikasse mit 34,70 Reichsmark mitgehen lassen und war deshalb unehrenhaft aus der NSDAP ausgeschlossen worden. – Als ich den Telefonhörer auflegte, wußte ich, ich würde diese Geschichte nie in meinen Anekdotenschatz aufnehmen. Dafür war die Angst, die ihr vorausging, zu schrecklich gewesen. Selbst jetzt, während ich die Geschichte niederschreibe, spüre ich Reste davon in meinen Knochen.

Der Mitarbeiter des Archivs hatte mir auf ausdrückliches Nachfragen versichert: »Unsere Unterlagen sind, was die Region und die Zeit betrifft, auf die sich Ihre Anfrage bezieht, komplett.« Also Entwarnung. Dennoch ging meine Recherche weiter. Es konnte gar nicht anders gewesen sein, als daß mein Vater, der in seinem Werk KZ-Häftlinge und Kriegsgefangene beschäftigte, über das Vernichtungslager Birkenau Bescheid wußte, und deshalb war es für mich so wichtig zu erfahren: Wie waren meine Eltern damals mit ihrem Wissen über Auschwitz umgegangen? Meine Mutter lebte noch, aber kein Zweifel, sie würde dazu nichts sagen.

Familienforschung

Einige Namen von befreundeten Ehepaaren und Arbeitskollegen aus der Zeit in Oberschlesien waren mir noch in Erinnerung. Meine Nachforschung ergab acht Namen. Fünf Telefonnummern konnte ich ermitteln. Ich rief also an und sagte, ich würde mich grundsätzlich für ihre mit meinen Eltern verbrachten Jahre in Oberschlesien interessieren. Drei der Angesprochenen wimmelten mich sofort ab. Aber zwei Telefonate führten zu Verabredungen. Das erste Treffen war unergiebig. Ohne große Hoffnungen suchte ich die letzte Adresse auf, die auf meiner Liste stand. Ein älterer Herr und seine Frau empfingen mich herzlich. Der Mann reagierte ausweichend auf meine Fragen. Er formulierte es so, er habe sich »im Widerstand gegen den Nationalsozialismus« und damit in Lebensgefahr befunden, denn er habe ständig »Feindsender« gehört.

Seine Frau nutzte schließlich die Gelegenheit, als er den Raum für ein längeres Telefongespräch verlassen hatte. »Mir ist klar, worauf Sie hinauswollen«, begann sie. »Dazu kann ich nur sagen: Wir haben uns in diesen Jahren bis zur Besinnungslosigkeit betrunken. Warum? Weil wir die Angst hatten, was passiert, wenn der Krieg verlorengeht und herauskommt, daß die Deutschen die Juden umgebracht haben.«

»Woher wußten Sie, was in Birkenau geschah?«

»Auschwitz lag doch nur 40 Kilometer entfernt. Wir haben ständig Gerüchte gehört.«

»Und die haben Sie geglaubt?«

»Ja. Und zwar vor dem Hintergrund, den sich jüngere Leute überhaupt nicht vorstellen können: Die Juden waren doch in unseren Augen überhaupt keine richtigen Menschen gewesen.«

Das waren die Fakten. Ich brauchte meine Zeit, um sie zu verdauen. Manchmal bekam ich eine große Wut. Dieses verdammte Schweigen! In den letzten Jahren vor seinem Tod hatten mein Vater und ich eine gute, vertrauensvolle Beziehung gehabt. Wäre er damals offen mit seiner Vergangenheit umgegangen, hätte er mir einiges an Desorientierung im Leben erspart.

Natürlich bleiben Fragen offen, und daran wird sich nichts mehr ändern. Zum Beispiel hätte ich gern noch gewußt, wie es meinen Eltern gelang, trotz des allgemeinen Verbots Oberschlesien frühzeitig zu verlassen, sprich, wie sie mit ihren kleinen Kindern gesund den Westen erreichten, bevor das Drama der Flucht begann. Es würde mich auch interessieren, ob mein Vater später in seinem Beruf noch auf alte Seilschaften zurückgreifen konnte, und wenn ja, worüber gesprochen und worüber geschwiegen wurde. Vor allem hätte ich gern gewußt, ob es für ihn als jungen Erwachsenen eine Weichenstellung gab. Er war ein Altersgenosse von Sebastian Haffner, und wie Haffner hatte er Jura studiert. Hat er mit Menschen, die auf humanistische Werte pochten und sich mit der Entrechtung der jüdischen Mitbürger nicht abfinden konnten, je gesprochen? Und wenn ja, hat ihn das wenigstens vorübergehend einmal nachdenklich gemacht? Hat er sich im Rückblick dieser anderen, kritischen Stimmen erinnert? Wie brachte mein Vater sein Gewissen zum Schweigen, wenn es sich gelegentlich meldete?

Im Frühjahr 1991 beschlossen mein Mann und ich, nach Auschwitz zu fahren. Mir war klar, ich würde diese Reise auf keinen Fall mit einem beruflichen Auftrag verknüpfen. Es sollte so etwas wie eine Pilgerreise werden, von der ich mir einen Wendepunkt und damit eine seelische Erleichterung erhoffte. Vermutlich war das ein naiver Wunsch. Er erfüllte sich jedenfalls nicht. Einige Monate danach gestanden wir uns ein, daß wir mit dieser Reise in den Osten nur eines erreicht hatten: Wir hatten unsere Angst überwunden, uns mit Auschwitz zu konfrontieren. An unserer Gefühlslage der schuldlos Beladenen hatte sich nichts geändert. Plötzlich wußten wir beide, ohne es mit Vernunft begründen zu können: Wir mußten noch ein zweites Mal dorthin. So kam es, daß wir im darauffolgenden Herbst erneut nach Auschwitz fuhren.

Zweimal sechs Stunden hielten wir uns im Lager auf, gemeinsam, aber auch getrennt. Diesmal stand nicht mehr das Unerledigte meiner Familiengeschichte im Vordergrund, sondern die Toten. Ich brachte Blumen mit. Auschwitz, ein Friedhof ohne Gräber. Während ich überlegte, wo ich die Blumen hinlegen sollte, erinnerte ich mich an einen Roman von Hannah Green, in der ermordete jüdische Erwachsene und Kinder als Geister auftauchen und fordern, man möge, wenn man an sie denke, sie nicht nur als Tote sehen. Die Worte eines alten Mannes waren mir im Gedächtnis geblieben: »Wir sind für immer die Opfer. Ich aber war mehr, ein ganzes reiches, volles Leben lang, ein Leben voller Zusammenhänge, voller Entdeckungen!«[69]

Plötzlich entstanden in meiner Vorstellung Bilder. Ich sah Alltagsszenen von Menschen in den zwanziger und dreißiger Jahren, in Mainz, in Budapest, in Galizien, im Burgenland, in Berlin, in Athen, an der Ostseeküste und in Oberschlesien. Ich sah Bauern und Großstädter, Handwerker und Kaufleute, Künstler und Rabbiner, Schulklassen und Fußballspieler, ich sah eine Frau in einem Forschungslabor und eine andere am Bett ihres kranken Kindes, ich sah eine Familie beim Picknick am Flußufer, ein Kind, das mit seinem Hund tollte, und ein zweites, das dem Großvater die Brille versteckte.

So sonderbar es klingen mag: Einige von ihnen sprachen zu mir. Ich ließ ihnen meine Blumen zurück, meine Tränen und ein Versprechen.

Austausch über eine Pilgerreise

Im Bekanntenkreis reagierte man auf meine Erfahrungen in Auschwitz überwiegend mit Zurückhaltung. Vielleicht war meinen Altersgenossen das Geschehen zu intim, und vielleicht war es der falsche Zeitpunkt, als ich davon sprach. Das liegt jetzt alles 15 Jahre zurück. Danach habe ich kaum noch darüber geredet, geschweige denn an eine Veröffentlichung gedacht. Die Idee kam mir erst während der Begegnung mit Marianne Birthler, der

Bundesbeauftragten für Stasi-Unterlangen in Berlin. Zu meiner Überraschung sprach auch sie von einer »Pilgerreise nach Auschwitz«. Unsere Gemeinsamkeit trat zutage, als wir darüber nachdachten, welche Rituale des Gedenkens und Trauerns hilfreich sein könnten, um typisch deutsche Altlasten abzutragen.

Im Westen ist es vergleichsweise einfach zu sagen: Da sind noch heute unverarbeitete Reste von Angst und Schuld aus NS-Zeit und Krieg, die in gesellschaftlichen Krisenzeiten wieder virulent werden können. In Ostdeutschland lassen sich die Folgen von kollektiven Traumatisierungen nicht fein säuberlich trennen: Diese Angst kommt aus dem Krieg, jene Angst aus der DDR-Diktatur. Fest steht, daß Ost und West bis 1949 noch eine gemeinsame mentale Grundausstattung hatten, wie Birthler sich ausdrückt, aber danach kamen in der DDR teilweise sehr ähnliche Prägungen noch einmal oben drauf: »Dieses Mitmachen, die Neigung, sich wegzuducken und kleine Vorteile zu erschleichen, der Verzicht auf selbstbewußte Bürgerlichkeit und Wahrhaftigkeit. Natürlich sind die Diktaturen nicht die gleichen gewesen, aber was sie mit den Köpfen der Menschen machten, war ganz ähnlich.«

Der Ostberliner Arzt, Psychotherapeut und Liedermacher Karl-Heinz Bomberg, der in der DDR wegen seiner Texte im Gefängnis gesessen hatte, lud im November 2005 zusammen mit Kollegen zu einer explizit ostdeutschen Traumatagung ein. Im Pressetext wurde die ganze Kette von Gewaltanlässen angesprochen: NS-Vergangenheit, Krieg, Flucht und Vertreibung, stalinistische Repression und Mauerbau, Inhaftierung und flächendeckende Bespitzelung. Doch bei den Vorträgen ging es dann fast ausschließlich um traumatisierende Erfahrungen in der DDR-Zeit. Teilweise waren die Redner, wenn sie von persönlichen Erlebnissen berichteten, den Tränen so nah, daß sie nur mit Mühe weitersprechen konnten. Die Tagung zeigte, wie wichtig eine spezifisch ostdeutsche Geschichtsschreibung ist, wenn es darum geht, die Spuren von Gewalt in der Gesellschaft aufzudekken. Bevor die Auswirkungen von Hitlerdeutschland erkennbar werden, muß erst einmal der vergiftete Boden aus 40 Jahren DDR-Diktatur abgetragen werden.

Bomberg ist diesen Weg auf seine sehr persönliche Weise gegangen. In einer Phase, in der er sich mit seinen Prägungen durch den SED-Staat auseinandersetzte, entstanden Lieder, in denen er aus seinen Stasi-Akten zitiert.[70] »Doch je älter ich werde, desto deutlicher wird für mich, daß mein Gerechtigkeitsempfinden auch mit den Ängsten und Schuldgefühlen der Eltern aus der Nazizeit zu tun hat«, erzählt Bomberg, als wir uns in Berlin treffen. »Meine Patienten in der zweiten Lebenshälfte denken verstärkt über derartige Zusammenhänge nach.«

Karl-Heinz Bomberg wurde in den fünfziger Jahren geboren. Seine Eltern hatten ihm kaum etwas über den Krieg und die NS-Zeit erzählt. Als junger DDR-Bürger glaubte er der offiziellen Propaganda, wonach die Nazitäter alle in Westdeutschland seien. »Ich bin durch Rußland getrampt, ohne das Gefühl, schuldig zu sein«, erinnert er sich. »Hin und wieder kam es vor, daß Leute mit dem Finger auf mich zeigten, dann war ich etwas erschrokken – ich habe aber nie für mich eine Schuld sehen können.« Das Unbehagen, Deutscher zu sein, stellte sich erst ein, als er älter wurde und anfing, über sich selbst und seine Herkunft nachzudenken. Seitdem sieht er sich in der Lage, die Atmosphäre in seinem Elternhaus zu benennen. »Ich meine, daß bei uns in der Familie ein erhöhter Angstpegel geherrscht hat, der unter anderem mit den Kriegserfahrungen meiner Eltern zu tun haben könnte. Auch unverarbeitete Erlebnisse aus der NS-Zeit werden mit eine Rolle gespielt haben.«

German Angst im Ost-West-Vergleich

Hinsichtlich der German Angst im Ost-West-Vergleich stellt Marianne Birthler fest: »Bei Unterschieden in der Mentalität geht es nicht um grundsätzliche Differenzen, sondern um graduelle Unterschiede. Wir im Osten haben nicht nur eine Diktatur und den Krieg erlebt, sondern den Krieg und zwei Diktaturen, und das über Generationen, also nicht 12 Jahre, sondern fast 60 Jahre.« Die Folgen sind für Birthler ein großes Thema. Sie sagt: »Ich glaube, daß diese kollektive Migräne, die man im Osten derzeit diagnostizieren kann, ganz viel mit Scham zu tun hat. Damit meine ich weniger die Scham derer, die IM waren oder SED-Funktionär oder anderen geschadet haben. Ich meine die Beschämung darüber, 40 Jahre in diesem System gelebt zu haben, eingesperrt und entmündigt gewesen zu sein, ohne aufbegehrt zu haben, ja sogar ohne sich dieser Ungeheuerlichkeit bewußt gewesen zu sein. Darum finde ich im Hinblick auf Ostdeutschland das Thema Scham enorm wichtig.«

Das Erfrischende an Marianne Birthler ist, daß sie das Analysieren von Fakten genauso wichtig findet wie das Beschreiben von Gefühlen und daß sie dabei auch ihre eigenen Erfahrungen und Verhaltensweisen befragt. «Was habe ich eigentlich mit mir machen lassen? Ich habe in den Jahrzehnten der Mauer in Berlin gelebt. Und ich war natürlich gegen die Mauer. Aber was war mit meinem Gefühl los? Habe ich eigentlich irgendwann einmal richtige Wut empfunden? Nein! Ich hab das abgespalten. Mir ist natürlich auch klar, warum – wie hätte ich denn damit umgehen sollen …« Gleichwohl tauchen Gedanken über Scham auf, und sie geht ihnen nach, weil sie auf diese Weise ihre Gefühle sortiert bekommt, die vielleicht andernfalls ihre Wahrnehmung verzerren würden. Aber wenn sie das Thema Scham in Vorträgen anspricht, merkt sie, wie allein der Begriff bei ehemaligen DDR-Bürgern Unbehagen auslöst, vor allem bei Männern. Sie erklärt das so: »Scham ist ja nun wirklich kein Gefühl der Stärke und der Potenz.«

Es gab so vieles, was sie sich nach der Wende abgewöhnen mußte: zum Beispiel das Denken in den Kategorien entweder-oder, richtig-falsch. Obwohl sie selbst, angeregt durch Elternhaus, Opposition und Kirche, relativ gute Voraussetzungen hatte, »die Welt bunter zu sehen als die meisten anderen DDR-Bürger«, hatte es auch bei ihr, wie sie sagt, nach 1990 eines Prozesses der Selbsterziehung bedurft. Sie mußte sich die Grundlagen eines produktiven Diskurses gezielt erwerben, zum Beispiel: Wie fördert man, wenn es um ein wichtiges Thema geht, eine Vielzahl von Ansichten und Meinungen? Auf dieser Grundlage leitet sie heute eine große Behörde.

Die Wende beendete die Nachkriegszeit

Immer wieder war in den Fernsehdiskussionen zum Thema »60 Jahre Kriegsende« zu hören, erst der Mauerfall habe die Nachkriegszeit beendet, erst die Wiedervereinigung habe einen politischen und kulturellen Kontext geschaffen, der es den Deutschen erlaube, sich mit bis dahin verdrängten oder diffus agierenden Anteilen der deutschen Identität zu beschäftigen. Hans-Joachim Maaz aus Halle und 1943 in Böhmen geboren hat als Psychoanalytiker keine Mühe zu erkennen: »Die Spaltung Deutschlands hat dazu beigetragen, die Schuldabwehr zu verstärken.« Auch er habe als Pubertierender seine Eltern nach ihrer Rolle in Hitlerdeutschland gefragt und stets ausweichende Antworten bekommen. In der DDR, im Land des »verordneten Antifaschismus«, wie Giordano es nannte, bestand genausowenig Interesse, die nationalsozialistischen Täter herauszufiltern wie in der Bundesrepublik. Allerdings geschah das jeweils unter verschiedenen politischen Vorzeichen.

Marianne Birthler und ich sind fast gleich alt, schon deshalb interessiert mich ihre DDR-Sozialisation im Umgang mit dem Nationalsozialismus. Sie erzählt von haßerfüllten Reaktionen, wenn sie öffentlich darüber redet, sie habe in der Schule in den sechziger Jahren fast nichts über den Holocaust gelernt – sehr viel über den Nationalsozialismus, aber über die Judenvernichtung nur beiläufig. »In der Schule war natürlich auch die Rede davon, daß auch Juden verfolgt worden sind, aber die wahren Opfer waren die vielen Kommunisten und ein paar Sozialdemokraten. So war ungefähr das Bild. Später, als meine Kinder zur Schule gingen, ist das anders gewesen.«

Sie erzählt von antifaschistischen Kinderbüchern: eine einfache Welt; gute Menschen kämpften gegen den Faschismus, und andere, überwiegend Kommunisten, haben sich mit ihnen solidarisiert. Historisch seien diese Bücher zum Teil fragwürdig gewesen, urteilt sie, nicht aber mit Blick auf Wertebildung. »Ich habe zu einem sehr frühen Zeitpunkt ein paar wichtige Botschaften gelernt: Die Nationalsozialisten haben Menschen verfolgt, es kam auf Solidarität an, es kam auf Mut an. Aber die Auseinandersetzung mit Schuld und Verantwortung, die sehr persönliche – auf die es schließlich ankommt –, brauchte dank DDR-Ideologie nicht zu erfolgen, weil wir die Erben der Widerstandskämpfer und der Opfer waren und nicht die Erben der Täter und Mitläufer.«

Der Gedanke, Verwandte oder Nachbarn könnten Mitschuldige gewesen sein, kam ihr erst, als sie erwachsen war. Ihre Mutter habe sich gemessen an den damaligen Verhältnissen eher untypisch verhalten, sagt Marianne Birthler. Die Mutter sprach durchaus über die NS-Zeit, auch über ihre Scham darüber, zu Unrecht und Gewalt geschwiegen zu haben. Über Schuld legte sie sich Rechenschaft ab und redete darüber mit ihren Kindern. Marianne Birthler erfuhr erst als Erwachsene, daß ihre Mutter, auf dem Treck mit kleinen Kindern, von einem Russen vergewaltigt worden war. Sie erinnert sich: »Irgendwann mal haben meine Schwestern sie gefragt, ob es etwas in ihrem Leben gibt, was ihr im nachhinein leid tut. Und da sagte sie wie aus der Pistole geschossen: ›Daß ich eurem Vater von der Vergewaltigung erzählt habe.‹ Sie hat gesagt, es wäre danach nicht mehr so wie vorher gewesen, obwohl er sich Mühe gegeben hat, das zu kaschieren. Die Ehe hat dennoch gehalten.«

Über die Vergewaltigungen der Frauen durch Soldaten der Roten Armee wurde in der DDR offiziell geschwiegen, um so häufiger wurde hinter vorgehaltener Hand darüber gesprochen. In der Bevölkerung hatten die Russen keinen guten Ruf, und die Abneigung gegen Russischunterricht war weit verbreitet. »Da hatte meine Mutter eine andere Haltung«, erzählt Birthler. »Sie hat zu meiner Schwester und mir gesagt: ›Es ist gut, wenn ihr Russisch lernt. Das ist ein großes Volk, das viel erlitten hat durch die Deutschen. Kaum jemand spricht über die Verbrechen, die die Deutschen in Rußland begangen haben.‹ Diese Haltung meiner Mutter, die finde ich für ihre Generation schon bemerkenswert. Ansonsten war sie eigentlich ein Hasenfuß. Sie hatte Angst gehabt um mich, als ich in die Opposition ging, und gesagt: Du redest dich noch um Kopf und Kragen.« Und was auch noch zur Familiengeschichte gehört: Solange Marianne Birthler zurückdenken kann, hatte die Mutter ein Fünfliterglas mit Zucker auf dem Hängeboden. Ihre eiserne Reserve – als Lehre aus den Zeiten der Not.

Zehntes Kapitel

Was ein Land zusammenhält

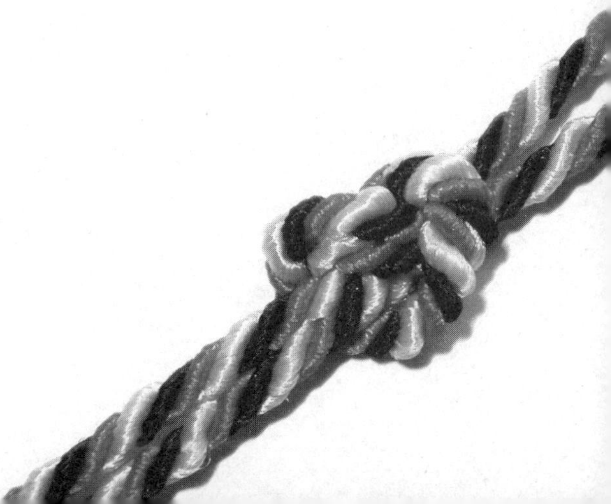

Erziehungsziel mündige Bürger

Was fördert den Zusammenhalt eines Landes? Was macht ein Gemeinwesen stark? Demokraten sagen: Es ist das Verantwortungsgefühl mündiger Bürger. Doch was macht junge Menschen zu starken, mündigen Bürgern? Gerald Hüther, Naturwissenschaftler mit sozialphilosophischem Ansatz, nennt drei Kraftquellen: die Familie, den Glauben an Gott und eine große übergeordnete Gemeinschaft, üblicherweise die Nation. Ich kann überhaupt nicht einschätzen, ob eine Mehrheit oder eine Minderheit in unserer Gesellschaft ihm zustimmen würde. Aber fest steht, daß alle drei Ressourcen den Nachkriegsgesellschaften in Ost und West nur begrenzt zur Verfügung standen.

Eine weitere Frage schließt sich an, die bereits im 6. Kapitel auftauchte. Wie muß die psychische Ausstattung eines Menschen beschaffen sein, damit er sich von Katastrophen erholt? Wir erinnern uns: Eine der tragenden Säulen ist für den Hirnforscher Hüther »der Glaube daran, daß am Ende alles gut ausgehen wird«. Wenn dieser Glaube fehlt, bleiben noch zwei weitere Ressourcen: Der Mensch muß in der Lage sein, Kompetenzen zu erwerben, und er muß darauf bauen können, daß die lebenserfahrenen Älteren ihn unterstützen und ihm Orientierung geben. An Kompetenzerwerb, erklärt Hüther, herrschte kein Mangel. »Doch es sind sehr viele Menschen aufgewachsen, die die Ressource ›psychosoziale Unterstützung‹ nicht ausreichend kennengelernt haben.« Gemeint ist damit die Sicherheit zu wissen: Wenn man allein nicht mehr weiterkommt, hat man immer noch die Option, Probleme gemeinsam mit anderen zu lösen.

Im Vordergrund stand der Erwerb individueller Kompetenzen und das im Übermaß, weil die anderen Mängel kompensiert werden mußten. Individualisierung, wie wir sie kennen und wie die Ökonomie sie verlangt, wenn sie den rundum flexiblen bindungsfreien Arbeitnehmer favorisiert, schwächt den Zusammenhalt eines Landes. Das hat sich inzwischen herumgesprochen, und der Höhepunkt der Individualisierung scheint bereits überschritten zu sein. Bei Meinungsumfragen wird schon seit geraumer Zeit festgestellt, wie wichtig vor allem auch jüngeren Menschen ein Zugehörigkeitsgefühl und verläßliche Beziehungen sind.

»Bindungen und Sozialerfahrungen«, schreibt der in der DDR aufgewachsene Autor Christoph Diekmann, »gehören zur befreiten Einzelexistenz wie ein Dorf zum Haus, und jedes Dorf verludert, das alle paar Jahre seine Bewohner tauscht, statt Gemeinsinn zu organisieren.«[71] Der Hamburger Theologe Fulbert Steffensky verknüpft Bindungsverlust mit Traditionsverlust, wenn er zu bedenken gibt, der neue Feind der Erinnerung könnte die »ungestörte Heutigkeit der Subjekte« sein – das traditionsfreie Subjekt, das sich selber Norm und Horizont sei. Was, fragt er, werde geschehen, wenn sich in einem rasenden Individualismus jeder selbst Kanon sei? Wer hüte dann die alten Worte Solidarität, Barmherzigkeit, Mitleid, Gerechtigkeit? Alte Überlieferungen, Texte und Lieder, enthielten vielstimmig die Träume von einer gerechteren Welt. Darauf könnten zivile Gesellschaften nicht verzichten. »Die Parteien, die Gewerkschaften und oft auch die Kirchen vertreten Interessen, aber sie haben keine Träume.«[72]

Wir brauchen Träume und Visionen, um eine bessere Zukunft ansteuern zu können, und dies setzt voraus, daß wir uns auf gemeinsame Werte einigen. Darüber wird in Deutschland seit einiger Zeit öffentlich nachgedacht. Zahlreiche kleine und größere Aktivitäten sind bereits daraus erwachsen. Initiativen appellieren an Gemeinsinn und werben für mehr Engagement von seiten der Bürger. So stellt die »Aktion Mensch« in ihrer Kampagne »dieGesellschafter« zentrale Fragen. Wer sind wir? Woran glauben wir? Was verbindet uns miteinander? Was trennt uns voneinander? Daraus ergeben sich Überlegungen, die schließlich in die Frage nach einer gemeinsamen Utopie münden: »In was für einer Gesellschaft wollen wir leben?«

In Deutschland nimmt demnach das Interesse an einer Wertediskussion zu, allerdings nur zögerlich. Worin mag das Hemmnis liegen? Eine der möglichen Antworten lautet: Nicht nur die Werte selbst, sondern auch die Verständigungsfähigkeiten sind vielfach an Wissenstraditionen, also an Überlieferungen gebunden. Heute rächt sich, daß sie im Bildungskanon der vergangenen drei Jahrzehnte so wenig Raum einnahmen. Doch auch die verkümmerte Weitergabe von Familiengeschichten hat gesellschaftliche Konsequenzen. »Was da wegbricht im kulturellen Fundament«, mahnt der Germanist und Goetheforscher Albrecht Schöne, »und verlorengeht an kollektiven, die Generationen übergreifenden Verständigungsgrundlagen und Verstehensfähigkeiten, betrifft ja keineswegs nur die großen, alten Werke. Es gilt nicht weniger für die Tagebücher unserer Urgroßväter und Großmutterbriefe.«[73]

Der deutsche Umgang mit Problemen

Die Probleme, die westliche Industrienationen zu bewältigen haben, sind mehr oder weniger die gleichen. Auch in anderen Ländern wird über den Verlust von Traditionen und die Folgen einer allzu individualisierten Gesellschaft nachgedacht. Auch andere Länder entwickeln Strategien gegen Geburtenrückgang und wie ein hoher Migrantenanteil integriert werden kann. Auch anderen Ländern beschert die Globalisierung einen massiven Abbau von Arbeitsplätzen, und man überlegt, mit Hilfe welcher gesetzlichen, steuerlichen oder kulturellen Programme gravierende Auswüchse gestoppt und zukunftsträchtige neue Wege beschritten werden können.

Drei Merkmale allerdings lassen sich als deutsches Spezifikum herausfiltern: Wir sind schnell geneigt zu denken, niemand habe es schwerer als wir; wir glauben, wir müßten bei politischen Entscheidungen höhere moralische Maßstäbe anlegen als andere Staaten; wir sind eher problemfixiert als lösungsorientiert.

Das zuletzt Genannte fällt besonders Besuchern aus Ländern auf, in denen die Verhältnisse desolat sind. Vor der Wende hatte ich häufiger beruflich mit Delegationen aus Schwarzafrika zu tun. Während ihrer Informationsreise durch die Bundesrepublik war ihnen in Behörden, Institutionen und Gremien ohne Ausnahme »das Problem« begegnet. Nicht die Leistungen und das Gelungene standen bei der Darstellung der Arbeit im Vordergrund, sondern die Schwierigkeiten. Am Ende ihrer Reise konnten die Afrikaner den Satz, der die Not ankündigte, auswendig, denn es war immer der gleiche: »Wir haben da das große Problem, daß ...« Wobei die Annahme, die Probleme seien eigentlich unlösbar, bereits mitschwang. Für die Besucher klang das grotesk, und natürlich machten sie darüber Witze.

Deutsche können darüber nicht lachen, die einen nicht, weil sie es tatsächlich so erleben, daß Probleme überwiegend unlösbar sind, und die anderen nicht, weil ein Kollektiv mit dieser Einstellung schlechte Karten hat, um aus seinem Tief herauszukommen. Wenn Menschen resigniert haben, riskieren sie keine Entscheidungen, mit denen sie sich einer Kritik aussetzen könnten. An Innovationen am Arbeitsplatz sind sie nicht interessiert. Sie kämpfen nicht für ihre Interessen, und genausowenig zeigen sie sich solidarisch, wenn andere Menschen Unterstützung brauchen. Sich ohnmächtig zu fühlen, ist gewiß keine typisch deutsche Eigenschaft, aber sie scheint hier im besonderen Maße belohnt zu werden. Sich als Opfer zu fühlen, weil man angeblich »ja doch nichts machen kann«, hat den Vorteil, daß man sich in guter Gesellschaft befindet, eben in der Gemeinschaft der Opfer. Man hat stets ein gemeinsames Thema, denn die Situationen, die beweisen, daß man nichts machen kann, hören ja zum Glück nie auf. Und stets kann man auf »die da oben« schimpfen, auf die Chefs und die Politiker, von denen man sich im Stich gelassen fühlt, obwohl sie doch eigentlich, wie gute Eltern, für einen sorgen müßten. Oder wie der große Bruder Amerika – was lange Zeit Kennzeichen der westdeutschen Außenpolitik war.

Land ohne eigene Interessen

John Kornblum, der ehemalige US-Botschafter in Berlin, hat früher lange Gespräche mit Freunden im Auswärtigen Amt über das Thema »deutsche Interessen« geführt. Warum? Weil noch bis vor zehn Jahren ein Phänomen existierte: Deutschland hatte keine Interessen. Deutschland lebte nur für das Allgemeinwohl. »Es handelte sich nicht um einen Zustand, der sich eingeschlichen hatte, sondern er war das Ergebnis der Ausbildung für den diplomatischen Dienst«, erläutert der Amerikaner. »Also – wenn ein junger Attaché eine Vorlage schrieb, in der am Ende stand: ›In dieser Angelegenheit ist das deutsche Interesse folgendes ...‹ wurde ihm der Satz herausgestrichen.«

Im Grunde sollten sich Ausländer über eine solche Haltung freuen, denn sie verschafft ihnen Vorteile – zum Beispiel, als Angela Merkel als erste außenpolitische Handlung einen EU-Konflikt über egoistische französische und englische Interessen dadurch entschärfte, daß die Deutschen tief in die eigene Tasche griffen und damit für einen Ausgleich sorgten.

Wie jeder weiß, geht Selbstlosigkeit häufig mit dem Gefühl moralischer Überlegenheit einher. Hier allerdings neigten die Deutschen zu einer falschen Selbsteinschätzung, glaubt Kornblum. »Wir Amerikaner nennen es ›moralizing weakness‹«. Er spricht von einer Schwäche, die das amerikanisch-deutsche Verhältnis in regelmäßigen Abständen belaste. In bestimmten Konfliktfällen sagen die Deutschen zu ihren amerikanischen Freunden nicht: Wir wollen nicht mitmachen – wir gehen einen anderen Weg. Sondern sie sagen: Wir wollen nicht mitmachen, weil wir die besseren Menschen sind.

Was für Kornblum daraus folgte? »Deutschland hat in den letzten 40 Jahren alle zehn Jahre eine Hysterie gegen Amerika entwickelt. Warum? Weil Amerika unerläßlich ist für die Stabilität des Landes. Und wenn Amerika irgend etwas unternimmt, das die deutsche Stabilität in Frage stellt, dann reagiert man hysterisch. Die Stichworte sind: NATO-Doppelbeschluß, der erste

Irakkrieg, der zweite Irakkrieg, wobei ich die Politik von Bush auch nicht gut finde.« Wenn der Beschützer nicht mehr schütze, werde man sehr unsicher, und es bleibe nichts anderes übrig, als den Beschützer anzugreifen. Das sei die einzige Möglichkeit, seine Ängste auszugleichen. »Und dann ist diese Phase vorbei, und wir sind wieder die besten Freunde.«

Die amerikanische Regierung sieht sich von anderen befreundeten Nationen sachlicher behandelt. Da wird hart gerungen, aber nicht gleich diffamiert. Ein hysterisches Verhalten ist geprägt von Angst und Feindseligkeit, es verschärft unterschiedliche Sichtweisen, so daß sie als unüberwindbare Gegensätze erscheinen. Das gilt in der Außenpolitik wie in der Innenpolitik. Was wieder zu dem Muster führt, von dem in diesem Buch schon die Rede war: »schwarz oder weiß« und »entweder-oder«.

»Ein Volk von Radikalen«

»Ich behaupte ja, halb im Scherz, die Deutschen sind ein Volk von Radikalen, weil sie die Dinge entweder schwarz oder weiß sehen«, bestätigt Cornelia Schmalz-Jacobsen. »Und was gestern weiß war, ist heute schwarz. Daß es Zwischentöne gibt, das ist merkwürdig selten.« Die frühere Ausländerbeauftragte verweist auf die Endlosdebatten über das Thema Zuwanderung, als die konservative Seite immer wieder mit Schlagworten wie »Das Boot ist voll« und »Ausländerstopp« die Angst hochhielt. Das Bedrohungsszenario, das damit verknüpft war, wurde von Gewerkschaften unterstützt, aus Furcht, es gingen Arbeitsplätze für Deutsche verloren. Auf der anderen Seite, so die Politikerin, habe sie eine gewisse Multikulti-Schwärmerei mindestens genauso nervös gemacht. »Zuerst wurde gesagt – und ich glaube sogar aus ehrenwerten Gründen –, nein, die Ausländer müssen nicht deutsch lernen. Wir machen den muttersprachlichen Unterricht. Damit tun wir ihnen etwas Gutes. Ich bin angegriffen worden von linker Seite, weil ich relativ früh gesagt habe:

Wer nicht deutsch lernt, hat viel weniger Chancen. Der Vorwurf an mich lautete, ich wollte die Menschen zwangsgermanisieren.«

Ich glaube nicht, daß die unergiebige Debattenkultur, die John Kornblum und auch Daniel Goeudevert beklagen, einer »besonderen deutschen Verantwortung« geschuldet ist, wie immer wieder betont wird, sondern dem dahinter verborgenen Mißtrauen gegenüber der eigenen deutschen Mentalität. In seinem Roman »Allerseelen« beschreibt Cees Nooteboom als Protagonisten einen Niederländer, der wie er selbst über Jahre in Berlin lebte. Geschildert wird ein Einzelgänger, der den Unfalltod seiner Frau und seines Sohnes nicht verkraftet hat und dessen dunkle Grundstimmung sich mit der »Melancholie« der deutschen Hauptstadt verbindet. Ständig warnen Deutsche den Holländer davor, «ihr Land auf gar keinen Fall je zu unterschätzen«. Und wenn dieser meint, auch woanders gebe es brutale Übergriffe auf Ausländer, wird er beschuldigt, »blind zu sein für das immer stärker dräuende Unwetter«.

> Er war nun schon lange genug hier, um zu wissen, daß im Gegensatz zu im Ausland oft gehörten Behauptungen die ewigen Selbsterforschungen, in welcher Form auch immer, nie aufhörten, dafür brauchte man nur während einer beliebig ausgewählten Woche das Wort Jude in allen Medien zu zählen, eine mal unterschwellige, mal offen zutagetretende Obsession, die nach wie vor in dem mitschwang, was sich schon lange zu einer gut funktionierenden liberalen, modernen Demokratie entwickelt hatte.[74]

Hier handelt es sich um eine Zustandsbeschreibung aus den neunziger Jahren. Wer glaubte, wir seien heute in der Gesellschaft einen Schritt weiter, erfuhr spätestens im April 2006, als die Gewalttat gegen einen Deutsch-Äthiopier in Potsdam unsere Medien beherrschte, daß reflexhafte Reaktionsmuster noch immer dominieren. »Entrüstungsmaximalismus« nannte die »Süddeutsche Zeitung« die vorherrschende Stimmung in Fernsehrunden und beklagte unter der Überschrift »Schwarz und Weiß« die Art, wie das Thema in der Öffentlichkeit präsentiert wurde. Augenmaß war in der Debatte nicht gefragt. »Wer nicht auf der höchsten Stufe der Alarmiertheit einsetzt, gilt rasch als Verharmloser.«[75]

Das verweist darauf, daß die Deutschen untergründig immer noch beunruhigt sind, weil sie auf die zentrale Frage keine überzeugende Antwort wissen. Es ist die Frage, die Hans-Joachim Maaz mir gegenüber so formulierte: »Was ist mit den Menschen in der Nazizeit los gewesen? Welche psychosozialen Bedingungen haben dazu beigetragen, daß eine Mehrheit der Bevölkerung einer pathologischen Ideologie verfallen ist? Diese Frage ist meiner Meinung nach nie hilfreich geklärt worden.«

Wir können unserem Grundgesetz nicht das Vertrauen entgegenbringen, das es verdient, schon gar nicht erscheint es uns als eine Errungenschaft, auf die wir mit Stolz blicken. Wir haben uns mit der Gründung der Bundesrepublik unsere freiheitliche Verfassung nicht erkämpft, sondern es handelte sich um einen Akt, der uns Deutsche als gute Schüler der Westalliierten ausweisen sollte. Auch in anderen Ländern entstehen Spannungen, wenn die eine Seite Gesetze ändern möchte, weil sie ihre Sicherheit durch Terrorismus bedroht sieht, und die andere Seite daraufhin bürgerliche Grundrechte gefährdet sieht. Das sind übliche Konflikte in Demokratien. Bei uns jedoch wuchern Angst und Mißtrauen.

Der Satz »Wehret den Anfängen« mahnt zur Wachsamkeit gegenüber undemokratischen Tendenzen von innen und außen, die Deutschen aber verleitet er zur Maßlosigkeit. Das geht häufig auf Kosten des seriösen Abwägens von Fakten und Werten, was eigentlich jeder Gesetzesänderung vorausgehen müßte.

Dauerthema Zuwanderung

Das zähe, jahrelange Verhandeln über ein Zuwanderungsgesetz ist ein Lehrstück darüber, wie nicht ausgedrückte Ängste eine vernünftige Politik blockieren können. Meiner Ansicht nach lag bei den Verfechtern der multikulturellen Gesellschaft wie auch bei den Befürwortern des Ausländerstopps dieselbe Ratlosigkeit zugrunde. Wäre die große gemeinsame Beunruhigung erkannt worden, dann hätte man sich eingestehen können: Wir haben Angst, weil wir nicht wissen, wie wir mit Fremden umgehen sollen.

Hinter unserer Angst steckt Mißtrauen gegenüber uns selbst – weil Deutsche in der NS-Zeit Angehörige fremder Nationen zu Arbeitssklaven machten und weil große Teile der Zivilbevölkerung davon profitierten, ohne groß darüber nachzudenken. Viele Deutsche hatten täglich Umgang mit Zwangsarbeitern auf Bauernhöfen, in Familienbetrieben und in Haushalten. Es gibt diese alten Familienfotos: Jacques aus Frankreich im Kuhstall oder Wanda aus Polen mit einem Kleinkind auf dem Arm. Unter Wandas Foto dann der handgeschriebene Satz: »Wanda und Wölfchen – ein Herz und eine Seele!« Rührende Erinnerungen lösen solche Fotos aus. Kein Wort zu den Enkeln darüber, wie es wohl tief drin in einer jungen Polin ausgesehen haben mochte, die man aus ihrer vertrauten Umgebung herausrissen, der man die eigene Familie und die Freiheit genommen hatte. Kein Gedanke darüber, wieviel Schmerz und Wut sie unterdrücken mußte, um das Positive ihrer Situation zu sehen und sich zu sagen, sie hätte es vergleichsweise noch gut getroffen.

Hier liegen meiner Ansicht nach die tieferen Gründe dafür, daß wir als Deutsche einen falschen Umgang mit Ausländern so sehr fürchten. Wir stellen uns nicht der Scham, die der Umgang mit Zwangsarbeitern in der eigenen Familie noch heute auslösen könnte, wenn wir denn nur genau hinschauen würden.

Nur ein verschwindend kleiner Teil derer, die für einen Ausländerstopp stimmten, tat dies aufgrund einer rechtslastigen

Gesinnung. Die Personen, auf die das zutraf, waren leicht zu identifizieren, wenn sie mit Begriffen wie »Überfremdung« am rechten Rand nach Stimmen fischten. Gleichwohl erhielten sie viel Zustimmung aus den Kreisen der Konservativen. Was vielfach als *Angst vor Fremden* gedeutet wurde, war wohl eher eine tiefsitzende *Angst vor dem falschen Umgang mit Fremden*, eine Angst, die genauso auch bei den Linken vorhanden war, weshalb sie sich kaum in der Lage sahen, Ausländern Grenzen zu setzen oder von ihnen mehr Bereitschaft zur Integration zu verlangen.

Das Fatale ist, daß das Ignorieren persönlicher Verunsicherungen und Ängste tatsächlich zu einer schlechten Behandlung von Fremden führte. »Das Absurde war ja, daß Deutschland sehr viele Flüchtlinge hereingelassen hat«, erinnert sich Cornelia Schmalz-Jacobsen. »Auf der einen Seite haben wir uns damit gebrüstet, wie viele wir aufgenommen haben, und auf der anderen Seite haben wir sie wirklich schlecht behandelt. Es hieß: Die stecken wir irgendwo hin, arbeiten dürfen sie nicht, und die Jungen dürfen keine Ausbildung bekommen. Die Flüchtlinge aus dem Balkan sind hier nur auf Zeit, dann müssen wir auch dafür sorgen, daß sie es hier möglichst ungemütlich haben.«

Die Widersprüche im Umgang mit Flüchtlingen setzen sich bis heute fort. Asylbewerber müssen, um anerkannt zu werden, wenige Tage nach ihrer Ankunft ihre gesamte Verfolgungsgeschichte erzählen. Damit wird häufig Unmögliches verlangt. Offenbar will man in den Ausländerbehörden nicht wahrhaben, daß viele traumatisiert sind und über ihre Gewalterfahrungen nicht reden *können*. Gelegentlich melden sich bei Flüchtlingsorganisationen Ausländer, die gezielt das deutsche Verdrängen der eigenen Geschichte ansprechen. Im 10-Jahres-Bericht von »Refugio« München wird aus dem Brief eines Asylbewerbers zitiert: »In wie vielen deutschen Familien wurde nach dem Zweiten Weltkrieg über den Rußlandfeldzug, die Bombenangriffe auf Städte oder die Ereignisse der Vertreibung aus den Ostgebieten gesprochen? Was eine deutsche Gesellschaft in Jahrzehnten nicht geschafft hat, wird von Asylbewerbern in wenigen Tagen gefordert.«

Nebelfelder in der Politik

Für die Traumaexpertin Luise Reddemann wirft dies Fragen zur deutschen Identität auf: »Zeigt sich da symptomatisch, wie wir mit unserer eigenen Wahrheit umgehen? Wie vermeidend. Und verschieben wir die Klärung auf die Asylbewerber? Würden wir Ruhe und Frieden finden – ein inneres Asyl –, wenn wir uns unsere eigenen Geschichten genau erzählten?«[76]

Was hier in der Ausländerpolitik durchdekliniert wurde, findet sich, wenn man genau hinschaut, gleichermaßen in anderen gesellschaftlichen Spannungsfeldern. Wenn eine Debatte sich über Jahre hinzieht, wenn überwiegend Nebel produziert wird und konstruktive Lösungen offenbar nicht erwünscht sind, ist das ein sicheres Indiz für Unerledigtes aus der deutschen Vergangenheit – was allerdings in den meisten Fällen nicht offen und persönlich, sondern angeblich rein politisch diskutiert wird.

Davon zeugen die endlosen Streitigkeiten über das geplante Zentrum gegen Vertreibungen und die ausgedehnte Vorgeschichte des Holocaust-Mahnmals in Berlin. Unbestritten ist, daß bei derartigen Vorhaben ausländische Stimmen und Stimmungen einen Konsens erschweren. Aber auch ungeachtet der Interventionen von außen ist bei Großprojekten des Gedenkens das einheimische Konfliktpotential unerschöpflich.

Wenn der Zusammenhang nicht ganz so offensichtlich ist, begnügen wir uns mit der dumpfen Ahnung, »daß das irgendwie mit der deutschen Schuld zu tun hat«, und rühren nicht daran. Wir registrieren heute ein extremes Sicherheitsbedürfnis bei uns, und wir halten es für möglich, es könnten ihm unverarbeitete Ängste aus Elendszeiten zugrunde liegen. Doch wir rühren auch daran nicht.

In den politischen Kommentaren zum ewigen Streit über das

Zuwanderungsgesetz wurde durchaus der Zusammenhang mit der deutschen Vergangenheit gesehen. Aber im wesentlichen unterstellte man den Konservativen, sie hätten sich noch nicht ausreichend von rechtslastigem Gedankengut gelöst. Und den Linken machte man den Vorwurf, sie begründeten ihren ideologischen Kampf mit Argumenten, für die sie sich unlauter aus dem großen Topf der Schreckensgeschichte bedienten.

Wie in der Fachliteratur der Psychotraumatologie nachzulesen ist, gehört das Denken und Verhalten in Schwarz-Weiß-Mustern zu den typischen Merkmalen von Traumatisierten. Menschen mit einer stabilen Psyche haben in Konfliktsituationen keine Mühe, Nuancen und Schattierungen wahrzunehmen, weil sie ihre Emotionen steuern können. In der Psychotherapie spricht man in diesem Zusammenhang von »Schwingungsfähigkeit«.

Was bedeutet das für unser Thema? Daß in unseren Parlamenten überwiegend Traumatisierte sitzen? Natürlich nicht. Allerdings erkennt man in der deutschen Gesellschaft und damit auch in der Politik dominierende Verhaltensmuster, die auf die ersten Nachkriegsjahrzehnte zurückverweisen. Eine große Zahl Traumatisierter hat sie damals vorgelebt, und die Jüngeren haben sie übernommen, weil sie bestimmte Verunsicherungen damit am leichtesten überspielen konnten. Unser Land krankt daran, daß 20 Jahrgänge in gesellschaftlichen Ausnahmezuständen sozialisiert wurden. Offenbar handelt es sich bei den Schwarz-Weiß-Mustern um eine derartig weit verbreitete Einprägung, daß wir Mühe haben, sie als eine Merkwürdigkeit unserer deutschen Mentalität zu erkennen.

Was ergibt sich daraus für die Frage, was ein Land zusammenhält? Ich gehe davon aus, daß wir kollektive Ängste und vor allem das kollektive Mißtrauen verringern könnten, wenn wir endlich wahrnähmen, daß aus dem Untergrund Ungutes nach oben drängt, das Irritationen auslöst und Fehleinschätzungen produziert. Und es ergäbe sich mehr gesellschaftlicher Zusammenhalt, wenn wir damit offen umgingen.

Störmanöver aus dem Unterbewußten

Als die Bundesregierung zugab, Hartz IV werde weit mehr Kosten verursachen als erwartet, und als im Zusammenhang mit der Reform unbegreifliche handwerkliche Fehler sichtbar wurden, war mein Gedanke: Schon wieder sind hochkompetente Fachleute, ohne es zu merken, irritiert gewesen, und das hat ein schlechtes Ergebnis gebracht. Wenn es stimmt, daß der Sozialstaat Verelendungsängste bannen sollte, dann sind Denkstrategien über Einschränkungen im Sozialwesen nie gegen Störungen aus dem Unbewußten gefeit. Unerledigtes beschäftigt die Psyche auf ungute Weise und setzt sie vor allem deshalb unter Streß, weil es unerkannt rumort. Leider gehört das Wissen darüber nicht zur Allgemeinbildung. Würden sich Politiker und hochrangige Ministerialbeamte Supervisionen gönnen, wäre ihnen genau dies im Zusammenhang mit Hartz IV klar geworden.

Das Bild vom »vergifteten Boden«, das Irene Wielpütz einführte, hat mir entscheidend geholfen zu verstehen, warum unsere Gesellschaft so ist, wie sie ist. Deutschland ist nicht mehr durchgängig vergiftet wie noch bis in die fünfziger Jahre hinein, aber es ist nicht völlig vom Gift befreit. Es lagert mehr oder weniger eingekapselt in Depots, bereit, bei bestimmten Konstellationen diffuse Gefühle des Bedrohtseins auszulösen – die German Angst. Sie enthält vor allem die Komponenten Verelendungsangst und die Angst vor dem Rückfall in die Barbarei. Sie produziert tiefes Mißtrauen und unüberwindliche Gegensätze. Dies nicht wahrzunehmen, ist genauso fatal, wie eine chronische Erkrankung wie Diabetes zu ignorieren.

Wenn sich wieder einmal eine öffentliche Debatte über Jahre hinzuziehen droht, dann wünsche ich mir ein Machtwort des Bundespräsidenten oder von einer anderen Autorität, die sagt: Es wäre hilfreich, wenn alle Menschen, die sich hier gegenseitig blockieren, einmal darüber nachdenken würden, ob das Thema bei ihnen alte Ängste hochspült – als Folge von Tragödien in ihren Familien, womöglich eine Mischung aus Schuld und Leid.

Natürlich sollte das keine Aufforderung sein, sich öffentlich zu entblößen. Dennoch, die Einwände habe ich jetzt schon im Ohr: Hilfe, man will uns auf die Couch legen! In der »Welt am Sonntag« fand ich einen passenden Beitrag. »Liebe Psychologen«, schrieb der Journalist Peter Bachér, »ich habe eine Bitte: Laßt uns, die wir den monströsen Krieg von 1939 bis 1945 als Kinder durchlebt haben, in Ruhe. Buddelt nicht in unserer Seele, legt uns nicht auf die Couch.« Ganz undenkbar ist für ihn, den Angehörigen der Flakhelfergeneration, es könnten noch nachfolgende Generationen beeinträchtigt sein. »Eine Psychotherapeutin hält es sogar für möglich, daß diese Beschädigungen an Kinder und Enkel weitervererbt würden – sie nennt das ›transgenerationale Transmission‹ –, heute muß halt alles einen wissenschaftlich klingenden Namen haben.« Offenbar fühlt sich der Autor schon allein deshalb bedroht, weil die verdrängten Schrecken der Kriegskinder überhaupt öffentliches Thema wurden. »Nein, liebe Freunde an der Seelenfront: Beendet bitte dieses letzte Gefecht, bevor es richtig beginnt.«[77]

Der Vorwurf Larmoyanz

Auch ich sehe gelegentlich Ungereimtheiten und Fragwürdiges in der Darstellung der Kriegskinderproblematik, doch sie lassen sich nicht vermeiden. Sogar Psychoanalytiker können irren. Wenn eine beunruhigende Tatsache, die über so viele Jahrzehnte ignoriert wurde, relativ unvermittelt aus tiefen Schichten der Psyche auftaucht, dann kann es gar nicht anders sein, als daß manchmal über das Ziel hinausgeschossen wird und daß Äpfel mit Birnen verglichen werden. Ich kenne die Vorwürfe, wonach die Larmoyanz der deutschen Leidtragenden nicht auszuhalten sei. Sie kommen von Menschen, für die der Dammbruch, der sich in der Fülle der Kriegskindererinnerungen ausdrückt, unerträglich ist – entweder weil sie sich aus Gründen der eigenen Betroffenheit dagegen abgrenzen müssen oder weil sie befürchten, die Opfer des Holocaust könnten davon verdeckt werden. Den Kritikern des Erinnerungsbooms ist nur schwer zu vermitteln, daß im Alter das Verdrängen früh erlebter Schrecken immer schwerer fällt. Das Gehirn verändert sich. Die aktuellen Erlebnisse prägen sich nicht mehr so tief ein. Das Kurzzeitgedächtnis läßt nach, und damit bröckelt der Schutzwall, der schlimme Erinnerungen auf Abstand halten konnte. Für viele ältere Menschen bedeutet das: Selbst wenn sie wollten, könnten sie die Katastrophen ihrer Kindheit nicht mehr länger beiseite schieben. Daß sie dann darüber sprechen wollen, auch in der Öffentlichkeit, sollte niemanden wundern.

Viele ehemalige Kriegskinder befinden sich in einem Prozeß der Selbsterkenntnis und des Trauerns. Von ihren veröffentlichten Erinnerungen historische Korrektheit zu erwarten, ist unrealistisch und auch nicht sinnvoll. Denn das Weitererzählen solcher Erinnerungen hat eine Funktion. Es formt eine kollektive Identität. Eine kollektive Identität speist sich aus der Summe der vielen, vielen Einzelgeschichten, die sich zu einem kollektiven Gedächtnis verbinden. Das wiederum verhält sich zur offiziellen, der historischen Wahrheit verpflichteten Gedenkkultur wie eine Lebensgeschichte zum Lebenslauf. Die Literaturwissenschaftlerin Aleida Assmann stellt dazu fest: »Während ein Lebenslauf sich aus verifizierbaren Lebensdaten zusammensetzt, beruht eine Lebensgeschichte auf interpretierten Erinnerungen, die sich zu einer erinnerbaren und erzählbaren Gestalt zusammenfügen. Solche Gestaltgebung nennen wir Sinn; sie ist das Rückgrat gelebter Identität.«[78]

Gerade hier nun mag für Kritiker der Kern ihrer Befürchtungen liegen: Es könnte sich eine allgemeine Entschuldung herausbilden, so daß dann für unsere Nachkommen in hundert Jahren nur ein kleiner Haufen wildgewordener Nazis für Vernichtungskrieg und Massenmord in Europa verantwortlich sein wird.

Doch so berechtigt Wachsamkeit in unserer Demokratie ist – die Gedanken sind nun mal frei. Man kann Menschen den Inhalt ihrer Erinnerungen nicht vorschreiben. Man kann Menschen mit Staatsgewalt oder mit Hilfe eines moralischen Codex zum Verstummen bringen, doch dann landen ihre Ansichten im Untergrund. Weil das so ist, sind mir veröffentlichte Erinnerungen zur deutschen Vergangenheit allemal lieber als Flüstern. Auf laut Gesagtes kann man reagieren und, wenn nötig, falsche Fakten richtigstellen. Schweigen läßt sich nicht korrigieren.

Erinnern und Gedenken sind, wie Wolfgang Thierse[79] sagt, komplexe Vorgänge. Sie sind keineswegs identisch. Historische Aufklärung kann politisches Bewußtsein schaffen und das Geschehene in Erinnerung rufen. Doch Trauer um die Toten, Empathie mit den Opfern stellt sich dadurch noch nicht von selbst ein. Auch nicht, möchte ich hinzufügen, die Trauer über eigenes Leid und eingeschränkte Lebenschancen.

Mitgefühl oder moralische Verpflichtung?

Zwischen dem Wahrnehmen und Betrauern persönlicher Verluste und der Fähigkeit, sich in das Leid der Opfer einzufühlen, besteht ein entscheidender Zusammenhang. Das zweite ist ohne das erste nicht zu haben – was von den Kritikern der Kriegskinderveröffentlichungen gern übersehen oder in Abrede gestellt wird. Micha Brumlik war einer der ersten, die diesen Zusammenhang öffentlich herausstellten. Er sprach darüber, daß das Gedenken an die Holocaust-Opfer – das vor allem von den Angehörigen der Kriegskindergeneration etabliert wurde – überwiegend aus einer »moralischen Verpflichtung« entstand und daß ihm nicht Empathie, also kein Mitgefühl gegenüber den Opfern zugrunde lag. Er sagte: »Ich glaube, es hat diese Generation, sofern sie politisch bewußt war, ihre ganze psychische Kraft gekostet, diesen moralischen Blick gegen die zum Teil verbrecherische Elterngeneration aufzubieten, und diese Kraft konnte wahrscheinlich nur mobilisiert werden, indem das eigene Leiden verdrängt worden ist.« Und diese Pflicht, so Brumlik, mag gerade vielen Älteren in Deutschland über die Jahrzehnte zu einer Last geworden sein, die sie nun gern loswürden.[80]

Er registriert, mit Hinweis auf den Schriftsteller Martin Walser, daß in den Jahrgängen der Kriegskindergeneration antisemitische Äußerungen zunehmen. Meiner Ansicht nach geschieht das nicht deshalb, weil ihnen ihr eigenes Leid endlich bewußt wird, sondern weil es ihnen noch nicht bewußt ist bzw. weil sie es noch nicht verarbeitet haben. Dies drückt sich unter anderem in Opferkonkurrenz aus.

Ehemalige Kriegskinder sind mit dem Satz aufgewachsen: »Nimm dich nicht so wichtig!« Wenn sie dann als Rentner erstmals ihr frühes Schicksal ernst nehmen, weil es plötzlich als öffentliches Thema auftaucht, dann entsteht vielfach so etwas wie eifersüchtiges Geschwisterverhalten. Man verlangt ungeteilte Aufmerksamkeit. So können Fernsehsendungen über deutsche Kriegskinder Ärger auslösen, wenn dort gleichfalls die Geschichte eines jüdischen Kindes erzählt wird. »Das gehört nicht dahin«, empört man sich, ohne zu erkennen, daß es sich bei dem jüdischen Kind eben auch um ein deutsches Kind gehandelt hat. Aufschlußreich waren für mich Ausschnitte aus einem Text, den mir Elfriede Hanisch, eine Leserin meines Kriegskinder-Buches, zur Verfügung stellte.

> Im Grunde sind wir doch unser Leben lang Einzelkämpfer gewesen. Unsere Krankheiten, Ängste und Neurosen haben wir in all den Jahren größtenteils als individuell angesehen. Wir haben diese Dinge, im günstigsten Falle, als eine »Unzulänglichkeit« unseres Charakters betrachtet und nur recht oberflächlich und allgemein die Kriegsgeschehnisse mit zur Verantwortung gezogen. Denn am Krieg und seinen Folgen litt ja das ganze Volk, für meine Ängste und Neurosen jedoch bin ich alleine verantwortlich. So jedenfalls war lange Zeit meine Denkweise, und dabei übersah ich vollkommen, daß ich all das Schreckliche als Kind erlebt hatte, nicht als Erwachsener.

Sie fragt sich, wie die Gleichaltrigen ihr Leben meistern werden, wenn die physischen und psychischen Kräfte erlahmen und somit vielleicht auch ihre Abwehrmechanismen. Welche Auswirkungen wird das für die Gesellschaft haben? Sie macht sich Sorgen darüber, was aus der jetzigen Rentnergeneration noch zu hören sein wird – wenn die Ausbrüche eines traumatisierten Kindes nicht mehr gesteuert werden können.

> Woher sollten denn sonst solche Gedanken kommen, wie ich sie kenne: Schon wieder eine Judengedenkstätte! Ich kann es nicht mehr hören – Wiedergutmachung an den Juden, Polen, an den Tschechen. Oder nach einem schweren Unglück, wenn es dann heißt: Um die traumatisierten Überlebenden und Hinterbliebenen kümmern sich vor Ort Seelsorger und Psychologen. Dann schreit es in mir oftmals: Seelsorger! Wenn ich das höre, so ein Getue! Unsere Seelen haben niemanden interessiert! Uns hat bis heute keiner gefragt, wie wir mit all dem Schrecklichen fertigwurden! Wer fragt nach uns? Wer? Diese widerlichen Gedanken, für die ich mich dann auch entsetzlich schäme, entstehen nicht in meinem jetzigen Bewußtsein, nein, diese Gedanken stammen von dem an die Seite geschobenen, traumatisierten Kind in mir, das sich gegen vermeintliche Ungerechtigkeiten zur Wehr setzt. Kinder haben nun mal einen stark ausgeprägten Gerechtigkeitssinn. Das weiß jeder Erwachsene.

Man braucht nicht viel Phantasie, um sich vorzustellen, wie antisemitische und andere feindliche Äußerungen von Älteren bei ihren arbeitslosen Enkeln, die perspektivlos in die Zukunft schauen, auf fruchtbaren Boden fallen. Sie könne nur hoffen und wünschen – so endet der Text von Elfriede Hanisch –, daß ihr die Aufarbeitung der Kriegs- und Nachkriegsjahre helfen wird, genauer hinzuschauen und immer wieder zwischen der Verletztheit des traumatisierten Kindes in ihr und der realen Umwelt unterscheiden zu lernen.

Eine Sternstunde im Bundestag

Wir Deutschen können es uns nicht leisten, die alten Familiengeschichten zu ignorieren. Es ist ein Irrweg zu denken, die subjektive Beschäftigung mit der Vergangenheit könnte, gerade weil sie so gefühlsbeladen ist, den Zusammenhalt in der Bevölkerung gefährden. Das Gegenteil wird der Fall sein. Das hat ein Ereignis im Deutschen Bundestag bewiesen, eine Sternstunde der Offenheit auf der politischen Bühne – die Debatte über die Ausstellung »Verbrechen der Wehrmacht« im März 1993. Als die Sitzung begann, erwartete man, die seit Monaten andauernde Polarisierung der Standpunkte werde sich fortsetzen. Die Grünen, glaubte man, würden die Kritiker der Ausstellung zu Ewiggestrigen abstempeln und im Gegenzug würde der Rechtsaußen der CDU, Alfred Dregger, die Ehre der Wehrmachtangehörigen hochhalten. Genau das geschah auch. Doch dann kam es während der Debatte zu einer bewegenden Wende, ausgelöst durch einige sehr persönliche Beiträge.

Otto Schily sagte über einen Onkel, einen Oberst der Luftwaffe: »Er suchte aus Verzweiflung über die Verbrechen des Hitlerregimes bei einem Tieffliegerbeschuß den Tod.« Schilys älterer Bruder war mit schweren Verwundungen – unter anderem hatte er ein Auge verloren – aus Rußland zurückgekommen. Dann aber kam der Politiker mit aller Deutlichkeit zu seiner entscheidenden Aussage: Der einzige in seiner Familie, der sein Leben für eine gerechte Sache eingesetzt habe, sei der Vater seiner Frau gewesen, der als jüdischer Partisan in Rußland gegen die deutsche Wehrmacht kämpfte.

Freimut Duve erinnerte daran, wie seine jüdische Großmutter als alte Frau von kroatischen Ustaschas unter dem Schutz deutscher Soldaten auf einen Lastwagen geworfen worden sei. Er sprach auch von den beiden Brüdern seiner Mutter, die am Rußlandfeldzug teilgenommen hatten. Beide, stellte er fest, habe der Krieg bis zu ihrem Tod nicht verlassen. Und er wandte sich an den gesamten Bundestag, als er sagte: »Ich glaube, uns alle wird dieser Krieg bis zu unserem Tod nicht verlassen.«

Christa Nickels wiederum drückte die Liebe zu ihrem Vater aus und gleichzeitig das Entsetzen darüber, wie spät ihr aufgefallen war, daß er auf dem einzigen Foto, das aus seiner Militärzeit existierte, eine Uniform der Waffen-SS trug. »Meine Mutter hat mir erzählt, daß mein Vater in den fünfziger Jahren – er war ein gestandener Mann, der sein ganzes Leben lang schwer gearbeitet hat – keine Nacht bei offenem Fenster geschlafen und jede Nacht furchtbar von Feuer und Kindern geschrien hat.«

Die Debatte war so kostbar, weil sie zeigte, daß es möglich ist, öffentlich über Schuld, Scham und Leid zu sprechen, auch über einen Vater, den die Bilder eines Massakers nicht mehr losließen – und weil diese Offenheit Beifall aus allen Parteien auszulösen vermochte. »Die Zeit« kommentierte das Ereignis so: »Es waren die persönlichen Bemerkungen von Otto Schily, Freimut Duve, Christa Nickels, an denen sinnfällig wurde, wie unangemessen die ritualisierte Konfrontation mit dem Thema sein mußte. Plötzlich bestimmten Fairneß und Verständigungsbereitschaft die Debatte, die am Ende auch Alfred Dregger zu nachdenklichen Tönen bewegte.«

Familiengedächtnis gegen Erinnerungskultur

Als ich die Bundestagsdebatte jetzt noch einmal im Sitzungsprotokoll nachlas, fiel mir auf, wie gut ich die Familiengeschichten der Redner noch in Erinnerung hatte. Die Hirnforschung erklärt das so: Geschehnisse werden dann tief im Gedächtnis gespeichert, wenn sie an starke Emotionen gebunden sind. Wer dem zustimmt, wundert sich nicht mehr über die große inhaltliche Kluft zwischen öffentlicher Erinnerungskultur und dem privaten Familiengedächtnis. Die erste bezieht sich auf Fakten und Forschung und präsentiert sich in feierlichen Veranstaltungen, das zweite basiert überwiegend auf gefühlsträchtigen Erzählungen. Nach einer repräsentativen Umfrage des Emnid-Instituts, die zusammen mit Interviews in »Opa war kein Nazi«[81] veröffentlicht wurde, geht besonders die Enkelgeneration mit eigenen Familienangehörigen bezüglich ihrer Rolle und Haltung in der NS-Zeit überaus wohlwollend um. Folgende Zahlen lassen die Diskrepanz zwischen einer der Wahrheit verpflichteten Geschichtsschreibung und der subjektiven Einschätzung der Großeltern erkennen: Ein Viertel der damals erwachsenen Bevölkerung habe Verfolgten geholfen, 13 Prozent seien im Widerstand aktiv und ganze 3 Prozent Antisemiten gewesen.

Im Unterricht lernen Schülerinnen und Schüler vor allem das politisch korrekte Formulieren. An den Schulen hat die Vermittlung über die nationalsozialistische Vergangenheit – wie auch anders? – faktenbezogen und emotionsfrei zu sein. Aber das Ergebnis ist enttäuschend. »Wenn man sich das historische Wissen mehrerer Schülergenerationen ansieht«, sagt Brumlik, »muß man zu dem skeptischen Schluß kommen, daß das bei den meisten offensichtlich nicht gefruchtet hat. Die Kenntnisse sind erbärmlich und das trotz eines pädagogischen und medialen Trommelfeuers.« Der Holocaustforscher und Erziehungswissenschaftler plädiert dafür, die Vermittlung zu vertiefen und zu begrenzen. Er meint, man solle erstens keine Holocaust-Erziehung mit Grundschülern betreiben. Man solle zweitens die Themen der NS-Vergangenheit ein Jahr lang gründlich durchnehmen und nur dieses eine Mal. »Wenn es mit sorgfältig vor- und nachbereiteten Besuchen in Gedenkstätten verbunden ist, dann reicht das.«

Auch Christen sind, was Fulbert Steffensky mir vor Augen führte, maßgebend an der Holocaust-Erziehung beteiligt. »Die deutschen Kirchen haben für Schuld immer das größere Verständnis gehabt als für Leid«, stellt der Theologe fest. »Und wenn ich meiner Generation etwas vorwerfe, dann, daß wir immer auf das unheimlich Bannende dieser Geschichte gestarrt haben. Das Böse durfte nicht erklärt werden. Das Böse durfte nicht verständlich sein. Das Böse durfte nicht normal sein. Wir haben als Lehrer an der Universität die Nazizeit immer als Kolossalgemälde dargestellt.«

Hölderlin ein Nazi?

Das Böse sei überall gesucht worden, sagt Steffensky. Die Linke habe in allem schon die Vorläufer der Nationalsozialisten gesehen, bei Hölderlin angefangen. Auf diese Weise habe man die Geschichte immer nur als Verfall lesen können, und man habe der eigenen Geschichte, der eigenen kollektiven Erinnerung nichts Gutes zugetraut.

Vor 30 Jahren gehörte auch Steffensky zu denen, die Traditionen unter Generalverdacht stellten. Heute sagt er: »Das ist eine Selbstberaubung, die die Freiheit zerstört und mit der vor allem die Kinder nicht leben können.«

Wieder fällt mir der »vergiftete Boden« ein. Kulturleistungen, auf die üblicherweise jedes Volk stolz ist, wurden nachträglich vergiftet, weil man darin die Wurzeln des Zivilisationsbruchs vermutete. Es ist an der Zeit, unsere Erinnerungskultur zu überdenken. Was wollen und müssen wir an unsere Kinder und Kindeskinder weitergeben? Wie vermitteln wir die NS-Vergangenheit? Welche Schwerpunkte setzen wir bei der Weitergabe des Wissens über deutsche Geschichte und Kultur, damit das, was Deutschland im Kern ausmacht, auch für Kinder aus Migrantenfamilien begreifbar wird? Was kann ihnen – die in nicht allzu ferner Zukunft die Hälfte der Großstadtjugend ausmachen werden – helfen, sich kulturell zu verankern? Was bedeutet für sie deutsche Identität, solange das Fernsehen sich beim Darstellen der deutschen Geschichte überwiegend auf Schreckensbilder aus den dreißiger und vierziger Jahren des vergangenen Jahrhunderts konzentriert? »Für eine zukünftige politische Kultur des Gedenkens«, sagt Micha Brumlik, »wird es zwar immer noch eine Rolle spielen, ob die jungen Staatsbürger einer verfolgten Minderheit, etwa der Juden oder Roma, angehören oder ob sie der durch Krieg und Vertreibung drangsalierten Mehrheitsbevölkerung entstammen. Am Ende sollte jedoch eine Haltung stehen, die alle miteinbezieht – auch und gerade jene, die mit Holocaust und Krieg vermeintlich nichts zu tun haben, weil ihre

Großeltern in Portugal, Marokko oder in der östlichen Türkei lebten.«[82]

Kontroversen wie die über Einbürgerungstests offenbaren schlicht und einfach: Wir Deutschen haben über Fragen unserer eigenen nationalen Identität noch nicht ausreichend nachgedacht. Daß wir eine geschwächte Identität haben, die sich in einem geschwächten Nationalbewußtsein ausdrückt, wird kaum jemand bestreiten. Bei der Bewertung allerdings gibt es keine Übereinstimmung. Viele aufrechte Demokraten – und nicht nur alt gewordene Linke – begrüßen den Zustand, weil er ihre Furcht vor einer Wiedergeburt von »Großdeutschland« abfedert oder weil sie glauben, es reiche heute aus, Europäer zu sein. Andere sagen, sie sähen sich in aller Nüchternheit als Deutsche, vor allem fühlten sie sich der Verfassung verpflichtet. Der Zusammenhalt, der sich aus einem Verfassungspatriotismus ergibt, muß nicht das Schlechteste sein. So manche Vernunftehe hält ein Leben lang, weil gemeinsame Interessen und gegenseitige Verläßlichkeit die Grundlagen bilden.

Die Vorstellung, ein wenig ausgeprägtes Nationalgefühl könnte die Bewohner eines Landes schwächen und deshalb müsse man etwas dagegen unternehmen, weist die Schriftstellerin Tanja Dückers entschieden zurück. Darüber zu klagen, sagt sie, das empfände sie als ein Dekadenzproblem. »Wir reden von einem Jahrtausendverbrechen. Wenn es danach fünfzig, sechzig Jahre dauert, bis sich in der Gesellschaft etwas wieder normalisiert, dann ist das doch wirklich ein angemessener Zeitraum.«

Psychisch gestärkt, glaubt sie, fühle sich ein Mensch durch Direkteres: durch Familie, durch Freunde, durch eine Gruppe, an die man sich wenden kann. Der Mensch sei nicht dafür gemacht, sich mit Millionen seiner Spezies zu identifizieren. »Darum gibt es ja auch die Gegenbewegung des Regionalismus. Es gibt den sehr starken Trend, sich mit überschaubaren Entitäten zu identifizieren.«

Der Umgang mit Ambivalenzen

Mit dem Buch »Nachkrieg in Deutschland«[83] setzte der Historiker Klaus Naumann ein Bild der Vielfalt und Widersprüchlichkeiten zusammen, die in den bundesrepublikanischen Nachkriegsjahrzehnten identitätsbildend waren. Er plädiert dafür, die kulturellen Fakten zu akzeptieren, die sich aus der belasteten Geschichte ergeben, und in der Ambivalenz durchaus etwas Positives zu sehen. »Der Widerhall von Nationalsozialismus, Völkermord und Vernichtungskrieg hat ambivalente Geschichtsverhältnisse erzeugt, und die sind vielleicht das Stabilste, was man bekommen kann.« Dementsprechend gleiche die Auseinandersetzung mit dieser Vergangenheit einer fortwährenden Suchbewegung, in der stets aufs neue Uneindeutigkeiten, Angemessenheitsprobleme und Zumutungen verhandelt werden. Immer wieder stehe ein Zuviel oder Zuwenig zur Debatte, unablässig gehe das Tasten zwischen Stimmigkeiten und Peinlichkeiten weiter, und wo heute Tabu war, ist morgen Skandal angesagt.[84]

Vom Umgang mit »ambivalenten Geschichtsverhältnissen« zeugen mehrere literarische Werke, deren Verfasser vor allem der zweiten und dritten Generation angehören – Bücher, die in den vergangenen Jahren erschienen sind und weit mehr aufrühren, als die überwiegend bescheidenen Auflagenzahlen vermuten lassen. Ausnahmen auf dem Buchmarkt sind die Erfolge von Wibke Bruns' »Meines Vaters Land« und Uwe Timms »Am Beispiel meines Bruders«. In beiden Büchern ging es um Familienforschung und den Versuch, das Vorgefundene zu bewerten. Sie zu schreiben, war nur dadurch möglich, daß ambivalente Gefühle ausgehalten und benannt wurden. Gleiches galt für das Lesen, vor allem des Buchs von Uwe Timm. Der Schriftsteller suchte Antworten auf Fragen, die seinen gefallenen Bruder betrafen, der sich als 18jähriger freiwillig zur Waffen-SS gemeldet hatte. Wie ging er mit der Verpflichtung zum Töten um? Welche Optionen hatte er, welche Möglichkeiten blieben ihm verschlossen? Wo wird Schuld sichtbar, wo das Gewissen der Eltern, die ihn überlebten? »Am Beispiel meines

Bruders« ist ein Buch, das Maßstäbe setzte, weil es zeigt, welche Fragen für die Generationen der Kriegskinder und Nachkriegskinder von zentraler Bedeutung sind, wenn es darum geht, die Kultur der Nachkriegsgesellschaft besser verstehen zu wollen. Es sind Fragen nach familiären Prägungen, nach Werten und Erziehungszielen unter den Bedingungen des »vergifteten Bodens«.

Wer bist du, Deutschland?

Immer handelt es sich um Fragen der Identität. Nicht »Du-bist-Deutschland«, sondern: Wer bist du, Deutschland? Man kann die Schatten der Vergangenheit kennen und akzeptieren und gleichzeitig Patriot sein, wie Joschka Fischer, der unmittelbar nach dem Rücktritt von seinen Ämtern bei den Grünen sagte: »Deutschland ist, insgesamt gesehen, ein wunderbares Land. Daß einer mit meiner Geschichte so etwas heute sagt, erzählt doch einiges.« Und der Ex-Außenminister fügte hinzu: »Ich sage es hier öffentlich: Ich liebe mein Land.«[85]

Ambivalenz in Fragen der Identität ist weder unüblich noch zwangsläufig schwächend, vorausgesetzt, es wird offen damit umgegangen, und man lebt in einem freiheitlichen Klima. An Offenheit hat es hierzulande meistens gefehlt. Ich behaupte nicht, solche Fragen seien in der öffentlichen Debatte ausgeklammert gewesen. Das Gegenteil ist der Fall. Doch öffentliches Reden und Offenheit sind zweierlei. Es wäre unserer politischen Gesprächskultur gut bekommen, wenn sich die Bundestagsdebatte zur Wehrmacht-Ausstellung als stilbildend für den Umgang mit belastenden Themen erwiesen hätte.

Eine geschwächte persönliche Identität und auch eine geschwächte nationale Identität wird nicht durch die Ambivalenz selbst erzeugt, sondern weil Menschen versuchen, das daraus resultierende extreme Spannungsverhältnis in ungeprüfter Zustimmung oder, umgekehrt, in völliger Abgrenzung zur eigenen Familie oder zum eigenen Land zu überwinden.

Mit Ambivalenzen zu leben verlangt, Widersprüche auszuhalten, die sich derzeit oder solange wir leben nicht lösen lassen. Es gibt viele Biographien von Menschen, die aus dem Wandern zwischen zwei Kulturen ihre Kreativität zogen. Angela Merkel wird uns hoffentlich einmal in ihren Memoiren davon berichten, wie sie die Spannung, ostdeutsch und gesamtdeutsch zu sein, produktiv zu nutzen lernte.

Gewiß, die Ambivalenz, mit der wir uns als Deutsche abzufinden haben, wurde durch Schande erzeugt und nicht durch den Spagat, zwei grundverschiedene kulturelle Prägungen miteinander verbinden zu müssen. Doch, ob wir wollen oder nicht, wir müssen mit unserer Vergangenheit leben. »Die Geschichte kann man nicht wie eine Fliege wegscheuchen«, sagte dazu der verstorbene SPD-Politiker Peter Glotz. »Die Nationen sind Zusammenhänge von Menschen, die früher gelebt haben, die heute leben und die morgen leben werden. Sie haben nur Selbstbewußtsein und Würde, wenn sie ihre Geschichte kennen und verstehen, wenn sie über ihre Toten trauern, auf ihre Taten stolz und über ihre Untaten entsetzt sein können.«[86]

Auf andere Weise wird sich in Deutschland Gemeinsinn nicht einstellen. Wenn ein Patriotismus-Diskurs den Umgang mit Ambivalenzen für eine deutsche Identität als hilfreich anerkennt und diese Ambivalenzen auch sichtbar macht, wird er sich als fruchtbar erweisen – vorausgesetzt, er geschieht in offener Atmosphäre, mit erkennbar persönlichem Zugang zum Thema.

Gedenkkultur hält eine Stadt lebendig

Öffentliches Gedenken fördert den Zusammenhalt eines Gemeinwesens, und der wiederum stützt die noch lebenden Betroffenen in ihrer Trauer – ein Bedürfnis, das während der Gedenkfeierlichkeiten 60 Jahre nach Kriegsende auf vielfache Weise sichtbar wurde. Dresden und andere Städte haben gezeigt, daß eine bewußt gestaltete Trauerkultur Teil einer lebendigen Stadtkultur sein kann, mehr noch, sie hält eine Stadt lebendig. Doch viele deutsche Städte wurden nicht in einer Nacht zerstört, sondern in unzähligen Luftangriffen. Anders als in Dresden, Hamburg oder Pforzheim hat sich im Bewußtsein der Bürger kein Datum verankert. Doch ohne Datum kein Jahresgedenken. Was böte sich an? Ich habe lange darüber nachgedacht und bin auf die Nacht zum 8. Mai gekommen, und zwar gerade *weil* sich in diesem Datum alles Belastende und Widersprüchliche im Umgang mit der deutschen Geschichte konzentriert. Auf den 8. Mai müssen wir gut aufpassen, damit das Erinnern lebendig bleibt trotz der kaum zu vermeidenden offiziellen Lippenbekenntnisse. Es wird diesem Tag guttun, wenn in der Nacht zuvor Menschen in Stille zusammenkommen. Keine Reden. Keine Transparente. Keine Musik. Nur Gemeinschaft und Kerzen. Und wenn sich aus einem Bedürfnis der Bürger eine leise Tradition entwickelt – um so besser für Kommunalpolitiker. Denn ich vermute, der häufigste Grund, warum Stadtoberhäupter schon im Vorfeld Fragen über das angemessene Gedenken von Kriegsschrecken abwehren, ist die hilflose Vorstellung: Was soll ich da nur sagen …

Kulturelle Aufträge ergeben sich hier für die Kirchen, wird doch das Gemeindeleben überwiegend von älteren Menschen getragen. Eigentlich müßten Katholiken und Protestanten prädestiniert sein für den Umgang mit Leid, Schuld und Trauer. Gerade die christlichen Traditionen des Wortes und der Musik können Trost spenden und helfen, von irrationalen Ängsten zu entlasten. Allerdings würde das bei Pfarrerinnen und Pfarrern den Zugang zur eigenen Familiengeschichte voraussetzen. Anders ist es nicht möglich, den Lebenseinstellungen Älterer vor dem Hintergrund der deutschen Vergangenheit gerecht zu werden.

Der Zusammenhang von deutscher Geschichte und persönlicher Familiengeschichte wird gelegentlich als Schwerpunkt einer freiwilligen Fortbildung in der Altenarbeit angeboten. Reicht das? Meiner Meinung nach gehört das Thema auf die Lehrpläne – nicht nur in der Seelsorge, sondern auch in der Altenpflege und in der Gerontopsychiatrie. Wir haben es in unserer Gesellschaft mit älteren Menschen zu tun, die in ihrer Kindheit und Jugend kollektiv beeinträchtigt und zum großen Teil traumatisiert wurden. Das kann dazu führen, daß im Alter – wie jede aufmerksame Heimleitung weiß – große Irritationen und Ängste auftauchen.

»Müssen wir zeitgeschichtlich denken, wenn wir Älteren professionell begegnen?«[87] fragt der Psychoanalytiker Hartmut Radebold, und er beantwortet seine Frage eindeutig mit Ja. Kenntnisse über deutsche Geschichte und vor allem ihre Auswirkungen sowie über das Umgehen mit Traumatisierten sind heute notwendige Voraussetzungen für alle, die beruflich mit älteren Menschen zu tun haben. Es sind sensible Themen, und nicht wenige werden sich während einer regulären Ausbildung dagegen wehren. Dennoch ist es wichtig, sie damit zu konfrontieren, denn es handelt sich hier um professionelles Handwerkszeug. Der offizielle Rahmen eröffnet den Deutschen wie den vielen Migranten, die in diesen Bereichen arbeiten, zumindest eine Chance zu begreifen, daß ein solches Wissen den Umgang mit älteren Menschen erleichtert.

Wie versäumte Trauer nachgeholt werden kann

Trauer, die versäumt wurde, kann nachgeholt werden – eine Erfahrung, die viele Menschen aus ihrem individuellen Erleben kennen. Sie kann aber auch zu einem gewissen Grad im Kollektiv nachgeholt werden, und genau das geschieht zur Zeit in Deutschland. Das seit zehn Jahren kontinuierlich gewachsene Bedürfnis, sich mit Themen der deutschen Vergangenheit zu beschäftigen, mag zum Teil dem Faszinosum Hitlerstaat geschuldet sein, auf das sich die Medien gern stürzen, wenn der Zeitgeist im Trüben fischt und es an Sensationen mangelt. Aber ich sehe genauso Zeichen für den Wunsch, Erinnertes zu verarbeiten und Verluste nachträglich zu betrauern. Dafür spricht die Tatsache, daß unzählige Ruheständler sich hinsetzen und ihre Kriegserinnerungen aufschreiben, verbunden mit der zweiten Tatsache, daß sehr persönlich erzählte Familiengeschichten im Buch und im Film auf große Resonanz stoßen.

»Das Bedürfnis einer Generation«, sagte Joachim Gauck, »holt sich Autoren und Medien, um solche Themen an die Öffentlichkeit zu bringen. Das heißt: Die Politiker wollten gar nicht, daß diese Themen hochkamen. Im Grunde war die deutsche Nachkriegsgeschichte fein säuberlich geordnet. Und aus dem Untergrund tauchen dann diese gefühlsbesetzten Themen auf und finden Autoren und Medien, die dann vielleicht auch das kollektive Bewußtsein verändern.«[88]

Wolfgang Büscher gehört zu den Autoren, die in der Lage sind, Betrachtungen über das eigene Land mit einem Mitgefühl für dieses Land zu verbinden. Sein jüngstes Buch »Deutschland, eine Reise« – die literarische Schilderung einer 3500 Kilometer langen Expedition entlang der Grenzen – erzählt von unerwarteten Begegnungen und Einsichten. Es entstand ein Buch der Langsamkeit; das gedrosselte Tempo der Provinz dringt in den Autor ein und vermutlich in so manchen Leser. Ein Reisender beobachtet, fragt, staunt, begreift. Der Ort der Erkenntnis kann auch ein typisch kleinbürgerliches Wohnzimmer sein.

> Ich sah die Deckchen auf dem Tisch und Schrank, die niedlichen Bilder, süßer Junge schenkt süßem Mädchen eine Blume, die tickende Stille der Wohnstube, den tiefen Wunsch nach Frieden, und mir schien, daß ich in diesem Moment die neue deutsche Seele verstand.
> Die danach. Nach dem Meteoriteneinschlag. Das eherne Idyll der Wohnzimmer und Vorgärten, die Rehe und Zwerge und tränenden Clowns der einen. Und die Peace-Runen und Erich-Fromm-Schmöker und die Poster mit den auslaufenden Dali-Uhren der anderen. Denn die Unterschiede zwischen beiden waren gering. Alle meinten dasselbe. Alles, alles, nur kein Krieg.

> Das Deutschland meines Lebens hatte sich stark verändert von Jahrzehnt zu Jahrzehnt, aber diese eine Sache war immer gleich geblieben. Alles dachte, alles empfand von der meteoritischen Zeitenwende her. Das war es, was ich in der Wohnstube von Kamminke zu verstehen glaubte; daß es Vernichtungen gibt von einer Wucht, die ein ganzes Leben betäubt, ein ganzes Land. Ja, der Staub setzte sich immer noch. Die Betäubung ließ immer noch nach.[89]

Der Schriftsteller hat Deutschland umrundet und damit den Westen und den Osten zusammengefügt, eine literarische Wiedervereinigung. Wir brauchen mehr davon. Unmittelbar nach der Wende hatte sich zumindest theoretisch die Chance aufgetan, sich unter neuen Vorzeichen über eine deutsche Identität, oder besser, über Identitätstiftendes zu verständigen. Entsprechende Ideen gab es, doch sie konnten sich gegen die Kraft der D-Mark nicht durchsetzen. Vielleicht waren sie auch tatsächlich unrealistisch. Das Gedankenspiel bleibt aber interessant, denn es verweist auf kulturelle Mängel, die das Gesamtprojekt Deutschland bis heute belasten.

Zwei Hymnen mit Lücken

Rein theoretisch hätten wir eine gemeinsame Verfassung erarbeiten können. Womöglich wäre mit einer neuen Nationalhymne ein Mehr an Zusammenhalt gewonnen worden – zumal in *beiden* deutschen Hymnen bestimmte Strophen nicht gesungen werden durften.

Es ist, wie es ist. Was nicht bedeutet, daß wir aufhören, Ideen für die Zukunft zu entwickeln. Bei der Frage, was unser Land schwächt, taucht jedesmal die überall zitierte unterschiedliche Sozialisation zwischen Westdeutschen und Ostdeutschen auf. Was folgt daraus? Offenbar will Deutschland abwarten, bis sich die Unterschiede – sagen wir über zwei oder drei Generationen –

ausgewachsen haben. Aber können wir uns das leisten? Wäre es nicht vernünftiger, den Prozeß zu beschleunigen und gerade jetzt, wie es schon einmal in den ersten Jahren nach der Wende geschah, gezielt und großzügig in Ost-West-Begegnungen zu investieren, vor allem in gemeinsame Kultur- und Sportprojekte?

Was ich mir davon verspreche, ist schlicht dies: Wir lernen uns erstens besser kennen, wir entwickeln daraus zweitens eine Sprache des gegenseitigen Verstehens, wir verständigen uns drittens über gemeinsame Werte, was schließlich viertens den Blick für gesellschaftliche Ressourcen schärft.

Bei der Kernfrage »Was ist soziale Gerechtigkeit?« zeigen sich zwischen Westdeutschen und Ostdeutschen erhebliche Unterschiede. Das Investieren in Ost-West-Begegnungen hat also unmittelbar mit großer Politik zu tun. Wenn wir zustimmen und sagen: Ja, wir brauchen für das Gelingen sozialer Reformen ein Gesellschaftsbild, das vom Westen wie vom Osten getragen wird, ja, wir brauchen ein gemeinsames Verständnis von sozialer Gerechtigkeit, dann ergeben sich daraus kulturelle Aufgaben. Alle Projekte, die persönliche Begegnung und Austausch fördern, können hilfreich sein, auf den unterschiedlichsten Gebieten: Kunst, Unterhaltung, Wissenschaft, Konzerte, Wettkämpfe, Theater, was auch immer. Spiele, Musik und Sport verbinden, das weiß jedes Kind.

Auf meiner Wunschliste stehen Konzerte, die das Nachholen von Trauer unterstützen, zum Beispiel ein Ost-West-Orchester mit großem Chor, das in ehemals vom Krieg zerstörten Städten das »Dresdner Requiem« von Rudolf Mauersberger aufführt – ein Musikwerk, das außerhalb der sächsischen Hauptstadt kaum bekannt ist.

Ich wünsche mir entsprechend gemischte Seminare, die helfen, die Familiengeschichte vor dem Hintergrund der deutschen Vergangenheit zu verstehen. Man kann ziemlich sicher sein, daß sich daraus gute Ideen für die Zukunft entwickeln. Denn ein Vergleich unterschiedlicher Sozialisationen fördert nicht nur gegenseitiges Verständnis, er schärft auch den Blick für das eigene kulturelle Vermögen und damit für bislang nicht wahrgenommene Chancen.

Vielleicht fangen wir als Westdeutsche und Ostdeutsche einfach einmal damit an, uns die Geschichten unserer Eltern und Großeltern zu erzählen – denn das ist unsere gemeinsame Geschichte.

So simpel es jetzt klingen mag: Hier ist gleichzeitig ein Weg beschrieben, der dazu beitragen wird, German Angst zu überwinden. Denn endlich kommt die gute Nachricht angesichts der bedrückenden Folgen einer Vergangenheit, die uns Deutsche nicht in Ruhe läßt: Eine Therapie gegen German Angst ist absolut nicht teuer; das Wesentliche wäre sogar gratis zu haben. Wir müssen in unseren Bemühungen nicht bei Null anfangen. Viele Menschen engagieren sich für einen besseren Zusammenhalt im Land. Es mangelt nicht an guten Ideen und gutem Willen, sondern es mangelt an Wissen über bestimmte Zusammenhänge.

Eine kollektive Krankheit verstehen lernen

Um die deutsche Krankheit zu begreifen, müssen wir nicht mehr ständig die schwarzen Seiten unser Geschichte zum Thema machen, sondern wir müssen uns endlich über die *Folgen* dieser Vergangenheit klar werden und uns darüber verständigen: Wie lang sind die Schatten, und wo behindern sie unsere Sicht auf die Realität?

Für unsere heutige politische Umgangskultur wäre viel erreicht, wenn sensibler und persönlicher als bisher mit Themen der deutschen Geschichte umgegangen würde. Denn das Wahrnehmen und Akzeptieren von Ambivalenzen verringert die Gefahr, sich im Nebel zu verirren. Auf längere Sicht bringt es mehr Erleichterung, sich den Widersprüchlichkeiten zu stellen, anstatt sich von irrationalen Ängsten steuern zu lassen. Die Folge einer solchen Bewußtseinsveränderung wäre eine Beruhigung – und nicht die vielfach geforderte »Normalisierung« des deutschen Lebensgefühls, die gezielt herbeizuführen unmöglich ist, andernfalls wäre es längst geschehen.

German Angst und eine diffuse nationale Identität bedingen sich gegenseitig. Wird der Zusammenhalt in Deutschland gestärkt, verringert sich German Angst – werden kollektive Ängste abgebaut, wächst das Gefühl von Zugehörigkeit und gemeinsamer Verantwortung. Die Politik selbst kann dazu wenig beitragen, außer daß ihre Exponenten sich weiterhin an einer Wertediskussion beteiligen.

Konkreter Handlungs- und Entscheidungsbedarf ergibt sich eigentlich nur in der Bildungspolitik, wenn es darum geht, die Schwerpunkte bei der Weitergabe des Wissens über deutsche Geschichte und Kultur neu auszuhandeln. Das öffentlich-rechtliche Fernsehen, das bekanntlich einen Bildungsauftrag hat, könnte ebenfalls mehr und vor allem gezielter als bisher dazu beitragen – auch mit anspruchsvollen Musiksendungen zur Hauptsendezeit. Warum glauben die Redaktionen, es sei ein Unding, Fernsehzuschauer für Bach und Beethoven zu begeistern? Wie will man das wissen, solange man ihnen diese Musik nicht mit einer gewissen Ausdauer anbietet? Klassik als Kult, warum denn nicht?

In einer Zeit des weltweiten gesellschaftlichen Umbruchs, der für Westeuropa noch erhebliche soziale Probleme zur Folge haben wird, kann sich Deutschland – genausowenig wie andere Nationen – Unaufmerksamkeit gegenüber eigenen Defiziten, die an der Kraft saugen, nicht länger leisten. Es geht um die Aufgabe, ein verunsichertes Kollektiv in drei wesentlichen Punkten zu unterstützen: Unerledigtes zu einem Ende bringen, indem es betrauert wird; mit Ambivalenzen leben lernen; vergessene Traditionen wieder aufnehmen, auch Erzähltraditionen. Daran können sich alle Bürger beteiligen. Und ich sehe einen letzten gesellschaftlichen Auftrag für die Angehörigen der Kriegskinderjahrgänge: daß sie Familienforschung betreiben, daß sie das, was sie über frühere Generationen herausgefunden haben, zusammen mit ihren eigenen Lebenserinnerungen weitergeben – daß sie den vor 60 Jahren abgerissenen Faden der Erzähltraditionen wieder in die Hand nehmen und ihn weiterspinnen.

German Angst ist keine unheilbare Krankheit. Aber sie kann nur behandelt werden, wenn wir als Deutsche sie annehmen. »Angst lähmt nicht nur«, sagt Sören Kierkegaard, »sondern enthält die unendliche Möglichkeit des Könnens, die den Motor menschlicher Entwicklung bildet.« Das ist unsere Chance. Wir können German Angst überwinden und sie sogar fruchtbar machen. Kosten entstehen dabei nicht. Ein ehrlicher Austausch kostet nur Überwindung.

Anmerkungen

1 Brumlik, Micha, *Holocaust-Gedenken und das Leid der Deutschen,* Vortrag, Internationaler Kriegskinderkongreß, Frankfurt, 14.–16. April 2005

2 Grass, Günter, *Im Krebsgang,* Göttingen 2002, S. 99

3 Friedrich, Jörg, *Der Brand,* München 2002

4 Weber, Frank, In: Dierk Schäfer (Hrsg.), *Damit die Seele Ruhe finde vor dem Ende – Kriegserfahrungen und Seelsorge,* In: *Damit Europa blühe … Licht auf die Schatten der Vergangenheit,* Tagungsband, Bad Boll 2003, S. 35

5 Mitscherlich, Alexander u. Margarete, *Die Unfähigkeit zu trauern,* München 1967

6 Zitiert nach Schildt, Axel, *Moderne Zeiten, Freizeit, Massenmedien und »Zeitgeist« in der Bundesrepublik der fünfziger Jahre,* Hamburg 1995, S. 355

7 Leinemann, Jürgen, *Höhenrausch – Die wirklichkeitsleere Welt der Politiker,* München 2004, S. 193-194

8 Ebenda, S. 196

9 Kirsch, Guy und Klaus Mackscheidt, *Staatsmann, Demagoge, Amtsinhaber,* Göttingen 1985, S. 84-86

10 Aly, Götz, *Hitlers Volksstaat – Raub, Rassenkrieg und nationaler Sozialismus,* Frankfurt am Main 2005

11 Zeh, Juli, *Euer Sündenbock-Spiel nervt,* Der Spiegel, 23. Mai, 21/2005

12 Beck, Ulrich, *Was zur Wahl steht,* Frankfurt am Main 2005, S. 83

13 Wellershoff, Dieter, unveröffentlichtes Manuskript

14 FAZ, Feuilleton, *Der große Lord,* 20. August 2005

15 Miegel, Meinhard, *Epochenwende,* Berlin 2005

16 Schwarz-Schilling, Christian, *Die Rentenreform,* Bonn 1987

[17] Nolte, Paul, *Generation Reform,* München 2004, S. 26

[18] Schelsky, Helmut, *Die skeptische Generation,* Düsseldorf–Köln 1957, S. 498–499

[19] Wolf, Christa, *Kindheitsmuster,* Darmstadt und Neuwied 1979, S. 313

[20] Wellershoff, Dieter, *Der Ernstfall – Innenansichten eines Krieges,* Köln 1995, S. 220

[21] Ermann, Michael, *Wir Kriegskinder,* Südwestrundfunk, www.Kriegskindheit.de

[22] In: Bode, Sabine, Die langen Schatten des Krieges, Hörfunksendung, NDR 4, 14.11.2004

[23] von Trotta, Margarethe, *Die bleierne Zeit,* Spielfilm, 1981

[24] In: Bode, Sabine, *Die langen Schatten des Krieges,* Hörfunksendung, NDR 4, 14.11.2004

[25] Keil, Annelie, *Aufrüstung als Lebensprinzip,* In: Maybrit Illner (Hrsg.), *Frauen an der Macht,* München 2005

[26] In: Bode, Sabine, *Luftschutzkinder – Wie der Zweite Weltkrieg bis heute nachwirkt,* Hörfunk-Feature, WDR 3, 4.12.1997

[27] Giordano, Ralph, *Die zweite Schuld,* Hamburg-Zürich 1987

[28] Goeudevert, Daniel, *Wie Gott in Deutschland,* München 2003, S. 22

[29] Ebenda, S. 33

[30] Hüther, Gerald, *Biologie der Angst,* Göttingen 1997

[31] Reddemann, Luise, *Sinn und Sinnlosigkeit – über die Vermeidung der Auseinandersetzung mit Traumatisierung,* Vortrag, Tagung, Trauma und System, der Arbeitsgemeinschaft für psychoanalytisch-systemische Praxis und Forschung, Köln, 16.–17. September 2005

[32] Yehuda, Rachel, Traumatic Stress Studies Program, Department of Psychiatry, Mount Sinai School of Medicine, Bronx, New York; Jonathan Seckl, Molecular Medicine Centre, Western General Hospital, University of Edinburgh; und andere Online-Veröffentlichungen Journal of Clinical Endocrinology & Metabolism, DOI 10.1210/jc.2005-0550

[33] Forte, Dieter, *In der Erinnerung,* Frankfurt am Main 1998, S. 60

[34] Lippert, E. und C. Keppel (1950), *Deutsche Kinder in den Jahren 1947–1950,* Schweizerische Zeitschrift für Psychologie IX.

[35] Timm, Uwe, *Am Beispiel meines Bruders,* Köln 2003, S. 149

[36] Assmann, Aleida, *Nachgetragene Trauer,* unveröffentlichtes Manuskript

[37] Chamberlain, Sigrid, *Adolf Hitler, die deutsche Mutter und ihr erstes Kind,* Gießen 1997, S. 36-37

[38] Ebenda, S. 48

[39] Reddemann, Luise, *Sinn und Sinnlosigkeit – über die Vermeidung der Auseinandersetzung mit Traumatisierung,* Vortrag, Tagung, Trauma und System, der Arbeitsgemeinschaft für psychoanalytisch-systemische Praxis und Forschung, Köln, 16.–17.September 2005

[40] Urschel, Reinhard, *Gerhard Schröder – Eine Biografie,* Stuttgart–München 2002, S. 17

[41] Heinl, Peter, *Maikäfer flieg, dein Vater ist im Krieg … seelische Wunden aus der Kriegskindheit,* München 1994, S. 72

[42] Naumann, Klaus, *Kronzeugen der Opfergesellschaft? – Die Kriegskinder zwischen Klage und Anklage,* Vortrag, Dorsten, 8. Mai 2005

[43] Härtling, Peter, *Nachgetragene Liebe,* Hamburg 1980

[44] Härtling, Peter, *Janek – Porträt einer Erinnerung,* Stuttgart 1966

[45] Assmann, Aleida, *Nachgetragene Trauer,* unveröffentlichtes Manuskript

[46] Bruns, Wibke, *Meines Vaters Land,* München 2004

[47] Franz, Matthias, Klaus Lieberz, Norbert Schmitz und Heinz Schepnak, *Wenn der Vater fehlt. Epidemiologische Befunde zur Bedeutung früher Abwesenheit des Vaters für die psychische Gesundheit im späteren Leben,* Zeitschrift für Psychosomatische Medizin und Psychoanalyse, 1999, Heft 45, S. 260–278

[48] www.uni-leipzig.de/~medpsy

[49] Schulz, Hermann, Hartmut Radebold und Jürgen Reulecke, *Söhne ohne Väter,* Berlin 2004, S. 118

[50] Schmidbauer, Wolfgang, *Ich wußte nie, was mit Vater ist,* Reinbek bei Hamburg 1998, S. 19–20

[51] Heidenreich, Elke und Bernd Schroeder, *Rudernde Hunde,* Frankfurt am Main 2005, S. 176

[52] Schelsky, Helmut, *Die skeptische Generation,* Düsseldorf–Köln 1957, S. 498–499

[53] Petri, Horst, *Das Drama der Vaterentbehrung,* Beitrag, »Die Welt«, 19.4.2000

[54] Süddeutsche Zeitung, *German Angst macht unfruchtbar,* 5. Mai 2005

[55] Schmalz-Jacobsen, Cornelia, *Zwei Bäume für Jerusalem,* Hamburg 2002, Taschenbuch München 2004, S.12

[56] Ebenda, S. 51

[57] Ebenda, S. 105

[58] Ebenda, S. 141-142

[59] Bohle, Eva-Maria, *Was der wohl getan hat?,* in »zeitzeichen. Evangelische Kommentare zu Religion und Gesellschaft« 1/2002, S. 28f.

[60] Dückers, Tanja, *Himmelskörper,* Berlin 2003

[61] FAZ, Feuilleton, *Deutsch sein heißt tarnen,* 12. April 2006

[62] Frank, Julia, *Lagerfeuer,* Köln 2003

[63] Frank, Julia, *Das fremde Land sind wir selbst,* FAZ, 21. Dezember 2004

[64] Reddemann, Luise, *Bomben, Flucht, Hunger – und die schwarze Pädagogik. Die Folgen von Krieg plus Nazierziehung für die Kriegskindergeneration,* Vortrag, Erste Kriegskindertagung, Private Trauerakademie Fritz Roth, Bergisch Gladbach, 17. November 2002

[65] Wielpütz, Irene, *Die Schwierigkeit, das Unsagbare zu sagen,* In: Heimannsberg, Barbara und Christoph J. Schmidt (Hrsg.), Das kollektive Schweigen, Köln 1992

[66] Naumann, Klaus, *Kronzeugen der Opfergesellschaft? – Die Kriegskinder zwischen Klage und Anklage,* Vortrag, Dorsten, 8. Mai 2005

[67] Bude, Heinz, *Die 68er im Familienroman der Bundesrepublik,*

In: ders. Das Altern einer Generation – die Jahrgänge 1938 bis 1948, Frankfurt/Main 1995

68 In: Bode, Sabine, *Die langen Schatten des Krieges*, Hörfunksendung, NDR 4, 14.11.2004

69 Green, Hannah, *Eine Zeit wie im Paradies*, Stuttgart 1984, S. 24

70 Bomberg, Karl-Heinz, *Sag mein neualtes Lied*, Textbuch, Berlin 1996

71 Diekmann, Christoph, *Rückwärts immer – Deutsches Erinnern*, Berlin 2005, S. 240

72 Steffensky, Fulbert, *Es muß doch mehr als alles geben – Sehnsucht und Erinnern im christlichen Kontext*, Vortrag, Fachtagung der Internationen Gesellschaft für Tiefenpsychologie, Lindau, 3. November 2005

73 Schöne, Albrecht, Dankrede bei der Verleihung des Reuchlin-Preises, 17. Juni 1995 in Pforzheim, »Die Zeit« 18.8.1995

74 Nooteboom, Cees, *Allerseelen*, 1999, Süddeutsche Zeitung, Bibliothek, München 2004, S. 117f.

75 Süddeutsche Zeitung, *Schwarz und Weiß*, 25. April 2006

76 Reddemann, Luise, *Sinn und Sinnlosigkeit – über die Vermeidung der Auseinandersetzung mit Traumatisierung*, Vortrag, Tagung, Trauma und System, Arbeitsgemeinschaft für psychoanalytisch-systemische Praxis und Forschung, Köln, 16.–17. September 2005

77 Bachér, Peter, *Keine Gefechte an der Seelenfront bitte*, »Welt am Sonntag«, 13. März 2005

78 Assmann, Aleida, *Erinnerungsräume – Formen und Wandlungen des kulturellen Gedächtnisses*, München 1999, S. 257

79 Thierse, Wolfgang, Rede zum Volkstrauertag im Bundestag 1999

80 In: Bode, Sabine, *Die vergessene Generation – Die Kriegskinder brechen ihr Schweigen*, Stuttgart 2004, S. 277

81 Welzer, Harald, Sabine Moller und Karoline Tschuggnall, *Opa war kein Nazi. Nationalsozialismus und Holocaust im Familiengedächtnis*, Frankfurt am Main 2002

[82] Brumlik, Micha, *Holocaust-Gedenken und das Leid der Deutschen*, Vortrag, Internationaler Kriegskinderkongreß, Frankfurt, 14.–16. April 2005

[83] Naumann, Klaus (Hrsg.), *Nachkrieg in Deutschland*, Hamburg 2001

[84] Naumann, Klaus, *Kronzeugen der Opfergesellschaft? – Die Kriegskinder zwischen Klage und Anklage*, Vortrag, Dorsten, 8. Mai 2005

[85] Interview mit Joschka Fischer, Taz, 23. September 2005

[86] Glotz, Peter, *Der Kampf gegen das Verbrechen der Vertreibung*, In: *Die Politische Meinung, Konrad-Adenauer Stiftung*, Nr. 417, August 2004, S. 15

[87] Radebold, Hartmut, *Die dunklen Schatten unserer Vergangenheit*, Stuttgart 2005, S. 16

[88] In: Bode, Sabine, *German Angst*, Hörfunksendung, WDR 3, 8. Mai 2005

[89] Büscher, Wolfgang, *Deutschland, eine Reise*, Berlin 2005, S. 63

Personenregister

Adenauer, Konrad 71, 98
Ahrendt, Hannah 128
Aly, Götz 62f.
Assmann, Aleida 177, 192, 259

Bachér, Peter 258
Baum, Gerhart 49–55, 57
Beck, Ulrich 68
Benigni, Roberto 186
Bettelheim, Bruno 128
Bernfeld, Siegfried 128
Biedenkopf, Kurt 91
Biermann, Wolf 119f.
Birthler, Marianne 28, 235–241
Blair, Tony 75
Blüm, Norbert 84–87, 89–91
Böll, Heinrich 110
Bohle, Eva-Maria 214
Bomberg, Karl-Heinz 236f.
Brähler, Elmar 194
Brandt, Willy 51, 60, 98, 109, 129
Bruns, Wibke 193, 268
Brumlik, Micha 27f., 35, 44, 225, 260f., 265f.
Bude, Heinz 227
Büscher, Wolfgang 273f.
Bush, George W. 119

Chamberlain, Sigrid 179

Dahrendorf, Ralf 75
Degenhardt, Franz-Josef 30
Diekmann, Christoph 246
Djilas, Milovan 96
Dregger, Alfred 89, 263f.
Dückers, Tanja 29, 80, 215–217, 267
Duve, Freimut 263

Ermann, Michael 122, 156, 165, 176, 178

Faulkner, William 150
Fischer, Joschka 269
Forte, Dieter 174
Frank, Julia 217f.
Friedrich, Jörg 46

Gauck, Joachim 123f., 273
Genscher, Hans-Dietrich 98
Giordano, Ralph 146, 168, 227f., 239
Glotz, Peter 270
Goeudevert, Daniel 153, 156, 251

Goerdeler, Carl Friedrich 51
Goerdeler, Rainer 51
Grass, Günter 45, 110
Green, Hannah 235
Grotius, Hugo 95

Haarer, Johanna 178f.
Habermas, Jürgen 78
Härtling, Peter 191–193
Haffner, Sebastian 234
Hanisch, Elfriede 261f.
Havel, Václav 97
Heinl, Peter 184
Helmrich, Donata 204–208
Helmrich, Eberhard 204–208
Heuss, Theodor 212
Hobbes, Thomas 95
Hüther, Gerald 161–163, 165–169, 178, 214, 245
Hussein, Saddam 119f.

Jauch, Günther 34

Kanther, Manfred 89
Keil, Annelie 124–126
Keynes, John Maynard 82
Kierkegaard, Sören 278
Kirchhof, Paul 199
Kirsch, Guy 59f.
Köhler, Horst 46, 75
Köpke, Wilhelm 51
Kohl, Helmut 57, 60, 71, 89–91, 119, 137, 152, 204
Kopper, Hilmar 56f., 61, 103–108
Kornblum, John 147–151, 153f., 223, 249–251
Koschnick, Hans 33f., 63–65, 97, 170f.

Leinemann, Jürgen 57–60, 87
Lübbe, Hermann 216
Luxemburg, Rosa 128

Maaz, Hans-Joachim 141, 144, 239, 252
Mackscheidt, Klaus 59f.
Mann, Thomas 51
Mauersberger, Rudolf 275
Merkel, Angela 249, 270
Miegel, Meinhard 85
Mitscherlich, Alexander 49, 197, 218–220
Mitscherlich, Margarete 49, 218–220
Müntefering, Franz 67

Naumann, Klaus 190f., 226–228, 268
Nickels, Christa 264
Nolte, Paul 92
Nooteboom, Cees 251

Ortlieb, Heinz Dietrich 57

Petri, Horst 197f.
Pfeiffer, Christian 163

Radebold, Hartmut 189, 194, 272

Reddemann, Luise 145f., 172, 174f., 180, 213, 219, 255
Reich, Wilhelm 128
Reulecke, Jürgen 104, 183–190, 195f., 219
Richter, Horst-Eberhard 141
Roth, Fritz 47f.

Satir, Virginia 223, 225
Schelsky, Helmut 106, 196
Schily, Otto 263
Schindler, Oscar 205
Schmalz-Jacobsen, Cornelia 204–207, 211–213, 250f., 254
Schmidbauer, Wolfgang 194f.
Schmidt, Helmut 53, 57, 98, 149
Schmude, Jürgen 69f., 109
Schöne, Albrecht 247
Schroeder, Bernd 195
Schröder, Gerhard 71, 77, 104, 119, 183, 193
Schulz, Hermann 189
Schwarz-Schilling, Christian 87–92, 95–103
Schweitzer, Albert 126–128
Staudte, Wolfgang 48
Steffensky, Fulbert 45, 246, 265f.
Steinbrück, Peer 76–84
Stierlin, Helm 146f., 177
Strauß, Franz Josef 98

Thierse, Wolfgang 25, 260
Timm, Uwe 177, 268

Vogel, Hans-Jochen 36, 56
Wallmann, Walter 89
Walser, Martin 191f., 261
Weber, Frank 46f.
Wehner, Herbert 98
von Weizsäcker, Richard 98
Wellershoff, Dieter 44, 70, 110–115
Wielpütz, Irene 219–226, 257
Wolf, Christa 107, 150

Yehuda, Rachel 172

Zeh, Juli 68f., 214f.
Zetkin, Clara 128

»Es gibt keinen Sieg. Es gibt am Ende dieses Krieges nur Besiegte.«

Alfred Kantorowicz, 1945

Zu Wort kommen prominente Künstler ebenso wie Politiker, aber auch KZ-Häftlinge und Kriegsgefangene, Hitlerjungen und Hausfrauen.
Auszüge aus den geheimen Stimmungsberichten der Wehrmacht zeigen die Allgegenwärtigkeit des Regimes. Mit vielen, z.T. unbekannten Fotos.
Die Deutschen erlebten das Ende des Krieges auf der Flucht, in zerstörten Städten, an der Front, in Gefängnissen und im Exil. Aus den vielen subjektiven Eindrücken ergibt sich ein facettenreiches Gesamtbild vom Ende einer weltweiten Katastrophe. Ängste und Trauer, Resignation und Hoffnung, Rachegedanken und Reuegefühle bilden Elemente des in Worte gefassten Kriegserlebnisses.
Die unmittelbaren Aufzeichnungen der Empfindungen und die Schilderungen der jeweiligen Lebenssituation ermöglichen Einblicke in das individuelle Erleben eines totalen Krieges.

»Vormittags die ersten Amerikaner«
Stimmen und Bilder vom Kriegsende 1945
Herausgegeben von Gerhard Hirschfeld und Irina Renz
208 Seiten, 62 Abbildungen, gebunden
ISBN 978-3-608-94129-6

Klett-Cotta
www.klett-cotta.de